JN253546

歯内療法レボリューション

CBCTとマイクロスコープの臨床応用

Revolutions in Endodontics

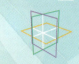

編著　北村和夫

著　新井嘉則　金子友厚
辻本真規　興地隆史
辻本恭久　田中利典
三橋　純　吉岡俊彦
寺内吉継　長尾大輔
吉岡隆知　三橋　晃
澤田則宏　加藤広之
木ノ本喜史　佐藤暢也
牛窪敏博　月星太介

医歯薬出版株式会社

執筆者一覧

■編著者（敬称略）
北村和夫：日本歯科大学附属病院総合診療科教授，日本歯科大学附属病院研修部長

■著　者（執筆順，敬称略）
新井　嘉則：日本大学歯学部歯科放射線学講座特任教授
辻本　真規：辻本デンタルオフィス
辻本　恭久：日本大学松戸歯学部歯内療法学講座診療教授
三橋　純　：デンタルみつはし
寺内　吉継：CT&米国式根管治療センター
吉岡　隆知：吉岡デンタルオフィス
澤田　則宏：澤田デンタルオフィス
木ノ本喜史：大阪大学大学院歯学研究科臨床教授，きのもと歯科
牛窪　敏博：U'z dental clinic
金子　友厚：東京医科歯科大学大学院医歯学総合研究科歯髄生物学分野助教
興地　隆史：東京医科歯科大学大学院医歯学総合研究科歯髄生物学分野教授
田中　利典：川勝歯科医院
吉岡　俊彦：吉岡デンタルキュア
長尾　大輔：長尾歯科
三橋　晃　：鎌倉デンタルクリニック
加藤　広之：東京歯科大学歯内療法学講座客員准教授，かとう歯科クリニック
佐藤　暢也：港町歯科クリニック
月星　太介：月星歯科クリニック

This book was originally published in Japanese
under the title of：
SHINAIRYOHO REBORYUSHON
— CBCT-TO MAIKUROSUKOPU-NO RINSHO OYO
(Revolutions in Endodontics
Using CBCT and Microscope)

Editor：
KITAMURA, Kazuo
Professor, Nippon Dental University Hospital

ISHIYAKU PUBLISHERS, INC.
7-10, Honkomagome 1 chome, Bunkyo-ku,
Tokyo 113-8612, Japan

序文

Preface

近年，歯内療法の分野では歯内療法の「三種の神器」と呼ばれるマイクロスコープ，歯科用コーンビームCT（CBCT），ニッケルチタン製ロータリーファイルをはじめとする多くの新しい器具器材が応用されるようになり，大きく様変わりしました．ここ20年の歯内療法の技術的な進歩・発展には目を見張るものがあり，まさにこれは「歯内療法レボーリューション」ともいうべき大きな変化を遂げています．特に，CBCTとマイクロスコープは相性がよく，使いこなせれば，歯内療法を正確な診断のもとに精密な治療を施すことができます．たとえば根管治療中にマイクロスコープ下で目にする根管内の画像は，CBCTの水平断像と重ね合わせると，より立体的にとらえることができます．根管治療を施す際，根管の複雑な解剖学的形態などの立体構造を正確に三次元的に再現できるCBCTと，狭小で真っ暗な根管内を明るく照らしながら拡大像として観察できるマイクロスコープとの併用は，相乗効果が非常に高いといえるでしょう．この二つの併用は，今まで治療困難であった難症例に対しても，高精度の診断と治療を可能にし，治療成績の向上をもたらすことが期待できます．

しかし，これらを使いこなすには知識と経験が必要であり，両者を使いこなして，初めて高精度な診断のもとに，高精度な治療を施すことが可能になるのです．特に歯内療法においてはどちらが欠けてもうまくいきません．歯内療法では，CBCTの読影で正確に診断できたとしても、それが治療結果に結びつかなければ，単に患者の発がんリスクを高めただけといえるかもしれません．CBCTとマイクロスコープを用いた歯内療法は，治療結果に結びついて，初めて患者に福音をもたらしたといえるのではないでしょうか．

MI（Minimal Intervention）の考え方の原点は天然歯の保存です．天然歯の保存にあたっては，CBCTで正確に診断し，マイクロスコープ下で精密な治療を行う歯内療法が重要となります．歯内療法の成否は天然歯保存の可否に直結するため，歯内療法が今，再注目され，脚光を浴びているのではないでしょうか？

そこで，本書では，CBCTとマイクロスコープの特徴を理解したうえでの機種選択のポイント，症例別に両者併用の診断・治療のポイントについて詳細に解説します．執筆陣には誰もがご存知な各領域のエキスパートをお迎えし，素晴らしい内容になったと自負しております．執筆者各位にはこの場をお借りして深謝いたします．

2018年4月吉日

北村和夫

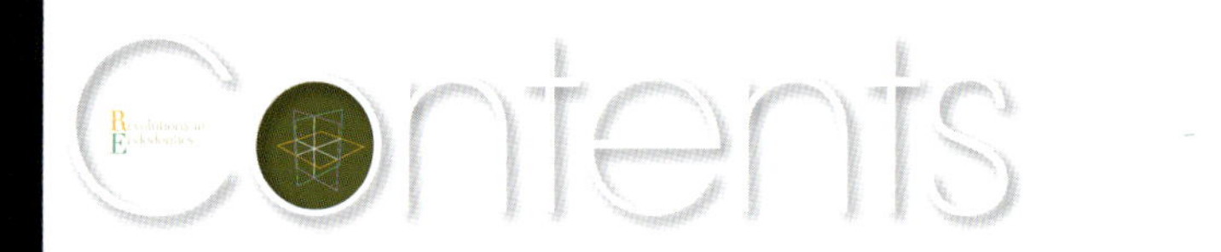

2編 CBCTとマイクロスコープを用いた非外科的歯内療法

3編 CBCTとマイクロスコープを用いた外科的歯内療法

4編 CBCTとマイクロスコープによる外傷歯への対応

序章──歯内療法レボリューション

北村　和夫

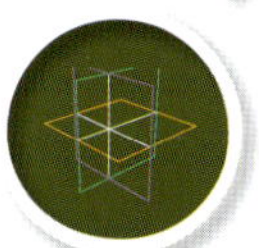

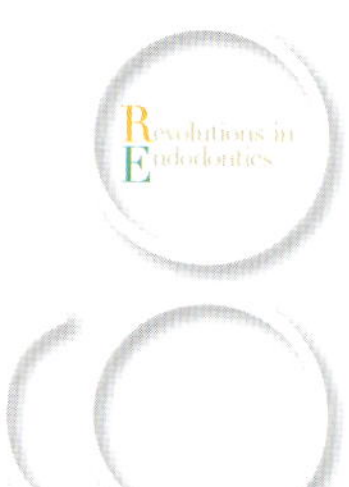

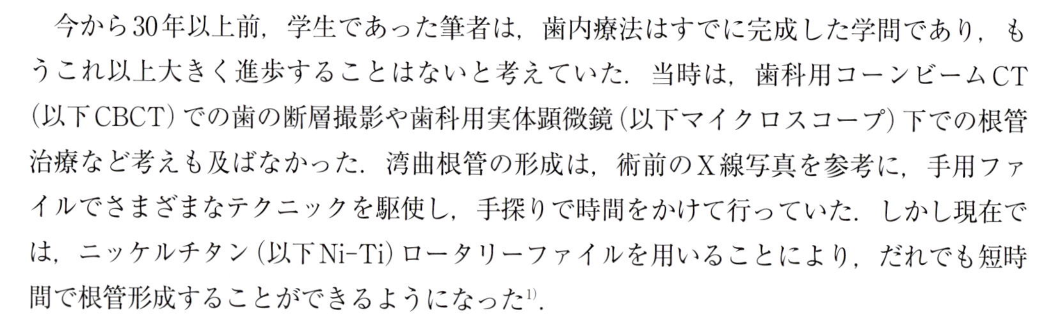

はじめに

今から30年以上前，学生であった筆者は，歯内療法はすでに完成した学問であり，もうこれ以上大きく進歩することはないと考えていた．当時は，歯科用コーンビームCT（以下CBCT）での歯の断層撮影や歯科用実体顕微鏡（以下マイクロスコープ）下での根管治療など考えも及ばなかった．湾曲根管の形成は，術前のX線写真を参考に，手用ファイルでさまざまなテクニックを駆使し，手探りで時間をかけて行っていた．しかし現在では，ニッケルチタン（以下Ni-Ti）ロータリーファイルを用いることにより，だれでも短時間で根管形成することができるようになった[1]．

歯内療法レボリューション

近年，歯内療法の分野ではさまざまな器具・器材等が応用されるようになり，術者ばかりでなく患者にも大きな恩恵をもたらしている．とくに，「歯内療法の三種の神器」[2]（**図1**）といわれる，「マイクロスコープ」「CBCT」「Ni-Tiロータリーファイル」の普及はこの分野に「歯内療法レボリューション」ともいうべき大きな変革をもたらし，歯内療法の新しい潮流となっている[2]．

歯内療法専門医が実践しているように，「歯内療法の三種の神器」を駆使することにより，再治療等の頻度を減少させることが可能である．とくに，従来から手探りで治療を行わざるを得なかった歯内療法において，みえる治療が可能になったことで術者のストレス

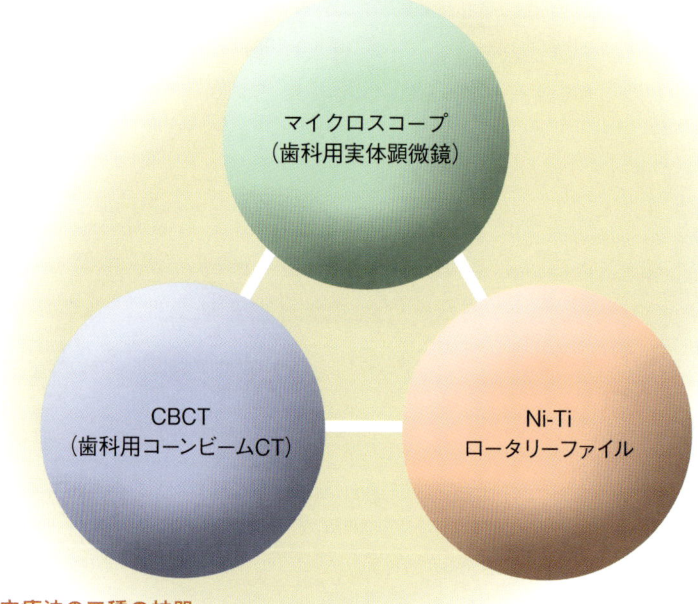

図1　歯内療法の三種の神器

は大幅に軽減されている．

しかし一方，これらの導入コストや保険診療との兼ね合いなどから，いま一歩踏み出せないでいる歯科医師が多く，保険診療における再根管治療の頻度は高止まりのままである．今後，これらのさらなる普及を図り，再根管治療の頻度を減少させることが，われわれ歯内療法専門医に課せられた使命と考える．

歯内療法の羅針盤

夜の海を航海するときに，サーチライトや望遠鏡は必須であり，海図や磁石は現在地を確認するために必要である．現在はGPSやレーダーがその代わりとなっている．これらを装備しない，安全性の担保のない船に乗客が集まるであろうか．

Canalとは運河を意味し，根管（Root Canal）を夜の運河，根管治療を夜の運河の航海として考えてみよう．以前の根管治療は，照明の届かない根管という狭小な暗い運河のなか，海図や磁石も携帯せずに，目視できない目的地（根尖孔）を目指して航海（形成）しているようなものであった．そのような照明と双眼鏡（マイクロスコープ）もなく，海図や磁石（CBCT）も備えていない船（歯科医院）に乗客（患者）は集まるだろうか．

現在はネット社会であり，患者は口コミだけではなく，ネット検索して歯科医院を探す時代である．検索時に用いる用語として頻用されているのが，マイクロスコープ，CBCT，ラバーダム防湿である．歯内療法に今求められているものは，安全性と確実性である．根管を明るく照らし拡大してみるのがマイクロスコープであり，根管の三次元的位置関係を示すのがCBCTである．すなわち，マイクロスコープとCBCTは，安全確実な治療を実践するための「歯内療法の羅針盤」といえるであろう．

CBCTとマイクロスコープを用いた歯内療法

1990年代にマイクロスコープが導入され，根管内を明るく拡大して観察可能となり，2000年代初頭にCBCTが導入され，根管形態や骨の欠損状態などを三次元的に詳細に把握できるようになった．

マイクロスコープの導入により，歯内療法は，白黒のX線写真の世界からカラー動画の世界へと，大きく様変わりしたといっても過言ではない．また，CBCTの導入により，歯内療法の診断は，二次元の平面での診断から三次元での正確な診断へと，飛躍的な進歩を遂げている．

本書では，安全確実な治療を行うのに必要な，CBCTとマイクロスコープを用いた歯内療法[3]について症例を提示して詳細に解説を加える．

文　献

1）北村和夫：歯内療法の新しい潮流 New current of endodontic treatment 特集「臨床を変えたNiTiロータリーファイル」．日歯理工誌，37(1)：1-4，2018．
2）北村和夫：序章　歯内療法の三種の神器．北村和夫編，歯内療法の三種の神器 すぐに役立つ世界標準のテクニック＆最新トレンド，デンタルダイヤモンド社，東京，6-7，2016．
3）北村和夫：CBCTとマイクロスコープを用いた歯内療法．北村和夫編，歯内療法のレベルアップ＆ヒント，デンタルダイヤモンド社，東京，192-195，2017．

1編　CBCTと マイクロスコープを 用いた 歯内療法に向けて

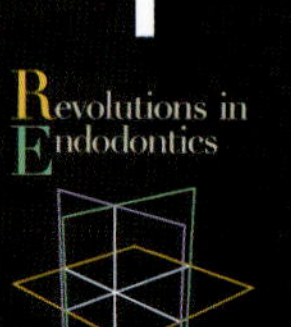

1 CBCTとマイクロスコープを用いた歯内療法

北村　和夫

1 マイクロスコープの利点

根管治療は，みえないところを手探りで操作するため，多くの歯科医師の悩みの種となってきた．マイクロスコープは，照明装置を有していること，観察視軸と照明軸がほぼ一致すること，照明軸と作業領域の間に障害物がないことなどから視認性に優れている．マイクロスコープは単に視野を拡大するだけでなく，視軸と光軸がほぼ一致しているため，根管のような細く奥行きのある物の表面を観察するのに適している[1)]（**図1**）．

マイクロスコープの使用により，根管治療は「手探りの治療から，みながら行う治療」へと変化した．その応用例としては，肉眼で見落とすことの多かった根管の探索，根管内破折ファイルの除去や根管壁穿孔部の封鎖などがあげられる．また，根尖切除術においては，従来は見落としていた根尖切断面のイスムスやフィンなどを容易に発見し，感染源を確実に除去することにより，その成功率が大きく向上した[2)]．また，処置の様子はモニター上に映し出し録画することも可能で，患者への説明やスタッフの教育にも有効である．

2005年に「顕微鏡を用いた歯内療法」が歯科医師国家試験の出題基準に加えられて以降，学生時代からマイクロスコープを使用して根管治療を行ってきた「マイクロネイティブ世代」が開業する時代を迎えた．発足から15年を迎える日本顕微鏡歯科学会の会員数は年々増加し，現在1,300名を超えている（**図2**）．歯科医師100人に1人は会員であり，マイクロスコープがいかに急速に普及しているかを示す数字である．

2 マイクロスコープの問題点

現在，マイクロスコープを使いこなせれば，歯内療法の成功率が上がることに異論の余地はない．しかし，せっかく購入しても使いこなせずに手放す歯科医師がいるのもまた事実である．いかに使いこなすかという，「ソフト面での普及」が今後期待されている．

マイクロスコープは光の届く範囲しか観察することができないため，根管をみるためには，反射像を映す表面反射ミラーとテクニックが必要である．そこに使いこなすための高いハードルが存在する．

しかし，ミラーテクニックを駆使してもマイクロスコープにも限界がある．すなわち，ミラーをどんなに傾けても根管の湾曲部の先までは光が届かないため，観察することはできない．

もう一つの問題点は，観察している領域が狭いため，患者のわずかな動きで患歯が視野から外れる，ピントがずれるなどの問題である．また，高倍率で使用する場合，焦点深度が浅くなるため，直線的な距離感をつかみにくい．したがって，高倍率になるほど全体像を把握しにくいため，時々倍率を下げて確認する必要がある．これを怠ると穿孔などの偶

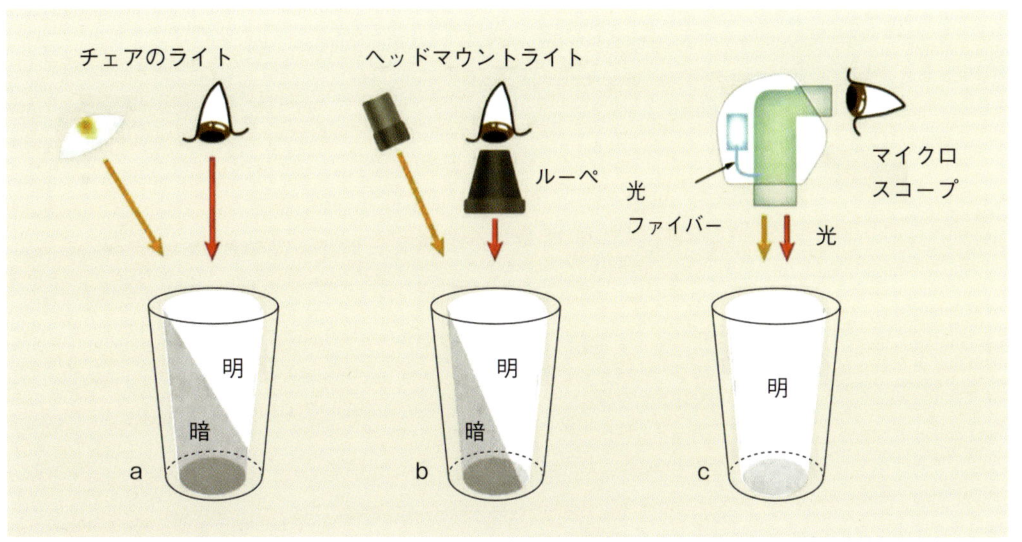

図1　根管観察の概念図（木ノ本ほか，2015.[1]より引用改変）

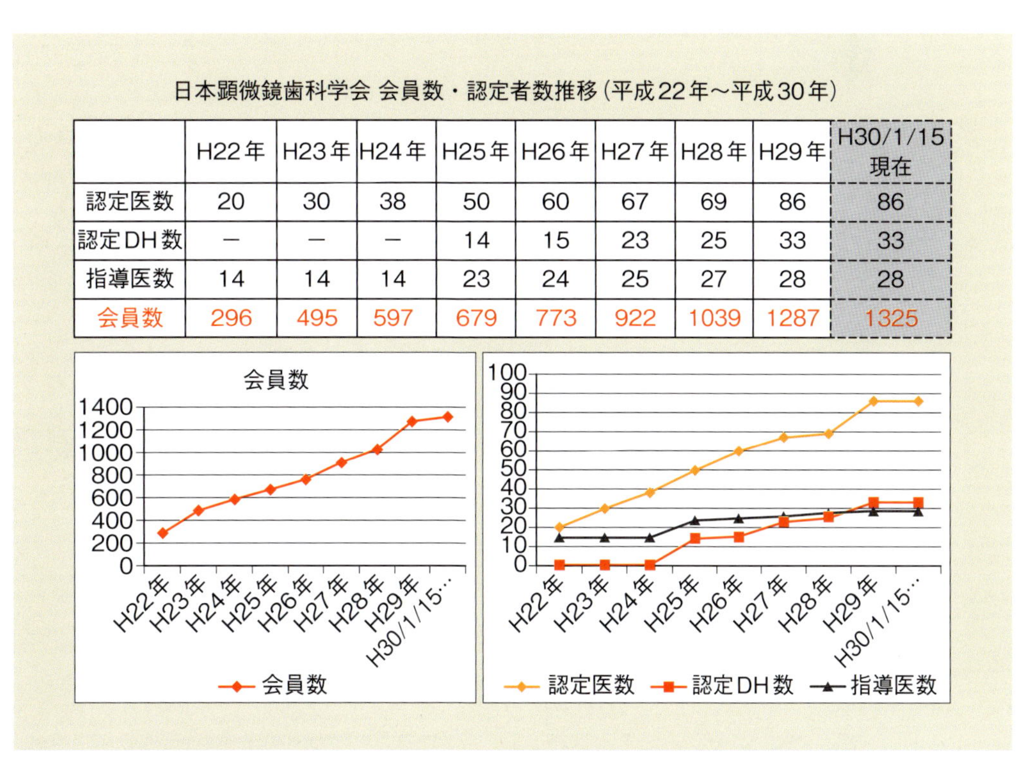

日本顕微鏡歯科学会 会員数・認定者数推移（平成22年～平成30年）

	H22年	H23年	H24年	H25年	H26年	H27年	H28年	H29年	H30/1/15現在
認定医数	20	30	38	50	60	67	69	86	86
認定DH数	－	－	－	14	15	23	25	33	33
指導医数	14	14	14	23	24	25	27	28	28
会員数	296	495	597	679	773	922	1039	1287	1325

図2　日本顕微鏡歯科学会会員数の年次推移（平成30年1月15日現在）
右肩上がりで増加している．

発症を招く恐れがある．

また，マイクロスコープでは髄床底や根管壁など象牙質表面の情報は得られても，象牙質の内部の情報までは得られない（**図1**）．そこで必要になるのが，CBCTによる硬組織内部の情報である．

3– CBCT検査から得られる情報

マイクロスコープでは根管口から光の届く範囲の根管壁表面を精査することはできるが，象牙質内部の構造を調べることはできない（**図1**）．したがって，X線検査が必要となる．

歯内療法では，おもに象牙質に囲まれた髄腔および根管と，根尖歯周組織を治療対象とするため，画像診断が重要となる．従来，デンタルX線写真での画像診断が頻用されてきたが，対象物を二次元の平面に投影しているため，病態や解剖学的な位置関係などの詳細までは把握できなかった．しかし現在では，これらの問題点の多くを，三次元的評価が可能なCBCT検査の情報により補うことができる．

根尖病変，開窓（フェネストレーション），歯根破折，根分岐部病変，歯内–歯周病変，破折器具などの，難症例や偶発症への対応もCBCTで三次元的に精査することで，高精度の診断のもとに治療計画を立案することが可能となった．

4– CBCT検査の問題点

マイクロスコープから得られる情報が，リアルタイムで更新されるのに対し，CBCT検査の情報は，あくまでも撮像時のものである．CBCT検査の情報が古い場合，根尖病変のある症例ではその進行や治癒によって患歯や根尖歯周組織に変化が生じる．また，金属や根管充填材などにより撮像時にアーチファクトが出現するので，再根管治療を施す際には，術前の撮像にこだわらず，根管充填材まで取り除いた後に撮像すべきである．

5– マイクロスコープとCBCTの併用がもたらす効果

CBCT検査では，マイクロスコープでは観察できない湾曲部より先の破折ファイルや穿孔まで確認することができる．CBCTの検査結果をもとにマイクロスコープ下で歯内療法を行うと，歯根の数（症例1，2），根管数（症例1），根管長（症例1），破折ファイルの数と位置，歯根の内部吸収・外部吸収の診断（**図3**），歯内歯の診断（**図4**），根尖病変の検査（**図4**），外科処置前の解剖学的検査（症例2）などに有効である．すなわち，歯内療法はCBCT検査で術前に硬組織の内部構造を明らかにし，マイクロスコープでリアルタイムに

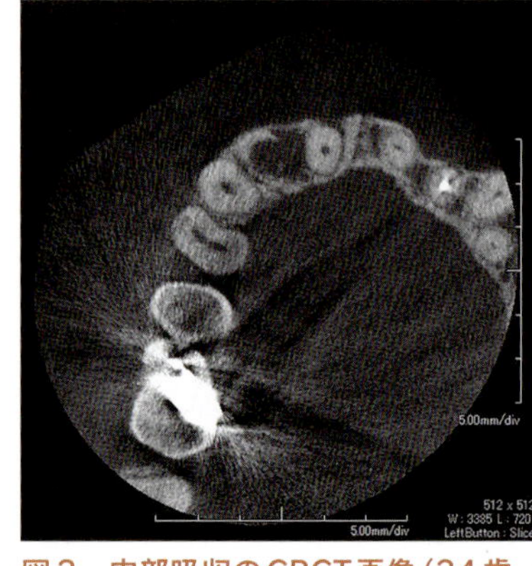

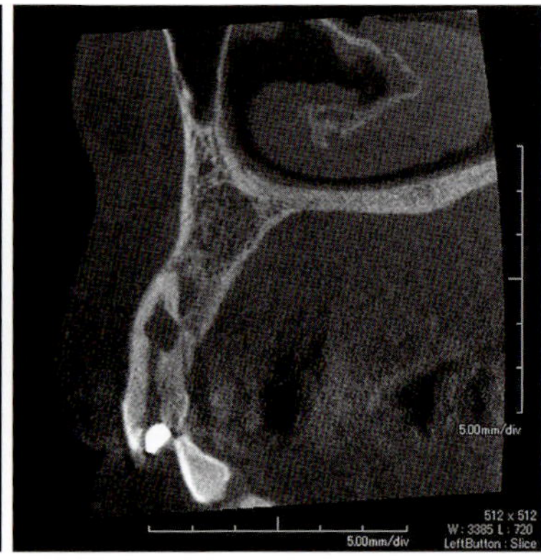

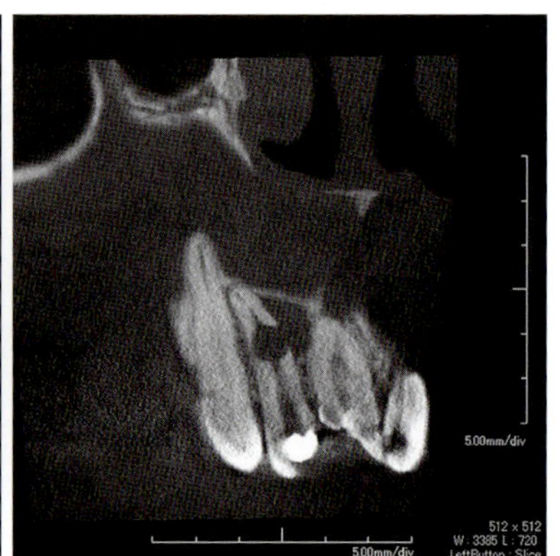

図3　内部吸収のCBCT画像（34歳，女性）

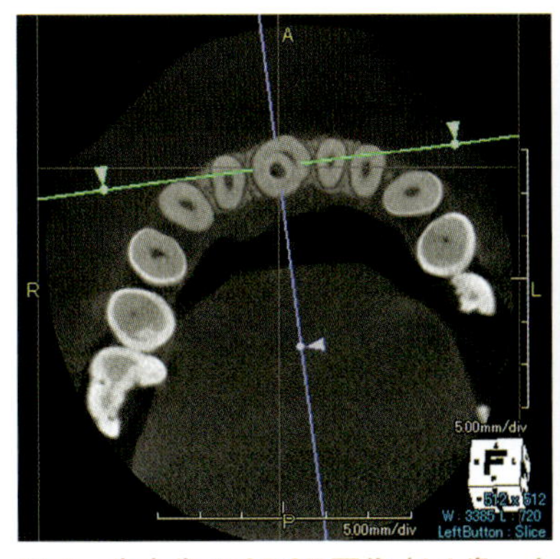

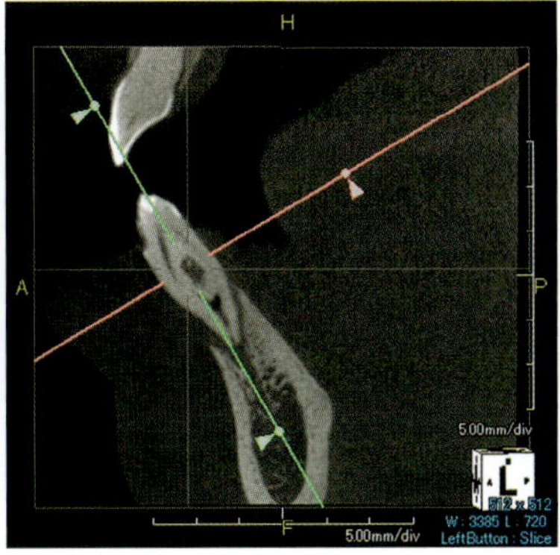

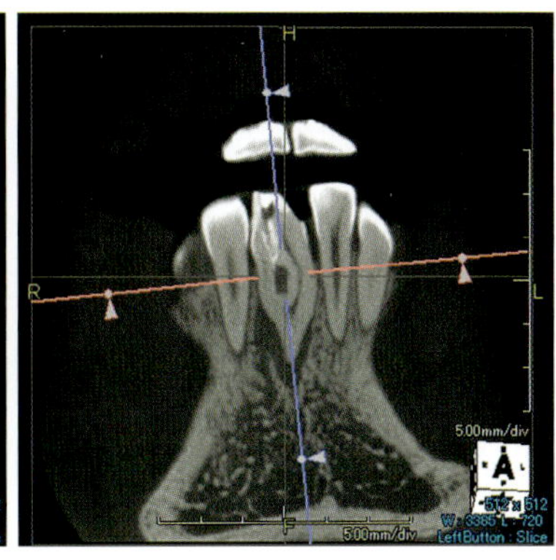

図4　歯内歯のCBCT画像（14歳，女子）

光の当たる対象物の表面を拡大し，みながら治療することで精度が一段と向上する．歯内療法を行う際には，CBCTとマイクロスコープとの併用が相乗効果をもたらすように，お互いの欠点をカバーし，長所を最大限活かすことが大切である[3]．

6－ 非外科的歯内療法への応用例

症例1　4根5根管性の|6の根管治療[4]

患　者：18歳，男性．

主　訴：|6の咬合時の違和感．

現病歴：1か月前に抜髄処置を施されるも，違和感が残存するため，CBCTで精査された（**図5**）．過剰根があり形態が複雑なため紹介来院した．

現　症：デンタルX線検査で根尖歯周組織に異常は認められないが，歯根の形態は不鮮明であった．持参のCBCT画像より，口蓋根の近心側に過剰根がみられ，4根を確認した（**図5**）．

診　断：|6の慢性根尖性歯周炎．

処置と経過：マイコロスコープ下で，近心頬側根に2根管，遠心頬側根に1根管，近心口蓋根に1根管，遠心口蓋根に1根管の4根5根管であることを確認した（**図6**）．根管長の測定はCBCT画像を参考にして電気的根管長測定器とデンタルX線検査を併用し決定

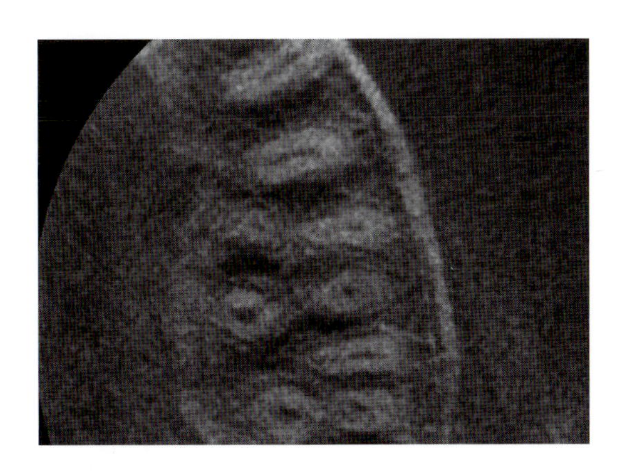

図5　CBCTによる|6の水平断像
5根管が観察できる．

した(**図7**).根管の拡大形成にはNiTiロータリーファイルを使用した.3回目の来院時に,側方加圧充填法で根管充填を行った(**図8**).根管充填後,デンタルX線検査とCBCT検査を行い,4根5根管が緊密に充填されていることを確認した(**図9**).患者にわかりやすく説明するために三次元構築画像を作製した(**図10**).その後ファイバーコアで築造修復し,紹介医で金属冠を装着され,以後3年間良好に経過している(**図11**).

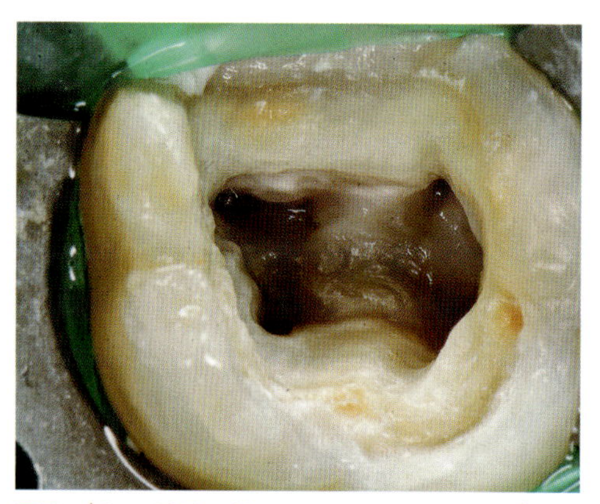

図6　|6 の髄腔開拡後のマイクロスコープ画像(咬合面観)(Kitamura, 2014.[4])

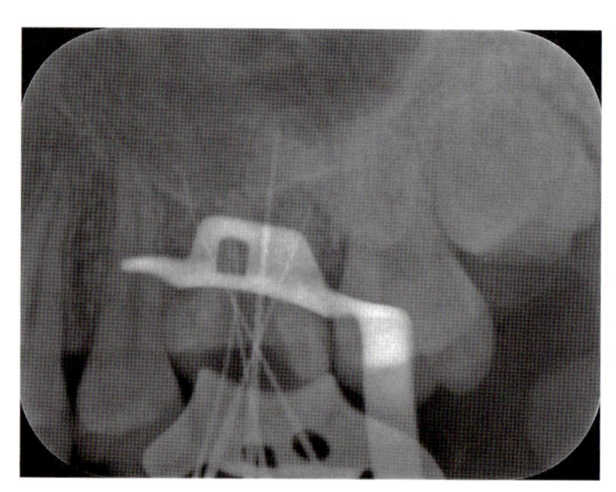

図7　根管長測定のデンタルX線写真(Kitamura, 2014.[4])
五つの分離した根管が認められる.

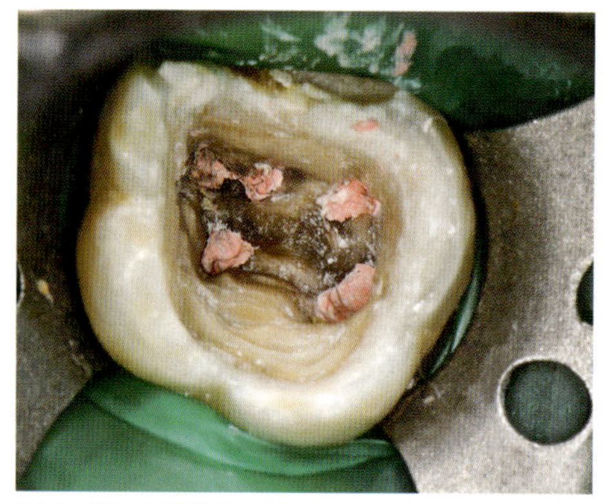

図8　|6 の根管充填後のマイクロスコープ画像(咬合面観)

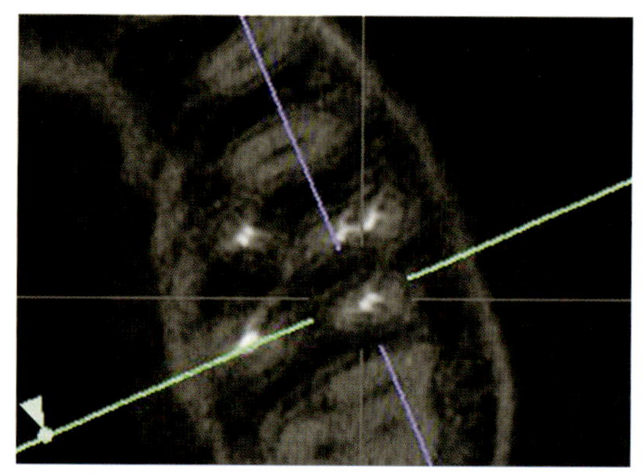

図9　|6 の根管充填後のCBCT画像(Kitamura, 2014.[4])
5根管が根管充填されているのがわかる.

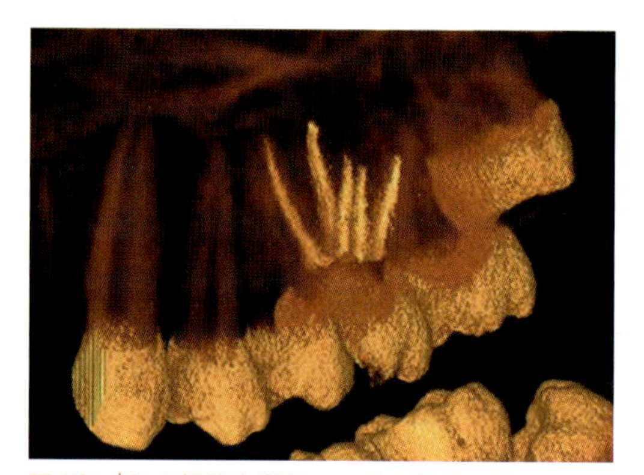

図10　|6 の根管充填後の三次元構築画像(Kitamura, 2014.[4])
5根管根管充填されているのがよくわかる.

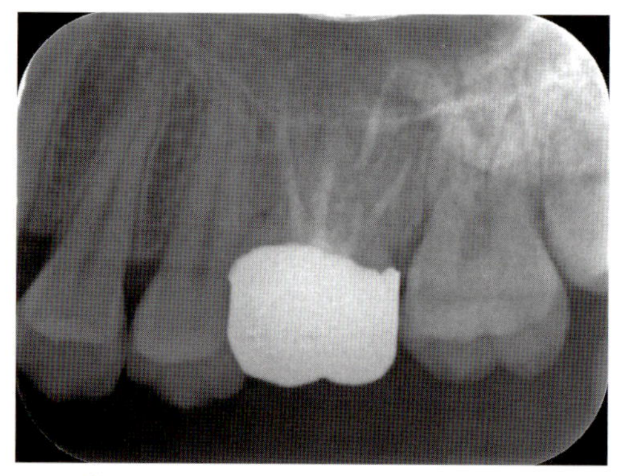

図11 |6 の根管充填後3年のデンタルX線写真

7— 外科的歯内療法への応用例

症例2 過剰根を有する 1| の外科的歯内療法[5)]

患　者：29歳　男性

主　訴：上顎右側前歯部唇側歯肉からの排膿

現病歴：1か月前より排膿が続き，CBCTを撮像（**図12**）したが原因はわからず，精査加療のため紹介来院した．なお，上顎前歯部に外傷の既往等はない．

現　症：1| の近心唇側歯頸部に歯根の一部露出が認められた（**図13**）．患歯の唇側歯頸部より数mm根尖側に瘻孔を認めたが（**図13**），歯髄電気診に生活反応を示した．歯周ポケットは，唇側の瘻孔付近で5mmあったが，そのほかは3mm以内であった．偏遠心投影で近心唇側に長さ約5mmの短い過剰根を確認した．瘻孔にガッタパーチャ・ポイントを挿入して同様に撮影を行うと，ポイント先端は過剰根の根尖付近に到達した（**図14**）．CBCT画像では，水平断像，冠状断像で過剰根は確認できたが過剰根内の根管までは確認できなかった（**図12**）．

診　断：1| 過剰根の慢性根尖性歯周炎，1| 健康歯髄．

処置と経過：マイクロスコープ下で歯肉を剥離し，1| の過剰根を確認した（**図15**）．過剰根を削合して根管を確認，中切歯の歯髄腔と交通していなかったため，過剰根のみを切

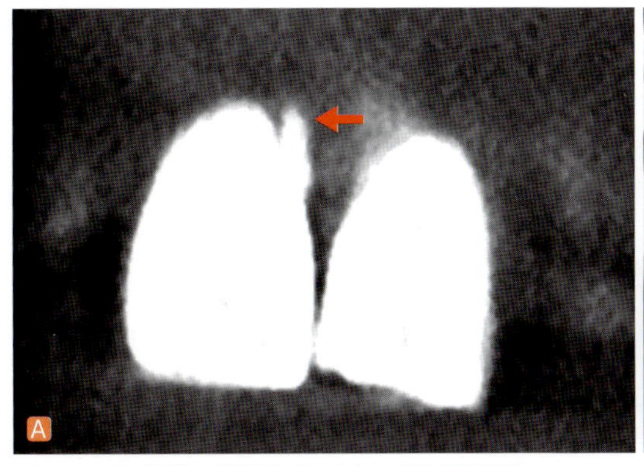

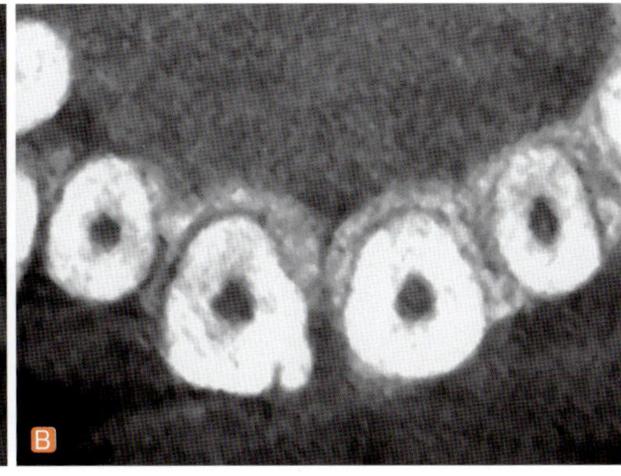

図12　紹介医で撮影した 1| のCBCT画像
A 歯列横断像．B 水平断像　．1| 近心唇側に過剰根を認める（矢印）．

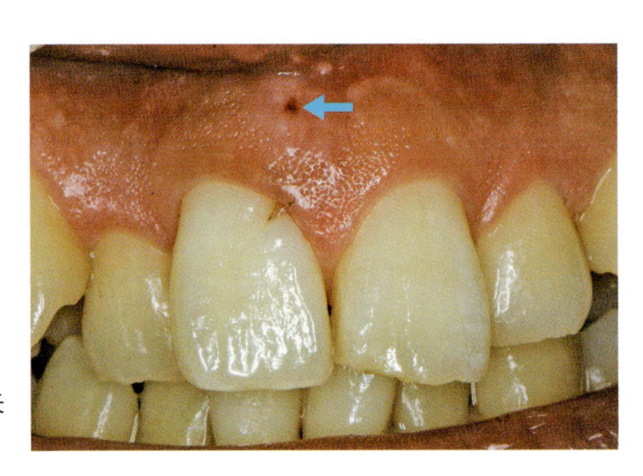

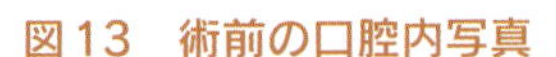

図13　術前の口腔内写真
唇側過剰根根尖相当部歯肉に瘻孔を認める（矢印）．

断除去し根面の形態を整えた(**図16**). 偏遠心投影で過剰根除去後の状態を確認した. 1週間後の抜糸時には, 瘻孔は消失していた. 唇側の歯頸部歯肉の安定後, 露出していた根面は接着性コンポジットレジンで修復し, 1週間後に形態修正, 研磨を行った. その後5年間, 瘻孔の再発はなく, 上顎中切歯は失活することなく生活歯のまま良好に経過している(**図17**).

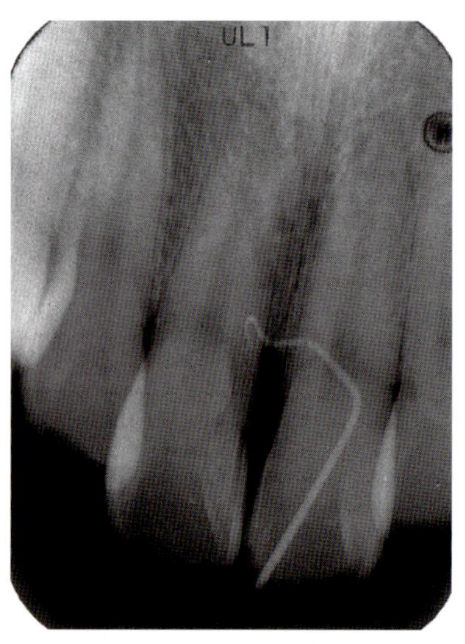

図14 唇側の瘻孔からガッタパーチャ・ポイントを挿入して撮影したデンタルX線(偏遠心投影)(Kitamura, 2016. [5)])

ガッタパーチャ・ポイントの先端は過剰根根尖に到達している.

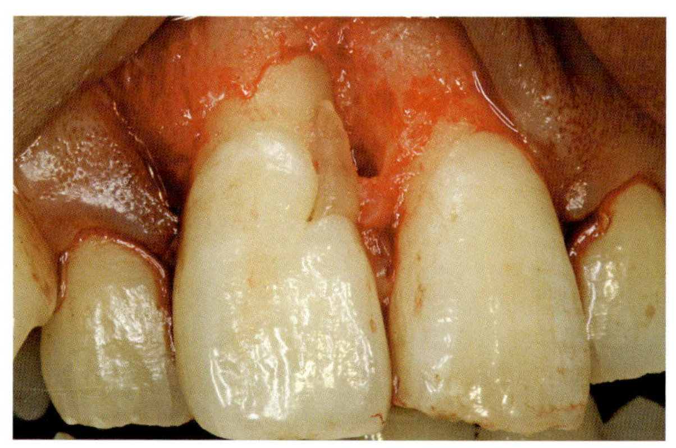

図15 マイクロスコープ下で 1| の近心唇側に過剰根を確認する(Kitamura, 2016. [5)])

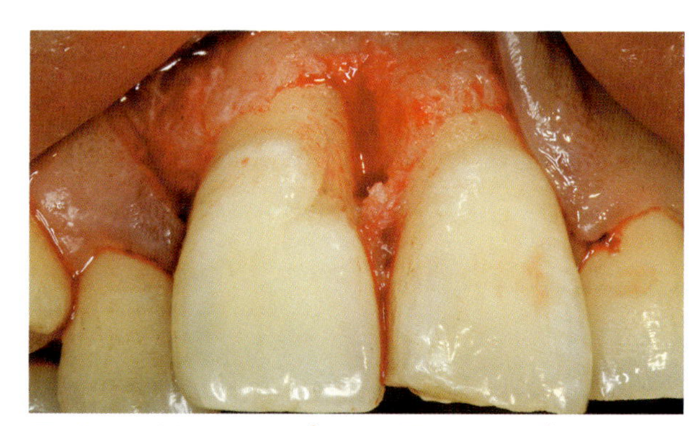

図16 マイクロスコープ下で過剰根のみを 1| 根面と移行的になるように削合し, 感染源の根管を除去した(Kitamura, 2016. [5)])

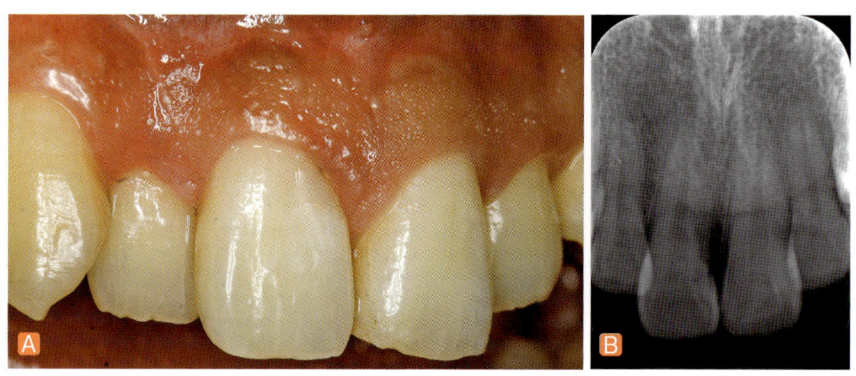

図17 5年リコール時の 1| の口腔内写真(A)とデンタルX線(B)(Kitamura, 2016. [5)])

瘻孔などの異常所見はみられず, 経過良好である.

8- まとめ

平成26年4月に「X線CT画像診断に基づく手術用顕微鏡を用いた歯根端切除手術」が保険導入されたのに続き，「X線CT画像診断に基づく手術用顕微鏡を用いた4根管歯，樋状根歯の根管治療」が平成28年4月より保険導入され，今後，それらへの信頼がますます高まり，適用範囲が拡大するものと思われる．

歯科医師である以上，歯内療法レボリューションによる新しい潮流に乗り遅れずにしていきたいものである．

文　献

1) 木ノ本喜史，北村和夫，佐藤暢也，澤田則宏（分担執筆）：第1章　最近の歯内療法におけるトレンド　1.歯内療法における最新のトレンド―21世紀のエンドドンティクス．北村和夫，木ノ本喜史，佐藤暢也，澤田則宏編集，最新歯内療法の器具・器材と臨床活用テクニック，ヒョーロン・パブリッシャーズ，東京，12-17，2015.
2) Setzer FC, et al.：Outcome of endodontic surgery：a meta analysis of the literature-part 1：Comparison of traditional root-end surgery and Endodontic microsurgery. J Endod, 36：1757-1765, 2010.
3) 北村和夫：マイクロスコープとCBCTを用いた歯内療法．特集「マイクロエンドドンティクス・アドバンス編」，興地隆史編集，歯科医療，31(2)：12-20，2017.
4) Kitamura K：Endodontic treatment on maxillary first molar with four roots and five root canals using a microscope and the cone-beam computed tomography. Int J Microdent, 5：62-67, 2014.
5) Kitamura K：Surgical endodontic approach to a maxillary central incisor with a supernumerary root. Int J Microdent, 7：86-90, 2016.

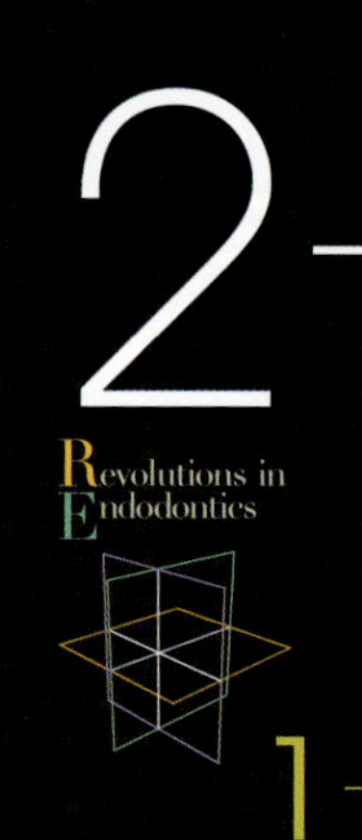

2 — CBCT選択のポイント

新井　嘉則

1 — 専用機から複合機へ

CBCTは2001年に専用機として発売された（**図1**）．2005年には，X線センサーが真空管の画像倍増管から，半導体のFlat Panel Detector（FPD）が使用されるようになった．半導体センサーは画像倍増管に比較して，画像の樽形ひずみが少なく，高画質を提供した．

しかし，専用のX線撮影室が必要となることから，スペースの問題で導入できない場合があった．そこで，この問題点を解決するためにパノラマ装置にCBCTの機能を搭載した複合機（**図2**）が2007年に発売された．従来のパノラマ装置とそのまま入れ替えることができることから，スペースの少ない歯科医院では大きな福音となり，普及に弾みをつけることになった．当初はパノラマ撮影時とCBCTの切り替えのために，センサーの交換が必要となり切り替えの手間が必要であった．その後，センサー自体もCBCTとパノラマとの兼用ができるCMOS（Complementary Metal Oxide Semiconductor）タイプのFPDが開発され，センサーの切り替え自体も不要となった．

2 — 複合機の問題点

多くの兼用機が，前述のようにパノラマを主体として開発された．パノラマ撮影では，

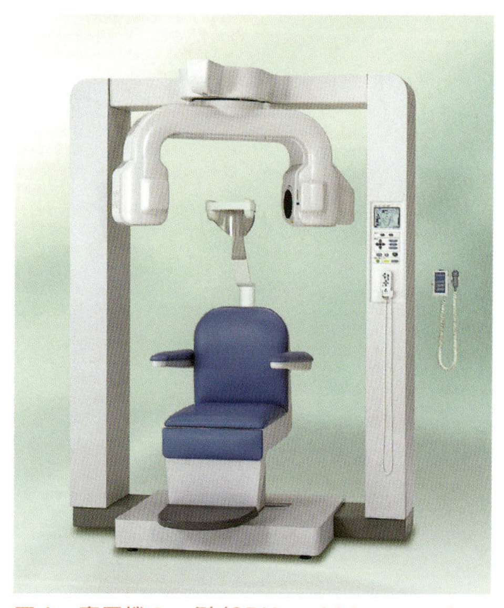

図1　専用機の一例（3DX multi image micro CT；モリタ製作所）

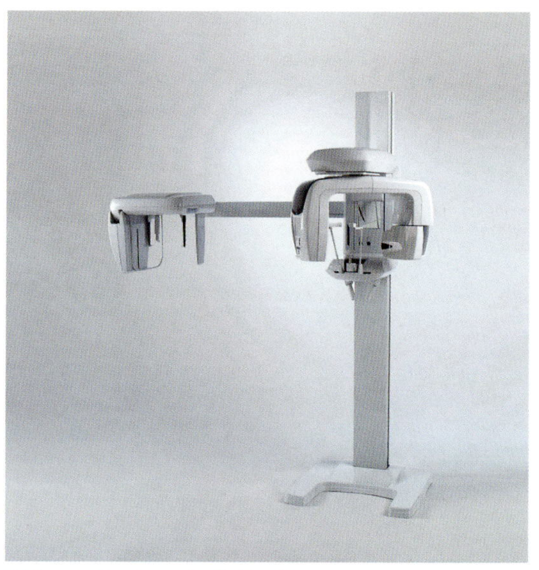

図2　2007年に複合機が開発された（Veraview epocs 3D；モリタ製作所）

硬口蓋の障害陰影を軽減するために，**図3**に示すように，X線管球の上下的な位置はFPDのセンターではなく，下縁付近の高さに位置づけられている．そのため，X線主線はセンサーに対して垂直ではなく，斜め方向から入射するようになっている．これによって，硬口蓋の陰影が線上ではなく，左右に細長い菱形となり，上顎の歯の根尖と硬口蓋の陰影の重複が緩和され，根尖病変や上顎洞を観察しやすいようにしている．

この管球とFPDの位置関係のままで，CBCTの撮影をすると**図4**の赤線で描かれたような関係で撮影が行われる．すなわち，FOV（Field of View；撮影領域）の中心を通過するX線主線は，FPDに対して斜めに入射することになる．特に，FPDの上縁ではその角度が大きくなる．

一般に，X線はFPDに対して垂直に入射するときが，最も多くの情報量をもたらす．また，CT画像をコンピュータ上で再構成するときに必要になる補正量も最小となる．一方，この角度が大きいと情報量が減少し，補正量も大きくなり画質に影響を与えることになる．

そこで，専用機では**図4**の緑の線に示されるように，X線ができるだけFPDに垂直に入射するように，回転中心と管球の焦点までの距離（回転中心-焦点間距離）を長くし，FOVの中央を通過するX線主線ができるだけ平行に近づけてFPDに垂直に入射するよう

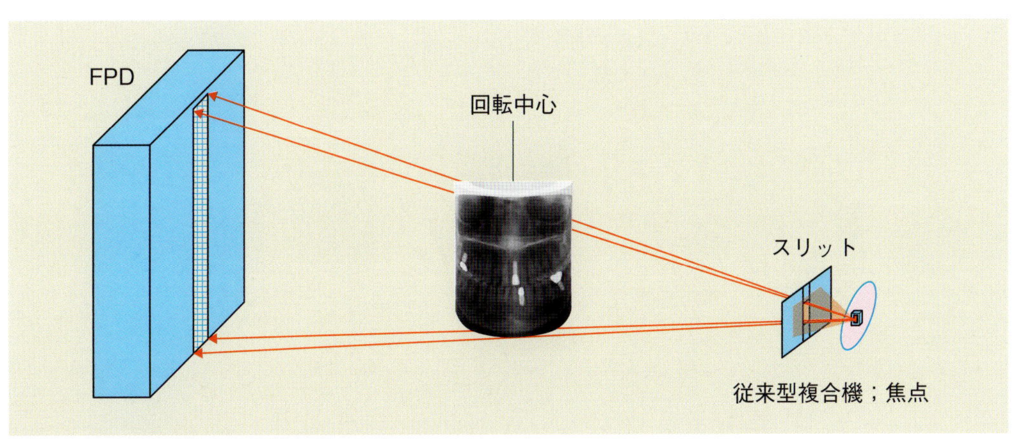

図3　パノラマ撮影時は，X線が下から打ち上がる

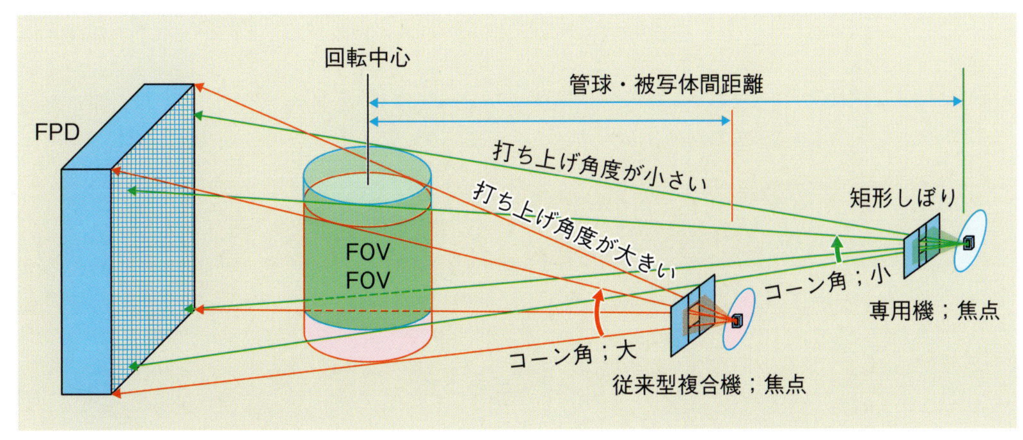

図4　従来型複合機と専用機の比較

にしている.

複合機はパノラマ撮影時の管球の位置を使用することから，X線を垂直に入射できないことが問題点であった.

また，パノラマは1.5m×1.5m程度のX線撮影室に設置されることから，省スペースが要求されていた．そのため，FPDとX線管球までの物理的な距離を短くして，回転半径を小さくする必要があった．このため，専用機に比較して，X線のコーン角が大きくなっていた.

3− 次世代複合機

次世代複合機(**図5**)は前述した従来型複合機の問題点を克服するために，すべての設計をゼロからスタートさせ，まったく新しい装置として開発された.

パノラマ撮影時は，従来どおり，X線主線を約5度の角度で打ち上げた(**図6**)．次世代型では管球の位置を上下に移動できる機構を追加し，CBCT撮影時は管球の位置を上方へ移動させ，専用機と同様にX線主線がFPDに垂直に入射するようにした(**図7**).

さらに，FPDとX線管球までの距離をできるだけ長くして，コーン角を小さくするように支柱の位置が**図8**のように変更された．すなわち，従来型複合機では支柱は壁の中央

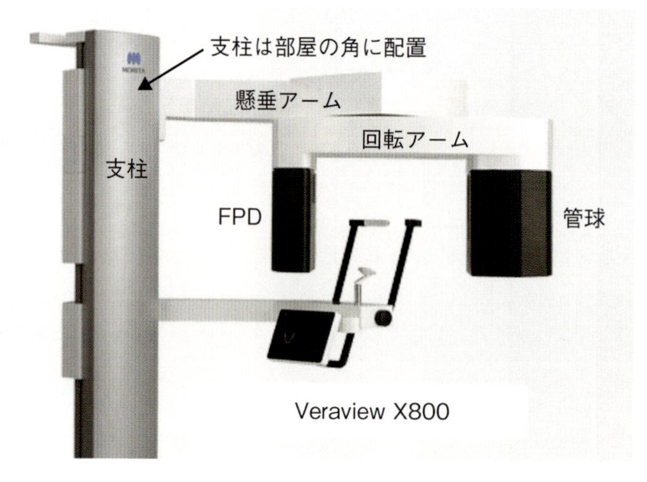

図5　次世代複合機　Veraview X800(モリタ製作所)

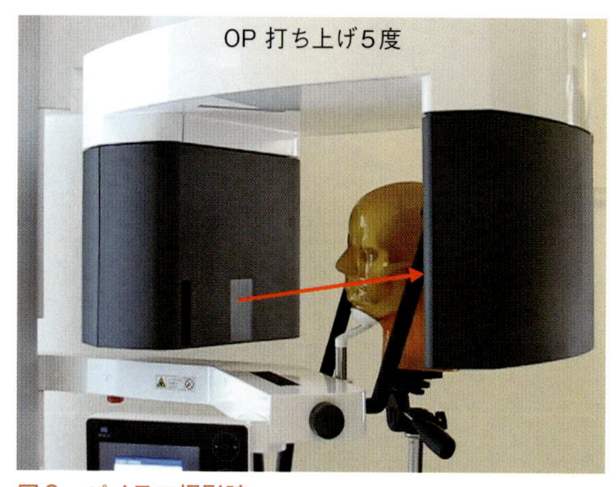

図6　パノラマ撮影時

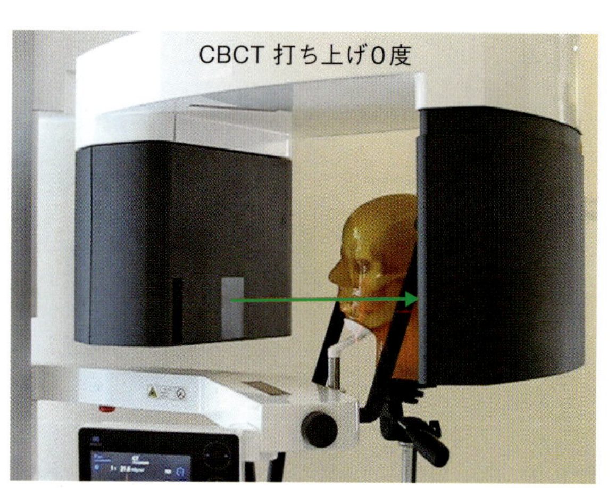

図7　CBCT撮影時

に位置していた．次世代複合機では支柱を部屋の隅に配置し，回転半径を大きくすることで，FPDとX線管球までの距離を延伸した．

また，支柱・懸垂アーム・回転アーム等の構造部品の強度を2倍以上に高めることで，専用機に迫る回転精度を得るようにした．振動に対する収束性を高めるために，板金加工から鋳造加工へと変更がなされた．

以上のように，物理的なディメンション（位置関係）が大きく変更された．そのうえで，X線のエネルギーが90kVから100kVへアップされた．これによって，金属アーチファクトが軽減されることが期待された．

新開発のFPDは，CMOSの画素サイズを従来の0.2mm×0.2mmから0.1mm×0.1mmのハイレゾモードに選択できるようした（**図9**）．これによって，情報量を4倍とした．

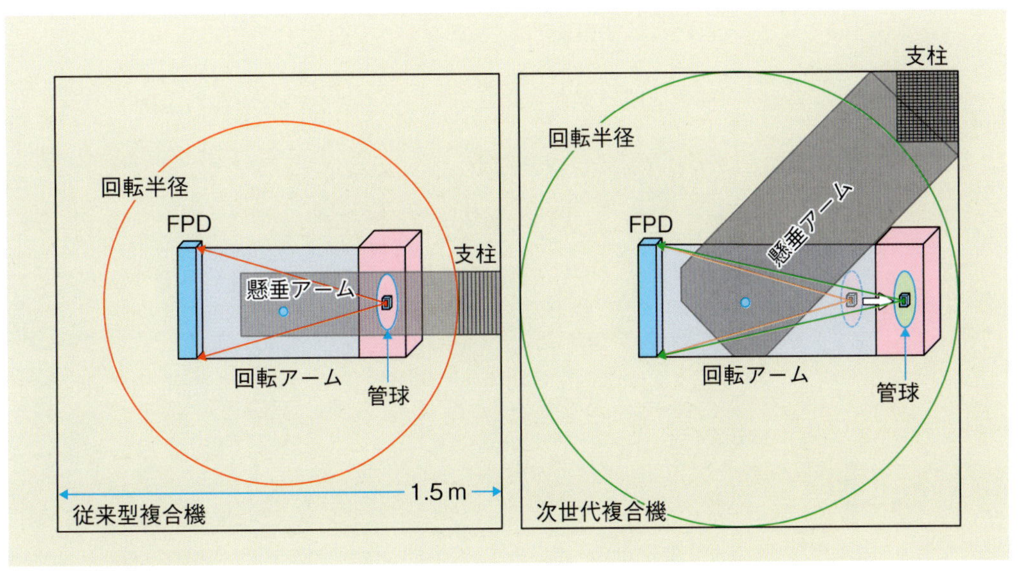

図8　X線室設置図
次世代複合機は支柱が部屋の角に配置される．これによってX線管球の距離が遠くなり，X線束がより平行に近づく．

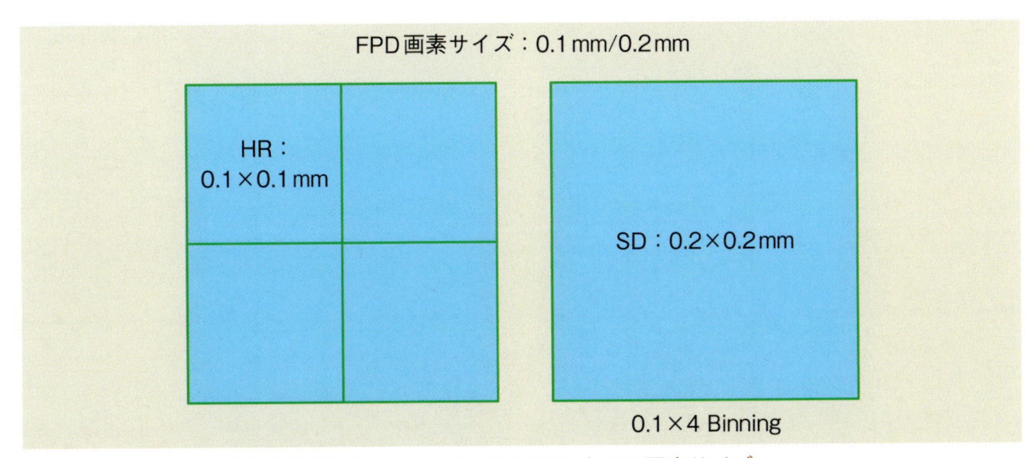

図9　SD（Standard）とHR（High Resolution）のFPD上での画素サイズ
HRではSDの4倍の情報を得る．

4– 画質評価

従来型と次世代複合機の画質の比較を，人体等価ファントムを撮影して行った．**図10**の左側に従来型の前額断像を示す．白矢印に示すようにアーチファクトが斜めに打ち上がったラインとして観察される．赤矢印では，インプラント先端部に濃度の低い領域が認められる．次に，次世代複合機の画像（**図10**右側）では，大きく改善されていた．

図11においても，赤矢印および白矢印にインプラントによるアーチファクトが観察されたが，次世代複合機では大きく改善された．

図12は直径4cm高さ4cmの小照射野での撮影である．赤矢印のように抜歯窩に低濃度領域が認められるが，次世代複合機ではそのようなアーチファクトは認められない．

図13はボランティアによる臨床例である．左側ではFOVの外側にある金属のアーチファクトが重積しているが，次世代複合機では非常にクリアな画像を提供している．

図14は歯根破折例である．次世代複合機では破折線が明瞭に観察された．

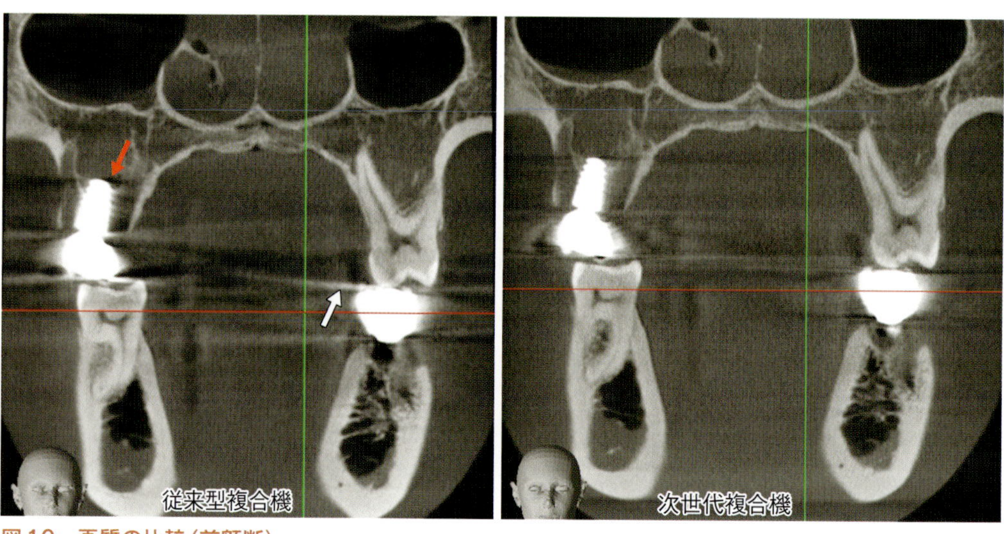

図10　画質の比較（前額断）

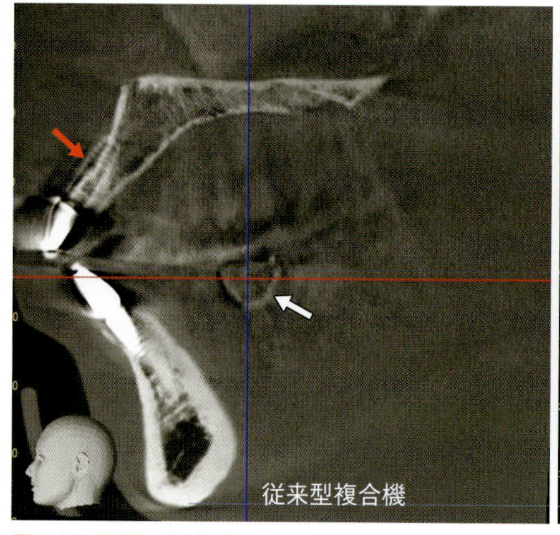

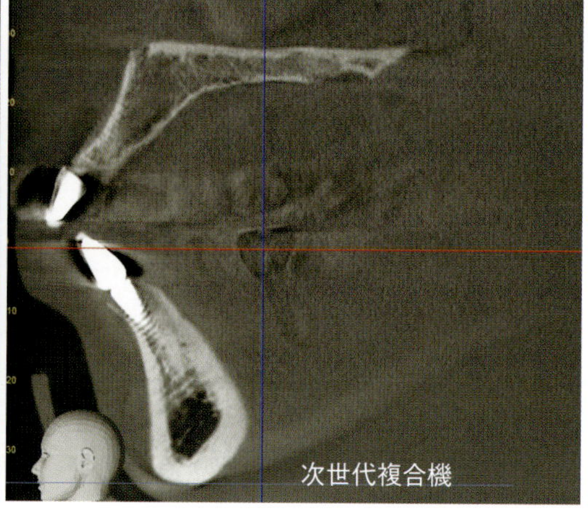

図11　画質の比較（矢状断）

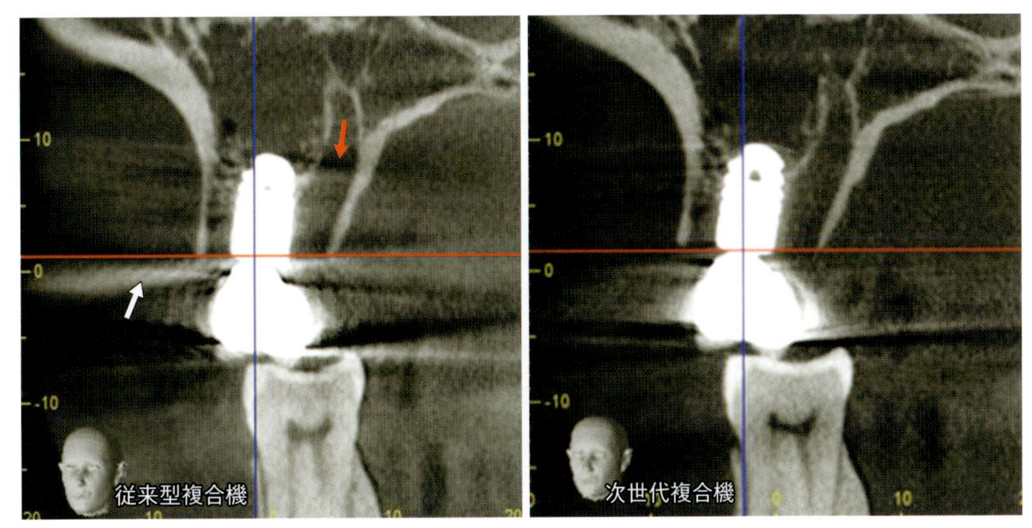

図12　画質の比較（小照射野）

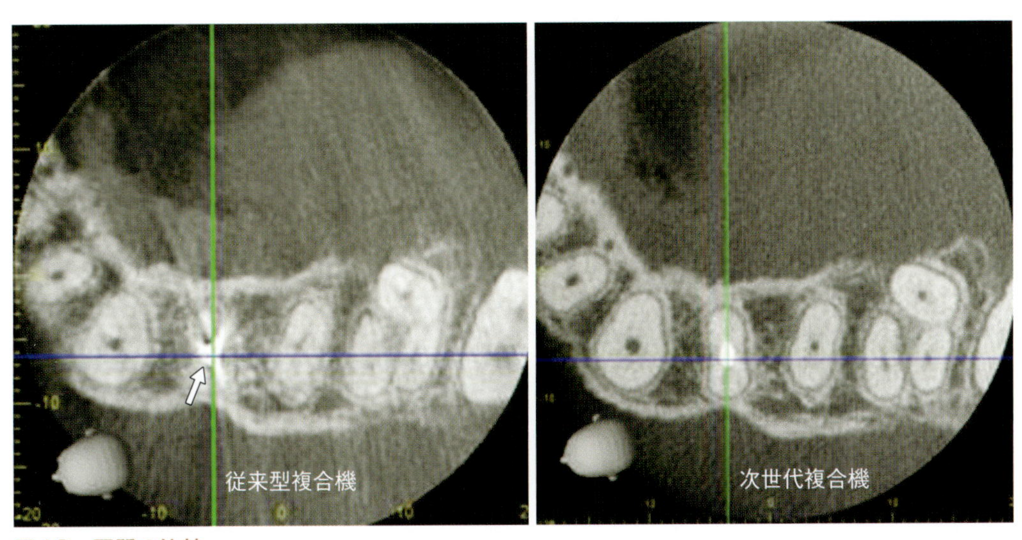

図13　画質の比較

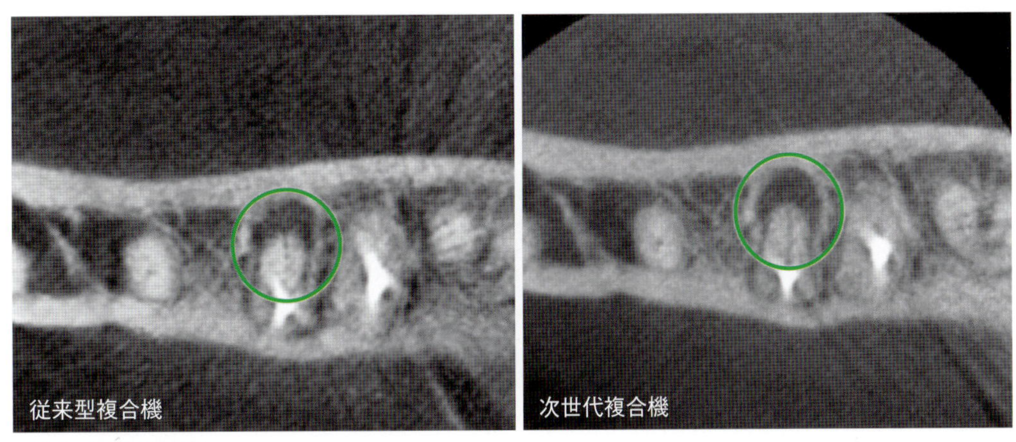

図14　画質の比較

5— High Resolution

図15にファントムによる次世代複合機によるSD（Standard）とHR（High Resolution）の画質の比較をした．**図16**にはその拡大を示す．HRでは歯根膜腔や白線がより明瞭に観察された．

図17には臨床例を提示する．|7 近心根には破折したファイルが明瞭に観察できる．

6— 多彩な撮影

次世代複合機では，小照射による微細な構造の観察だけではなく，**図18**に示すように，歯列に対応した直径10cm高さ8cmのFOV，補綴や矯正に対応した直径15cm高さ14cmのFOVにも対応した．管球の高さが自由に選べることから，多彩なFOVの選択が可能となり，診断の目的に応じて最適なものが選択可能となった．

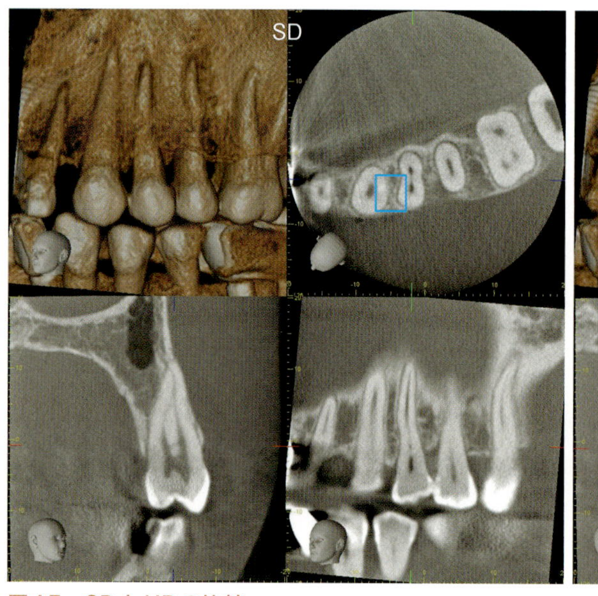

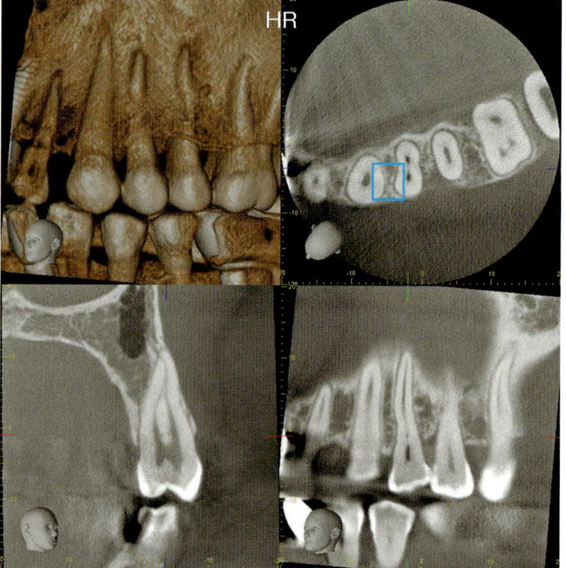

図15　SDとHRの比較

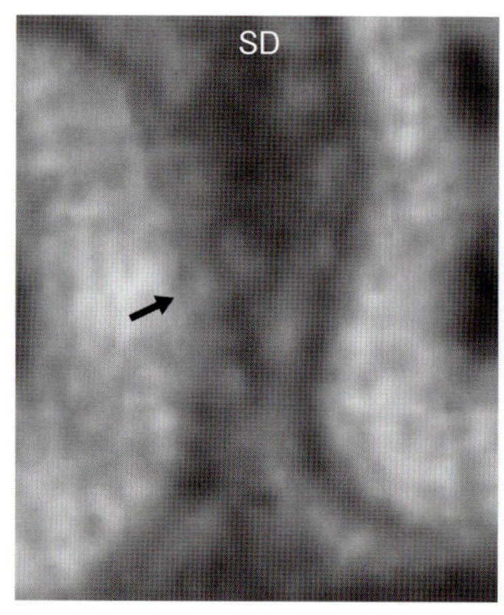

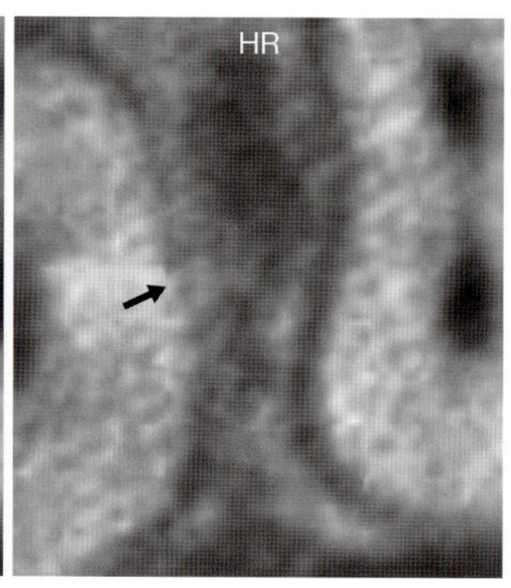

図16　SDとHRの比較（拡大）

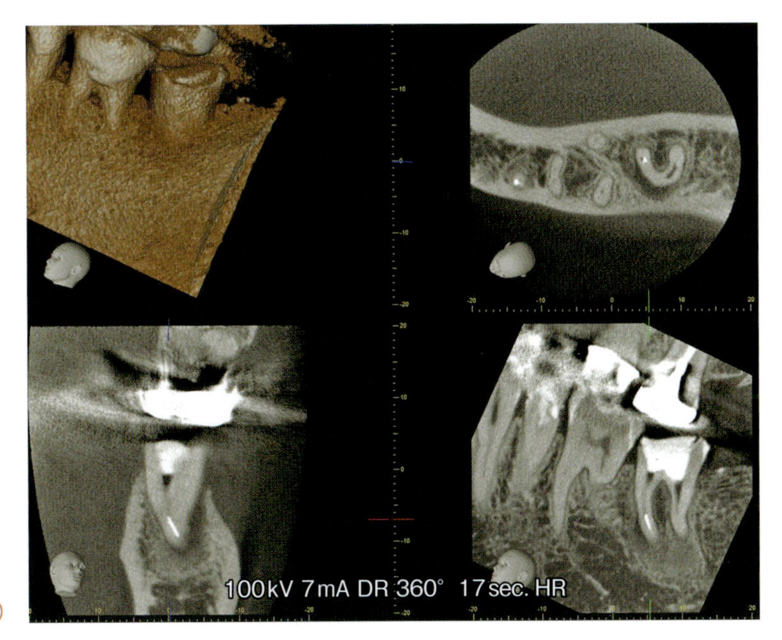

図17　臨床例（HR）

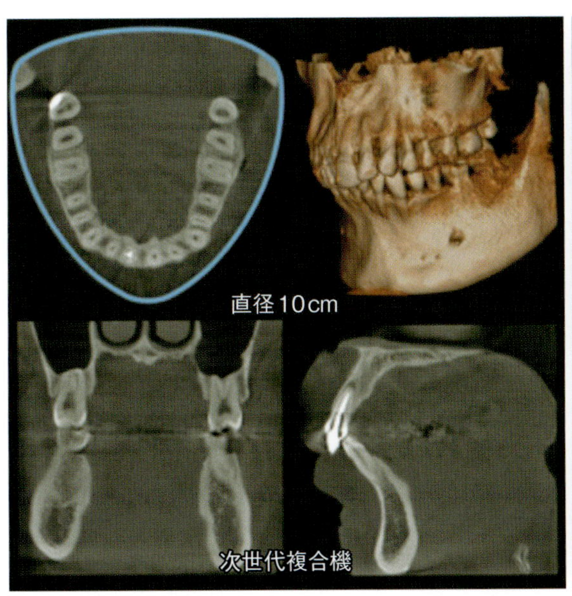

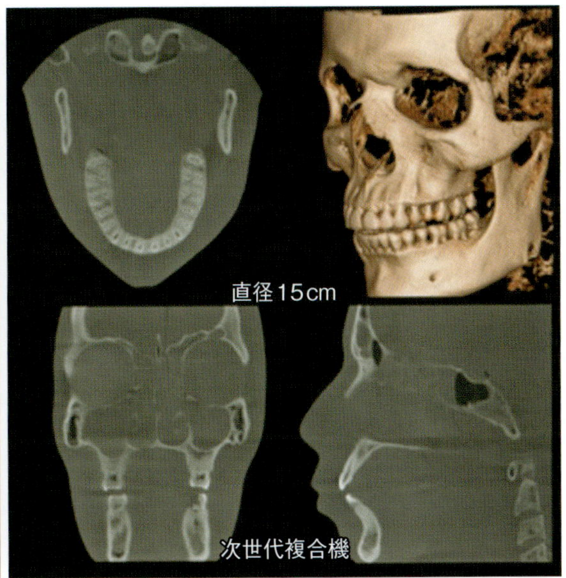

Dental Arch FOV（R100×H80mm）　Φ150×H140mm

図18　多彩な撮影領域

7－選択のポイント

歯科の臨床は5から10年以上の経過を観察しなければ，その治療の可否を判断することは難しい．このことから，それを評価する画像診断装置は長期間にわたって，安定した性能が維持され，長期評価を可能としなければならない．それに，耐えうる信頼性の高い装置を選択することが推奨される．また，CBCTは精密機械で，パノラマ装置と異なり，わずかな床の沈下や壁の歪みが大きく性能を低下させる．

特に複合機は支柱が一本しかない，いわゆる「片持ち構造」となっている．このため，加重が均等ではないために，床がわずかに沈下しただけでも装置のバランスを崩してしまう．それを補正すために定期的な点検を実施し，性能低下が認められるときは初期性能を維持するために再調整が必要となる．これらの，メーカーのメインテナンス態勢もCBCTを長期間安定的に使用するための重要なポイントとなることから，選定の隠れた重要なポイントである．

また，導入にあたり，必要に応じて床や壁の補強を行うことも安定した性能を維持するために重要である．

3― マイクロスコープの選び方

Revolutions in Endodontics

辻本真規・辻本恭久

本項では機種選択時に何を比較すべきか,「光源」「設置様式」「操作性」「記録様式」「価格」に関する機種ごとの違いについて解説を行う.

1― 光源の違いについて

現在使用されているマイクロスコープの光源は,おもに「ハロゲン・キセノン・LED」の3種である.それぞれの光源には特徴があり,光源を選択する際には照度・色温度・耐用時間(交換費用)を考慮する必要がある.また,観察像の明るさは,レンズ性能にも依存する.レンズ,光源の各メーカーからの回答を**表1**に示す.同じ光源でも照度は機種によって異なる.また,LED光源は,青色LEDを発光し,黄色蛍光体を光らせて白色を演色している機種がほとんどであるが,Carl Zeiss社から発売されたEXTAROは3原色のLEDを使用しており,自然な色調になっている.

どの光源でもいえることだが,マイクロスコープでは高い光量を用いるため,患者やアシスタントの目への影響も配慮しなくてはならない(防護用メガネなどの使用が推奨される).必要以上の光量は術者の目にも影響するため,必要最低限の光量で使用することが大切である.

2― 設置様式

設置様式は各メーカーによりオプションが異なる.各メーカーが対応している設置様式をまとめたものを**表2**に示す.**表3**に各設置方式の詳細を示す.診療室の広さや,使用するスタイルなどに応じて医院ごとに適した設置様式があるため,設置に際してはメーカーとの綿密な打ち合わせが必要となる.

3― 操作性

操作性で重要なのはアームである.各機種のアームを特徴づけるものとして「動き・カウンターバランス機構・可動範囲・長さ」がある.アームの動きに関しては,実機を触って比較するのが一番である.調整が適正でないと本来の性能を出せない場合もあるが,動きが滑らかで軽いものがよい.カウンターバランス機構とは,記録装置等をマイクロスコープに装着した際にバランスが崩れないようにするものである.電磁ロック機構を有するPROergo(Carl Zeiss)には標準搭載されている.

可動範囲は機種により大きく異なる.OPMI pico MORAインターフェイスでは接眼レンズの位置を保ったまま鏡筒が左右25°,前後180°可動し,直視での治療範囲が広がった.他社でも同様のシステムが出ているが,可動範囲は劣る.**図1**にOPMI pico MORAインターフェイスの図を示す.また,OPMI pico MORAインターフェイスでは,左右に

表1　各社マイクロスコープの光源の照度，色温度，耐用時間およびレンズ透過率等

機種	レンズ透過率	レンズ製造元	ステレオベース(mm)	対物レンズ口径(mm)	光源	照度(lux)	色温度(K) 昼間の太陽光線 5,000〜6,000k	耐用時間
PROergo	99.80%	カールツァイス	22mm	68mm	ハロゲン	約74,000	3,000〜3,500	※約40時間
pico	99.80%	カールツァイス	22mm	48mm	キセノン	約200,000	5,000〜5,500	約500時間
					LED	約80,000	約5,000	約50,000時間
EXTARO	公表なし	カールツァイス	22mm	68mm	LED(3原色)	約149,000	約5,200〜5,600	
					True Light Mode		約3,200	
ライカM320	アポクロマート：公表なし	ライカ	24mm	65mm	LED(青色)	250mm：80,000	5,700	約60,000時間
Bright Vision	接眼：アクロマート98%	ドイツSCHOTT社	22mm	46mm	ハロゲン	30,000	3,100	※約50時間
	対物：アポクロマート99%	ドイツSCHOTT社			LED(青色)	250mm：55,000〜60,000	4,500	約20,000時間
アレグラ330	接眼：アクロマート98%以上		25mm	54mm	ハロゲン	200mm：40,000	3,200	
	対物：アポクロマート98%以上				LED(青色)	200mm：40,000	5,700	
プリマDNT NuVar	アポクロマート		22mm	44mm	LED	60,000	6,500	
GLOBAL	接眼：97%，対物：通常レンズ98.2%		24mm	56.5mm	LED(3原色)	100,000以上	5,500	
	対物：マルチフォーカスレンズ97%							
マニーZ		ペンタックス	26mm	14mm	ハロゲン	60,000〜100,000	3,400	
ワイドレンジマイクロスコープ	接眼：アクロマート98%	ドイツSCHOTT社	22mm	46mm	LED(青色)	60,000	4,500	
	対物：アポクロマート99%	ドイツSCHOTT社						
カプスデンタルマイクロスコープ	アポクロマート97%	ドイツSCHOTT社	22mm	46mm	LED(青色)	200mm：120,000	5,600	
OP-Dent	接眼：公表値無(アクロマート)		22mm	42mm	LED(青色)	50,000		
	対物：公表値無(アクロマート)							

8社(ジーシー，ペントロンジャパン，マニー，モリタ，ヨシダ，リンカイ，タカラベルモント，Feed)への問い合わせに対する回答から作成．※実際の臨床で使用できる耐用時間はさらに長い．PRO ergoはハロゲンorキセノン，Picoはハロゲン，キセノン，LEDが選択可能．

表2　各機種と設置様式の対応

	PROergo	pico	EXTARO	ライカM320	Bright Vision	アレグラ330	アレグラ30	プリマDNT NuVar	GLOBAL	マニーZ	ワイドレンジマイクロスコープ	カプスデンタルマイクロスコープ	OP-Dent
フロアマウント	○	○	○	○	○	○	○	○	○	○	○	○	○
天井懸架	○	○	○	○					○				
壁マウント				○					○				
ユニットマウント		○		○				○					○
ポールマウント				○				○					
Kavoセントロポール	○	○		○									

表3　設置様式とそれぞれの特徴

設置方法	省スペース性	設置工事	アーム長さ(基本仕様時)	備　考
フロアマウント	△	不要	標準	床面の揺れを拾う可能性あり 唯一設置場所から動かせる
天井懸架	○	必要	長い	上階の揺れを拾う可能性あり
壁マウント	○	必要	長い	壁面，隣室からの揺れを拾う可能性あり
ユニットマウント	◎	ユニット依存	長い	可能な機種，ユニットが決まっている ユニットの揺れを拾う可能性あり
ポールマウント	○	必要	長い	床面の揺れを拾う可能性あり

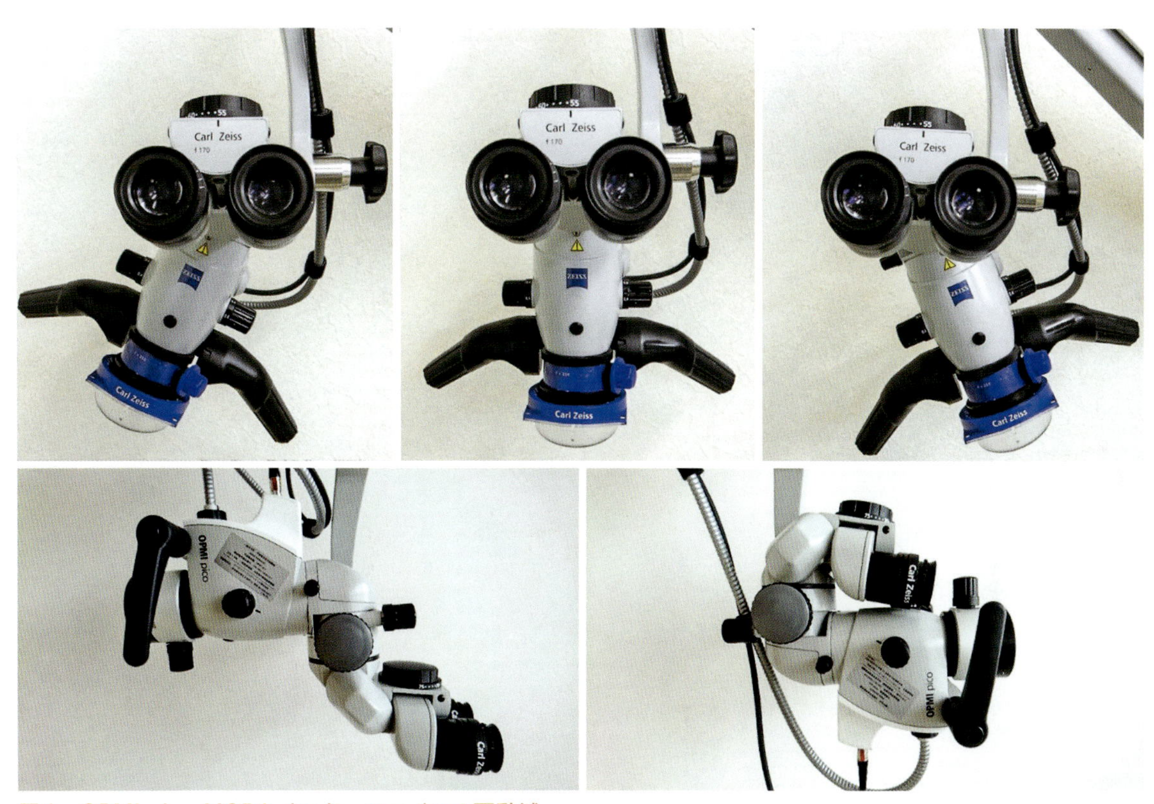

図1　OPMI pico MORAインターフェイスの可動域

大きく鏡筒を傾けた際は観察像がゆがむという現象が起きるということを留意すべきである．

鏡筒のY，Z軸およびアームの長さは，診療姿勢や配置に関係する．**図2**にY，Z軸およびアームの構成を示す．鏡筒のY，Z軸および各機種のアームの長さを**表4**に示す．同じメーカーでも前述した設置様式によりアームの長さは異なる場合がある．一般的に長いほうが安定性は悪くなりやすい．また，アームの操作性とは異なるが，フットスイッチも操作性に大きく寄与する．フットスイッチによりマイクロスコープ本体を上下に動かせる機種も存在する．前述したPROergoはフットスイッチによりズーム，フォーカスの変更が可能である（**図3**）．一般的な機種では，倍率または，フォーカス調整時に術野から一旦

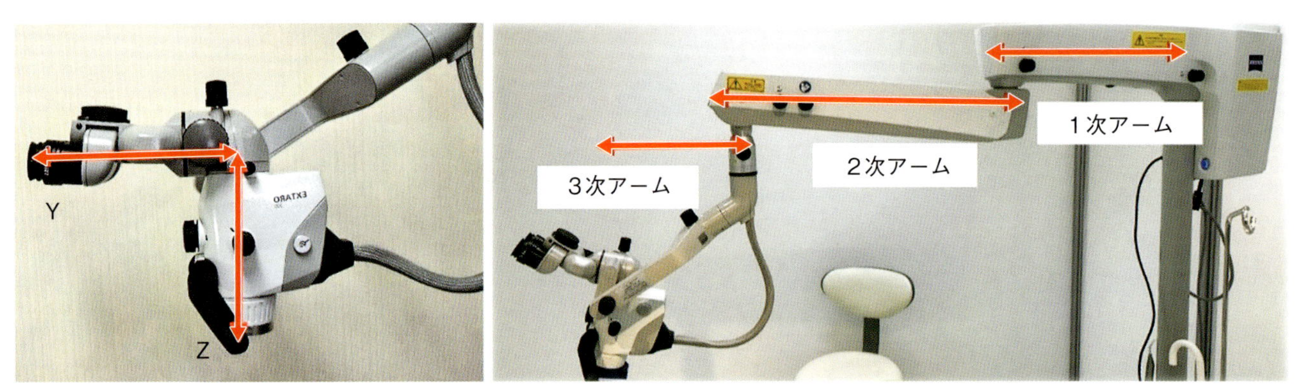

図2　鏡筒のY，Z軸および，アームの1次〜3次アームを示す

表4　各機種のY，Z軸およびアームの長さを示す

機種	Y軸（mm）	Z軸（mm）	ポールからのアーム距離（mm）
PROergo	240	205	二次アームまで1,315．三次アームまで1,650．天井懸架でも長さ変わらず
OPMI pico MORAインターフェイス	214	148	二次アームまで1,100．picoは三次アームまで1,290． 天井懸架：二次アームまで1,450
EXTARO	200	210	二次アームまで1,100．三次アームまでMAX1,395
			天井懸架：二次アームまで1,450．三次アームまで1,815
ライカM320	105	185	二次アームまで1,470．三次アームまで1,730
ウルトラロー鏡筒	190	80〜120	
Bright Vision	130	200	1,090
アレグラ330	190	185	二次アームまで1,120
	190	185	二次アームまで1,223
プリマDNT NuVar	120	220	二次アームまで1,100
GLOBAL	127	190	二次アームまで1,473．天井懸架：二次アームまで1,448
マニーZ	120	190	
ワイドレンジマイクロスコープ	130	200	1,090
カプスデンタルマイクロスコープ	60	140	1,300
OP-Dent			ポールから接眼レンズ先端まで1,075〜1,620 （光源部360，一次アーム440，二次アーム420，鏡筒部185）

手を放さなくてはならず，治療を中断せざるを得ない．フットスイッチと連動した電動式バリアブルフォーカスでは，中断することなく治療が可能であり，操作性が向上する．

4-記録様式

記録用装置はマイクロスコープ治療を行ううえで，術者，スタッフ，患者の三者が情報を共有するために必須のツールである．高性能なマイクロスコープがあっても，記録ができなければマイクロスコープを活用できているとはいいがたい．記録用装置は以前と比較し，デジタル化・高画質化・低価格化が進んでいる．記録用装置を選択するときに重要なのは，「記録用装置の種類」・「操作性への影響」・「価格」である．

記録用装置：記録用装置は内蔵型と外付け型に分けられ，外付け型にはCマウントビデオカメラをはじめいくつか選択肢がある．それぞれの特徴を**表5**に示す．

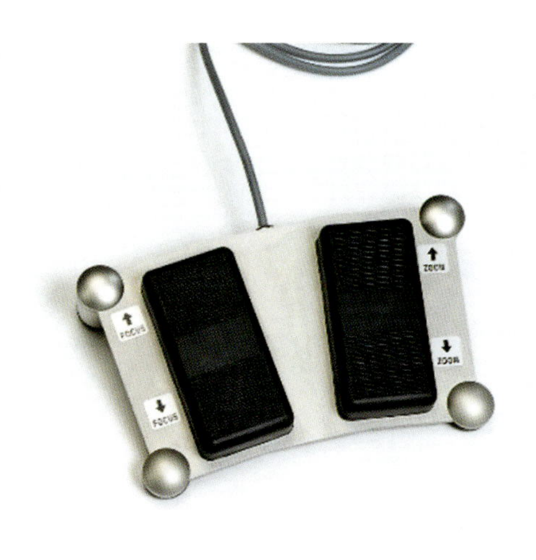

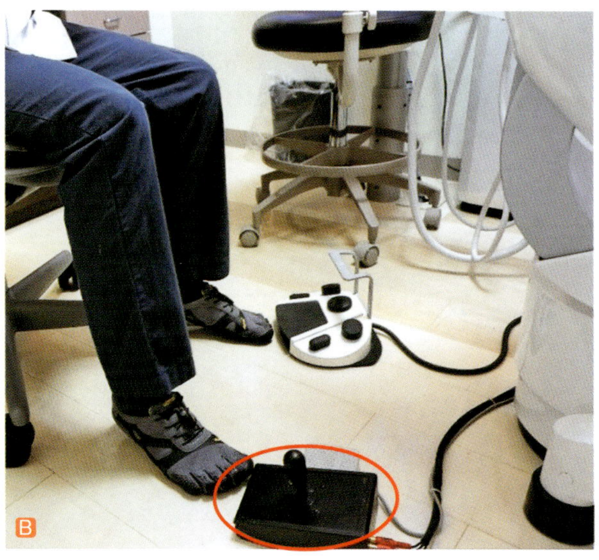

図3　通常のフットスイッチ（A）と，カスタムフットスイッチ（B）（三橋 純先生ご提供）
フットスイッチをジョイスティックに変更することで，足元の煩雑さを改善することも可能である．

表5　各種記録用装置の特徴

システム	動画	静止画	重さ	価格 （買い替え）	操作性への影響	アダプター
内蔵システム	◎	△～○ キャプチャー	◎	△ （×）	なし	なし
Cマウント ビデオカメラ	◎	△ キャプチャー	◎	△ （×）	小	あり
ビデオカメラ	◎	△～○	△～○	○ （○）	中～大	あり
コンパクト デジタルカメラ	△～○ 時間制限	△～○	○	◎ （◎）	中	あり
ミラーレス一眼	○ 時間制限※	○～◎	△～○	◎ （◎）	中～大	あり
デジタル一眼	○ 時間制限※	◎	×	○ （○）	大	あり
モバイルフォン用 アダプタ	○	○	◎	◎ （◎）	小 フットペダルで 操作可	なし

※最近では時間制限がない，または従来（30分）より長く録画できる機種もある．

機種によってカメラ・ビデオ両方が内蔵されているものがあるが，内蔵されているものでは画質が十分でない場合，外付けの撮影機器に頼らざるを得ない．

価格：価格は選択するシステムにより大幅に変化する．**表5**に示したように，一般的に内蔵システムやCマウントビデオカメラは高価格で，買い替え時に費用がかかる．また，新たな製品が出るのが遅い．一方外付け型の記録装置は，比較的低価格で買い替えやす

図4　左：十字線板，右：アウトライン板
レンズに装着し，観察像の中心や録画の際のずれをわかりやすくする．

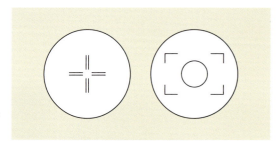

く，新たな製品への移行がスピーディーである．近年のデジタル技術の進歩は目を見張るものがあり，技術の進歩に合わせ，買い替えをしていくのであれば外付け記録装置の選択が望ましい．

また，撮影に際して気をつけなければいけないことは，接眼レンズを通して認識される範囲と，カメラが捕らえて記録する範囲に違いがあることである．これは記録装置や機種によっても異なる．マイクロスコープは機種により視野が異なり，記録装置も撮像範囲が異なるため，どの範囲が撮影できているのかは確認が必要である．マイクロスコープでみえる範囲を各倍率で紙にマークし，その後記録装置に写った範囲を同様に紙にマークすることで，どの範囲が記録されているかが確認できる．またオプションにより中心からずれないようにサポートする方法もある（**図4**）．

記録装置は大切だが，その保存方法も大切である．どの記録装置でもいえることだが，記録した動画や静止画が「どの患者」のもので，「どの治療のとき」のものなのか，すぐわかるように管理することが理想である．しかし，実際には，たとえばビデオカメラであれば，治療後，記録媒体であるSDカードなどを取り出し，患者ごとにファイルを作り，ハードディスクで保管するという作業を毎日繰り返さなければならない．これらのデータは膨大な量になるため，データ管理の簡易化が必要である．いくつかのシステムが患者ごとの管理を可能にしているので，**表6**に各種システムを紹介する．

5－価格

価格はマイクロスコープ本体をはじめとしてオプションの有無により大幅に値段が変わるものである．主として本体の価格差が大きいが，たとえば電動フォーカス・ズーム，電磁ロックなどがつくものは特に高額で，シンプルな構造のものは比較的価格が安い．同様の構造でも，レンズやアームの性能などにより価格は異なる．現在低価格帯～高価格帯まで，国内のマイクロスコープは以前に比べて選択肢が増えている．どのような機種を選ぶかは，術者の好みや，予算などが関係する．図に各社のオプションの有無を示す．機種を選ぶ際に，オプションとして，いくつかの機種しか採用していないものや，オンリーワンの機能も存在することから，どのような用途で用いたいか，**表7**を参考にして選んでいただきたい．

表6　動画記録システムの特徴

会社 システム名	必要なシステム	価格	複数台使用（追加費用）
カリーナシステム ADMENIC DVP2	DVP2	153万～ （DVP2本体＋タッチパネル＋記録装置） NASシステム　52万円 （本体を複数台使用する場合）	137万～（DVP本体＋タッチパネル） ×台数分 NASシステムを使用する場合 単体の記録装置不要
Carl Zeiss EXTARO300 内蔵ビデオカメラ iPad用アプリ	内蔵ビデオカメラ iPad用アプリ	内蔵カメラ　200万円 iPad用アプリは無料	Wi-Fiを切り替えることにより1台のiPadで可能，ただし同時使用不可 追加費用なし
Media MicroRecorder	Visual MAXⅢ MicroRecorder	120万（Visual MAXⅢ　サーバーソフト） 45万（Recording Server & Studio＋キャプチャデバイス）	20万（Recording Studio＋ キャプチャデバイス）
モリタ Video Maneger	Trinity Core Pro Video Maneger	64万（Trinity Core Pro DB設定料＋Trinity Core Pro　クライアントソフト料＋VideoManager＋外付HDD：NAS 2TB×2）	約19万（AV. io HDコンバーター・キャプチャーユニット＋市販PC）

会社 システム名	患者 管理	電子カルテ・説明用 ソフトとの連動	フット スイッチ	音声 入力	チャプタ ーの設定	キャプチ ャ機能	カット 編集機能	タッチ パネル	画像のズ ーム・回転	治療の 比較	お絵かき 機能	症例 検索
カリーナシステム ADMENIC DVP2	○	×	○	可	○	○	○	○	○	2	○	○
Carl Zeiss EXTARO300 内蔵ビデオカメラ iPad用アプリ	○	×	×	可	×	○	○	○	ズーム可 回転不可	×	○	○
Media MicroRecorder	○	電子カルテシステム With・Visual MAXⅢ と連動	○	可	○	○	対応予定	○	対応予定	2	○	○
モリタ Video Maneger	○	電子カルテシステム DOC-5・Trinity Core Proと連動	対応予定	可	×	○	対応予定	○	○	3	対応予定	○

6─まとめ

マイクロスコープは高額な診療機器であるため，どのような機種を選ぶかは重要である．同じ機種でもオプションによって操作性などを含め変わるため，自分のスタイルにあったものを選択する必要がある．本項がマイクロスコープ機種選択の一助となれば幸いである．

表7　各種マイクロスコープのオプションのまとめ

	機器	PROergo	pico	EXTARO	ライカ M320	Bright Vision	アレグラ 330	アレグラ 30	プリマ DNT NuVar	GLOBAL	マニー Z	ワイドレンジ マイクロ スコープ	カプスデンタル マイクロ スコープ	OP-Dent
光源関係	ハロゲン	○	○			○		○			○			
	キセノン光源	○	○											
	LED光源（青色）		○		○	○	○		○	○	○	○	○	○
	LED光源（3原色）			○										
	スポット				○									
フィルター等	オレンジフィルター	○	○	○	○	○	○	○	○	○	○	○	○	○
	グリーンフィルター	○	○	○		○	○	○	○	○		○		
	ブルーフィルター						○	○						
	LED調フィルター						○	○						
	紫外線保護フィルター						○	○						
	レーザーフィルター					○カバー				○				
	NoGlare Mode			○										
	True Light Mode			○										
絞り	記録へ反映	外付け	外付け	外付け	外付け	外付け						外付け		
	記録へ反映しない		内蔵	内蔵	内蔵	内蔵						内蔵		
アーム関係	MORA interface		○	○										
	MORA類似システム	○			○	○	○	○	○	○		○	○	
	電磁ロック	○					△							
	2台で使用				○					○				△
	バランスアーム	○				○						○		○
	ショートアーム				○									
	エクステンションアーム					○				○				
倍率	フォルダブル鏡筒	○	○	○										
	電動ズーム	○												
フォーカス	電動フォーカス	○					○							
	焦点変更距離（mm）	200～415	200～300	200～430	200～300	200～300	200～450		200～300	200～350		200～300	220～320	250～270
	オートフォーカス	○												
	フットスイッチ	○					○							
特殊鏡筒	フォルダブル鏡筒	○	○	○										
	ウルトラロー鏡筒				○									
	Kerrエクステンダー									○				
	双眼側視鏡ユニット	○	○※	○※	○※									
記録関係	内蔵システム		FHD・1CMOS	FHD・1COMS	○	1CCD FHD/1CCD						FHD・1CCD		
	アウトラインレティクル	○	○	○	○									
	ビームスプリッター（分光率）	8：2, 5：5	8：2, 5：5	8：2, 5：5	○	8：2	8：2	8：2	○	○		8：2	5：5	
	三眼式										○			

4 CBCTとマイクロスコープを用いたプレゼンテーション

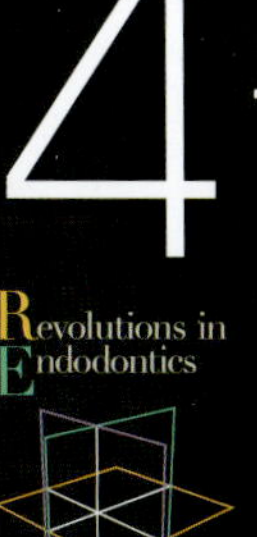

三橋　純

1 プレゼンテーションの必要性

現代の医療において，治療とプレゼンテーションは深い関係がある．治療自体を下支えしているのがプレゼンテーションである．

1) インフォームドコンセント

根管治療にCBCTとマイクロスコープを用いる意義は，第一義的には治療の質向上であるが，その治療を可能にするためには患者の同意が必要になる．健康保険内の診療であろうともインフォームドコンセントが必須であり，ましてや高価なCBCTとマイクロスコープを用いる医療は治療費を含めて患者の同意がなければ進めることができない．

2) リスク管理

プレゼンテーションにより患者が治療内容を理解するということは，治療の可能性はもちろんであるが，その限界も知ることになる．いかにCBCTとマイクロスコープを使いこなしても，治療が100パーセント成功するわけではない．これを患者が理解していないと，後々のトラブルの原因となってしまう．医院のリスク管理としてもプレゼンテーションの質を向上させることは重要なのである．

3) 新たな価値創造（図1）

患者が治療に対してもつ価値観は，「歯が白くなる」とか「歯の痛みがなくなる」とか「セラミックで処置できる」など自覚しやすいものがほとんどである．しかし，施術者としての価値感は「きちんとカリエスを除去する」「唾液のリークがないようにラバーダム防湿をする」「イスムスのデブリを除去する」など，患者が自覚できないものである．この差をプレゼンテーションにより埋めることができれば，患者にとって新しい価値を創造することになる．他医院と競争するのではなく，新たな価値を創り出すことにより医院経営も安定する．

4) プレゼンテーションは術者自身のためにも必要である

短時間であれ自らの治療を振り返ることにより，問題点を顕在化させ，新たな目標設定をすることにつながる．

2 マイクロスコープのプレゼンテーション

患者が対象となるプレゼンテーションなので，歯科医療者を対象とするそれに比べて格

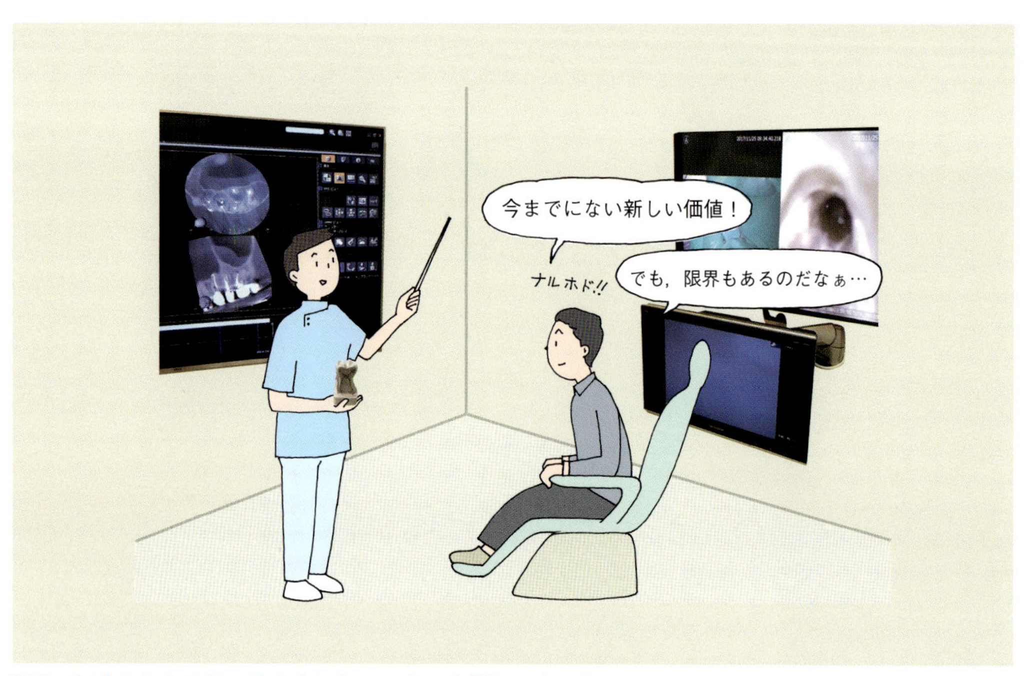

図1　知らないものは，その人にとってないと同じことである
その意義が患者に伝らなければ，CBCTとマイクロスコープを用いた治療も患者にとってはないものと同じで，今までの治療となんら変わらないことになる．CBCTとマイクロスコープは共に映像として治療の内容を伝えられる．これらの映像を駆使して患者のなかに「新しい価値」を生み出し，治療の価値を高めると同時にリスク管理にもつなげよう．

別の配慮が必要である．つまり，患者には解剖学的知識がないので，プレゼンテーションにおいては歯の構造などが立体的に把握しやすいように行う．

1）素材の質の確保

①画質（**図2**）

テレビ放送ですらハイビジョンで，さらに2K，4Kと高画質化しようという時代である．患者はハイビジョン以上の画質でなければ自然と「クオリティが低い」と判断してしまう．特に動画を静止させたときの画質の違いが大きくなる．少なくともハイビジョン以上の画質で撮影できる設備が必要である．また，ミラーの質も映像の質を大きく左右することになるので注意したい．

②画　角

モニタ上に再生される映像は2次元である．2次元の映像で歯の立体的な構造を理解してもらうためには一方向からだけでなく，さまざまな方向から撮影しておくことが重要である．コンベンショナルな根管治療において，根管を撮影する方向は，根管口方向からの映像に限定される．その制約のなかでも画角の異なる方向から撮影しておくことで，患者が立体的な位置関係を把握しやすくなる．また，みせたい部分が画面中央なるようにすることも重要である．モニタで確認するか，接眼レンズに一眼レフカメラのようなアウトラインを入れるオプションも有効である．

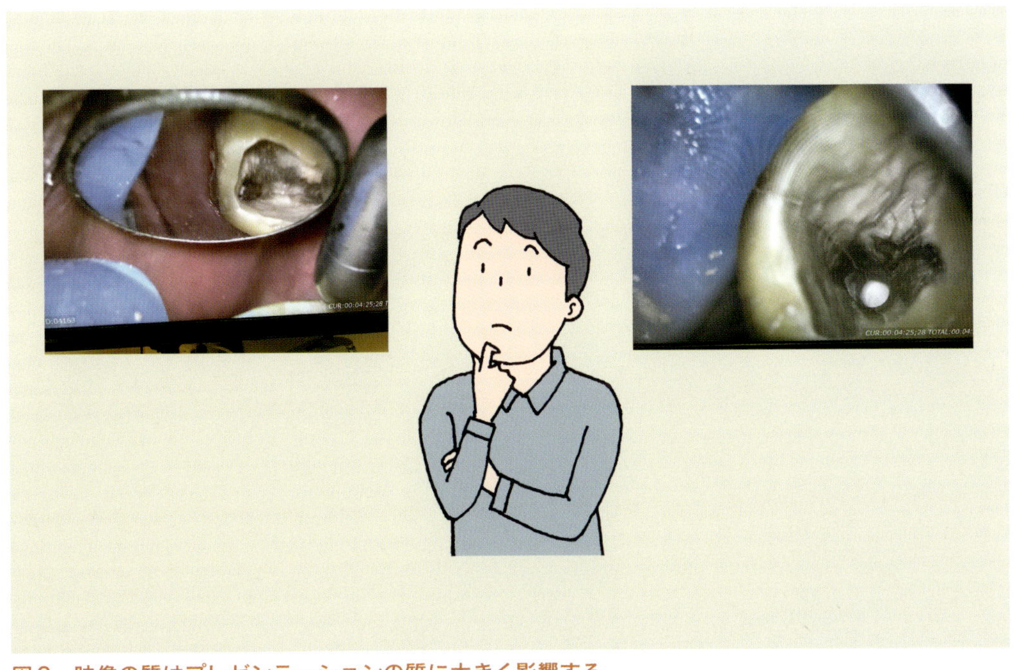

図2　映像の質はプレゼンテーションの質に大きく影響する
左右ともに同じ破折線を映しているが，左はボヤけており「破折している」ことが伝わりにくい．右は破折線もはっきりわかり，破折していることが的確に伝わる．少なくともハイビジョンカメラを使うことを薦める．また少し異なる角度から撮影した複数の映像をみせることで立体として理解しやすくなる．

③倍率

とかく我々は高倍率で撮影してしまうが，倍率が高すぎると，その病態は見やすくても立体的な位置関係が理解しにくい．まず低倍率で全体的な位置関係を把握できるように撮影してから，徐々に倍率を上げていくようにすると患者も理解しやすい（**図3**）．

2）補助的資料での活用

①解剖学的理解

マイクロスコープの映像は2次元であり，これを3次元として理解してもらうためには，模型やアニメーションソフトなどを補助的に使いながら説明することが重要である．

②治療の流れ

自分が受けている治療の流れを理解することで，患者の不安は少なくなる．模型やアニメーションソフトを使うことにより短時間で理解を深めてもらえる．

3）スムーズでポイントを押さえたプレゼンテーション

プレゼンテーションは限られた時間のなかで行うので，映像の再生は短時間で必要なポイントだけを自在に再生できることが重要である．再生のスタートポイントを探してしまうようでは，プレゼンテーションを聞く患者の集中力は下がってしまう．その点で，ビデオの再生機能では不十分である．少なくともパソコンでの再生か，録画プレゼンテーション専用機の使用を強く薦める．

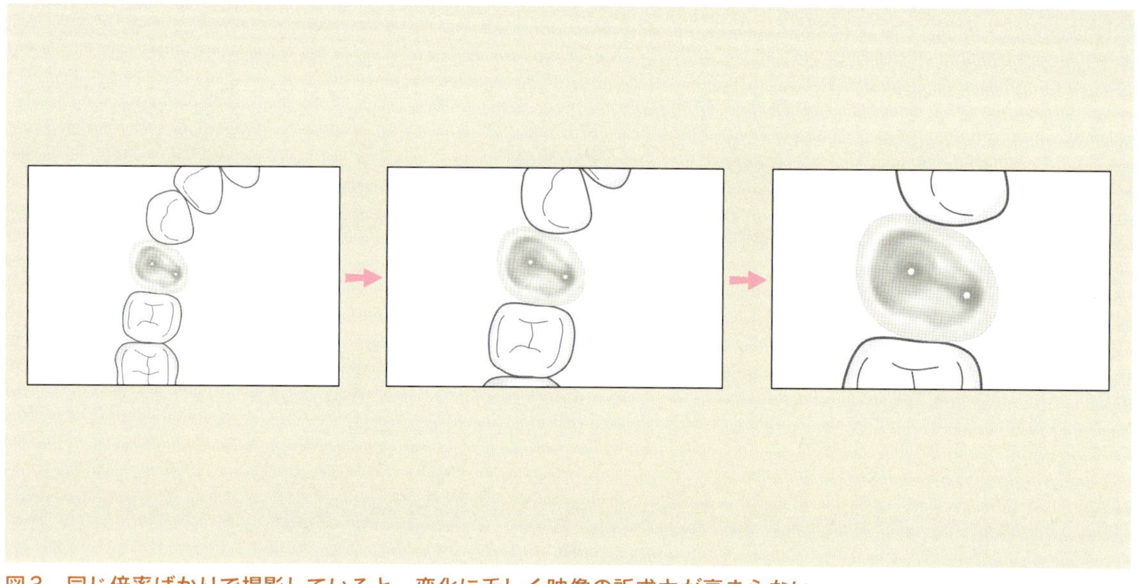

図３　同じ倍率ばかりで撮影していると，変化に乏しく映像の訴求力が高まらない
低倍率で全体像や位置関係を把握して貰ってから，徐々に倍率を上げることで注目すべき点が明確になる．またこうすることで，肉眼ではみえないものをマイクロスコープにより明視化で治療可能になることが理解できる．

3− CBCTのプレゼンテーション

撮影したCBCTデータのヒストグラムを適切に調整する．CBCTは患者にはVR（ボリュームレンダリング）法がわかりやすいかもしれないが，病態を正しく表すにはMPR法を用いることになる．しかし，MPR法の白黒のグラデーションの映像は一般患者にとっては見慣れないものであり，患者が理解するにはハードルが高い．ここでも，模型や抜去歯などを用いて患者の理解を助けながらプレゼンテーションを行う．特に，前額断，水平断，矢状断の断層方向を理解して貰うためには模型やアニメーションは非常に役立つ（**図４**）．

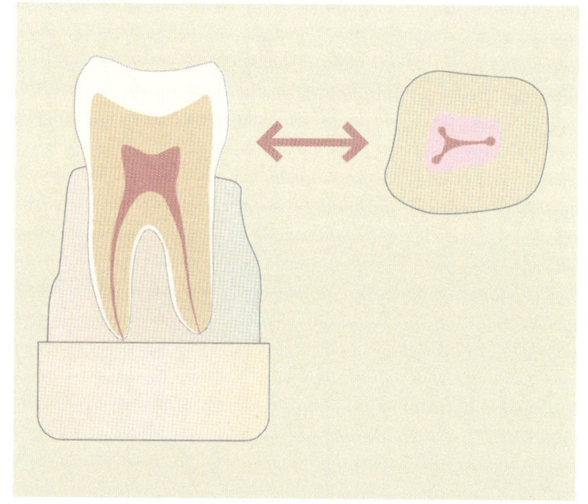

図４　根管治療でのマイクロスコープの映像は歯冠方向からに限定される
我々は解剖学的知識があるので歯冠方向からの映像だけでも治療部位を立体的に理解できる．しかし解剖学的知識のない患者は一方向からの治療映像だけでは立体的な位置関係を理解できない．これを補うために，模型や人工歯が役立つ．
模型でどの部分を映しているのかを示しながら映像を解説することで，患者の理解が深まる．

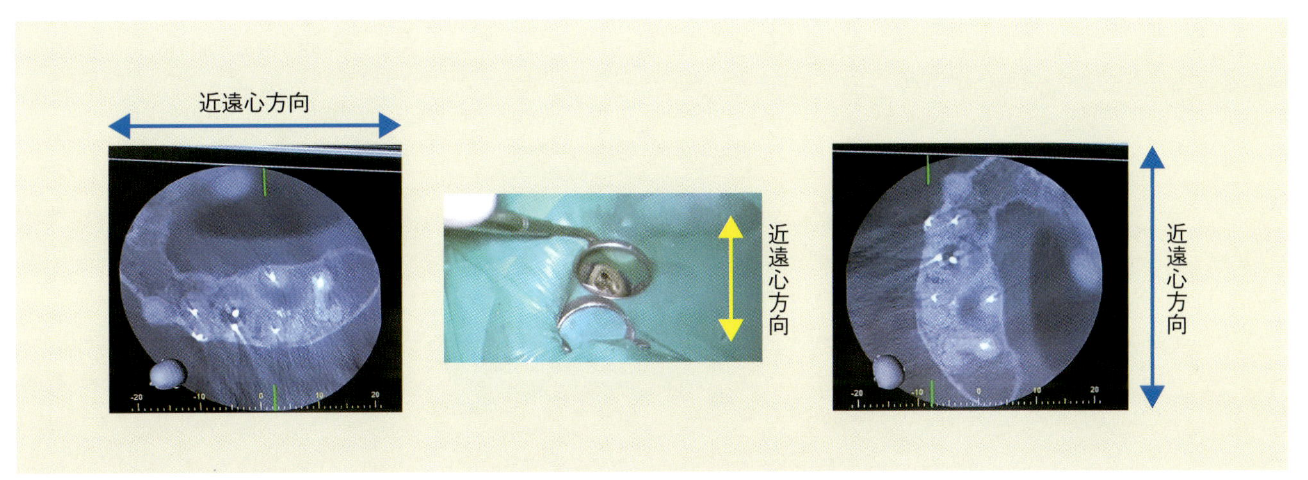

図5　CBCTのMPR法画像とマイクロスコープ映像を併用して患者の理解を高める
この場合に問題になるのが水平断の方向である．通常の水平断は近遠心方向が画像の左右方向になっている（左）．ところが，12時の方向からミラーを使い撮影したマイクロスコープ映像の近遠心方向は上下方向になっている（中）．我々歯科医師は頭のなかで方向を合わせ直しているが，患者には難しい．そこで，CBCTの水平断のみ90度回転させてマイクロスコープ映像と方向を合わせておく（右）．下顎の場合は上下の反転も必要になる（例：i-VIEW，モリタ製作所）．

4─ CBCTとマイクロスコープを用いたプレゼンテーションの要点

1）モニタの配置

根管治療において，CBCTやデンタルX線などの画像とマイクロスコープの映像，そして模型やアニメーションソフトを組み合わせてプレゼンテーションすることで，その効果が飛躍的に向上する．そのためには，X線画像とマイクロスコープの映像を並べてプレゼンテーションできる環境を整えることが重要である（図1，5）．

2）新たな価値基準の創造

プレゼンテーションにおいて，最も大切なのは言葉である．治療の説明をするだけにならないように，前述のように「新しい価値」が創造されるように言葉で説明することが非常に重要である．この価値は患者によって作られることはなく，唯一我々によって創造されるものだからである．そのためには，①問題点を明確にすること，②治療目標と拘り・注意点を示すこと，③実際の治療をみせること，の3点に留意しながらプレゼンテーションを組み立てること．色調や材質の違いによる価値ではなく，我々歯科医師の拘りや注意していることを映像，CBCTとともに言葉として伝えることで新しい価値基準が患者のなかに生まれるのである．

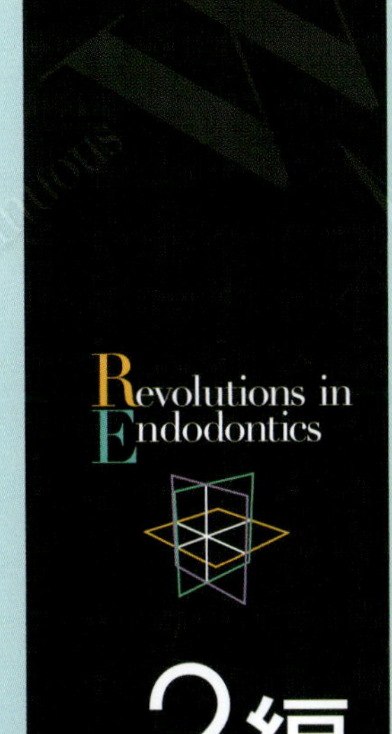

2編 CBCTとマイクロスコープを用いた非外科的歯内療法

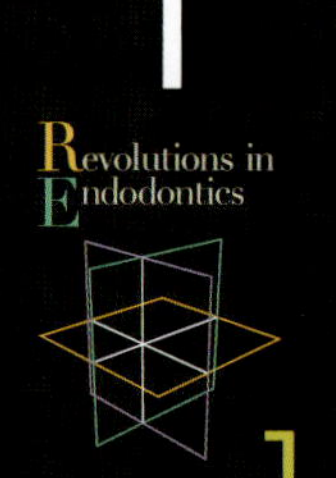

1 破折ファイル除去とその後の根管探索への応用

寺内　吉継

1 CBCTの歯内療法応用

根管治療の偶発症で厄介なことの一つに，器具破折がある．器具が根管内で破折してしまうと，その後の根管形成・清掃・充填を終了することができなくなるため，治療予後は不透明なものになってしまう．近年のロータリーファイルを使用した場合の器具破折率は器具の材質や使い方により0.9%から5.1%の幅がある[1)]．術前に病変を伴い歯に器具破折が存在する場合には，器具を除去しなかった場合の予後は有意に悪化するとされる[2)]．このようなケースで感染を除去するために器具を除去することは重要であるが，根管治療の理想的なゴールは根尖歯周炎を治癒させて長期的に歯の健康を維持させることである．このためには，破折器具の除去中には穿孔や無駄な歯質切削をしないように最小の侵襲度(MI)で処置を進めることが重要である[3)]．MIでの器具の除去ができれば，将来的に歯根破折につながらないように歯の強度を維持することができる．そこで必要最小限の切削により破折器具を除去するには，破折器具の周辺の状態を把握するためにCBCTを参照することが必須である．歯内療法におけるCBCTの活用は，おもに根尖歯周組織の病変の診断，根管の発見，外部・内部吸収，歯根破折の発見などが主である[4)]．しかし，近年では破折器具を除去する場合に根管壁の厚みを測定して，器具除去の過程で根管壁切削量を予測するのにCBCTが用いられるようになった[5)]．そして，その信頼性も有意に高いことが報告されている[6)]．また，CBCTからの破折器具除去に関する情報として，根管壁の厚みを測定できること以外に，破折器具の位置，破折器具の長さ，破折器具が存在する根管の湾曲度，根管の位置，破折器具がある根管の内湾側の位置を事前に把握することができる．そして，これらの術前情報により予知性をもって最小限の侵襲で器具を除去することが可能となる．

CBCTはX線写真と異なり，3次元的な歯の構造や歯周組織，そしてそれらを囲む顎顔面領域を精密に診査することができるため，歯内療法専門医の間では必須なものになった[7)]．CBCTは医科用CTと異なり，CT画像の構成単位であるVoxelが正立方体(等辺性)なので寸法測定精度は非常に正確であり，Voxelサイズも0.4 mmから0.075 mmまであるので細い根管でも歯根膜腔でも鮮明に捕らえることができる．このため，CBCTはレッジ根管や穿孔，破折器具が存在する歯の複雑な歯内療法において恩恵が大きい[7)]．しかし，CBCTにはいくつかの欠点が存在するので，欠点をなるべく打ち消すように設定して撮影し，撮影画像も欠点を考慮して診査診断しなければならない．CBCTの欠点で最もよくみられるのがメタルアーチファクトである．メタルアーチファクトは撮影するCTの被写体内に金属などのX線吸収係数の非常に高い物質が存在すると，そこを透過したX線の受信値が不正確になるため，投影画像データが不完全となってしまうことである．こ

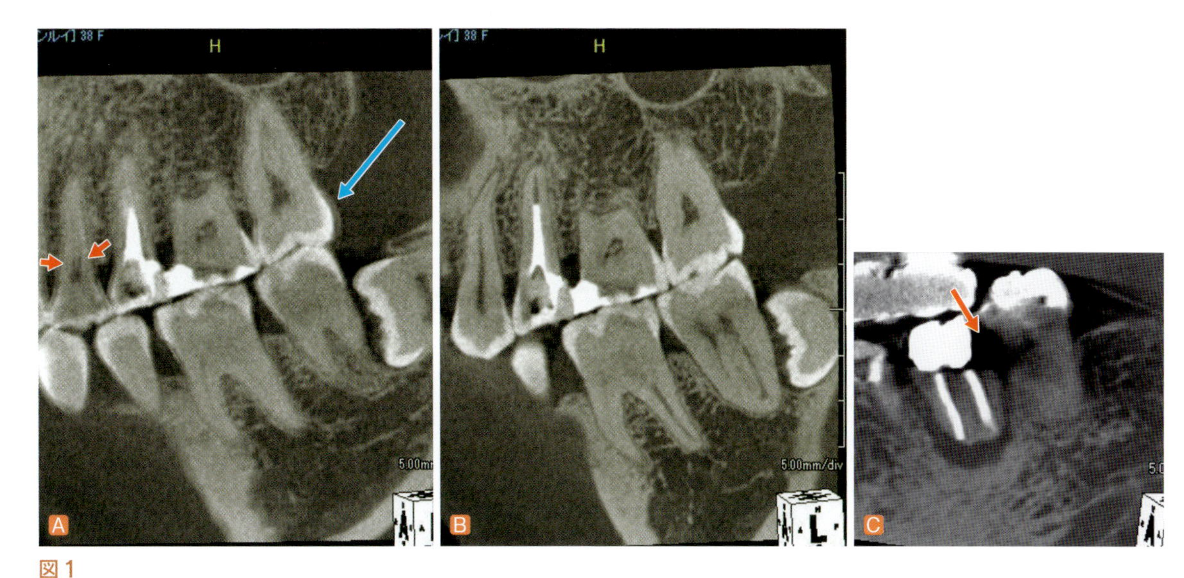

図1
A モーショナルアーチファクトを受けたCBCT画像．CBCT撮影中に患者が動いたために画像がぶれていて根管が2本（赤矢印）にみえ輪郭も二重にみえる（青矢印）．B モーショナルアーチファクトの影響を受けなかったCBCT画像．輪郭がシャープになり，根管数も正確にみえる．C ビームハードニング現象により陰影が強く出たCBCT画像（矢印）．

のためX線不透過性の高い物質の近くの画像をみる場合は，虚像を考慮して診査しなければならない．また，撮影中に患者が動いてしまったことによるモーショナルアーチファクトがある．これが起こると，X線の受信値が不正確になるので対象物画像の輪郭がぶれて二重，三重になり根管が複数存在しているように画像化されてしまう（**図1A，B**）．再度撮影する際には患者の協力を得なければならない．次にCBCTの画像特性として現れる欠点に，ビームハードニングがある．CBCTのX線管球から放出されるX線には，さまざまな波長のものが含まれ，X線が物質を透過する際，波長の長い（エネルギーの低い）ものがより多く吸収されるので，物質を通過していくに従いだんだんとX線波長は短くなっていく．つまり，この現象によりX線の線質はハードニング（硬化）していくので，X線吸収率が低い物質中にX線吸収率が高い物質が混在する場合では，撮影方向によりX線透過性（エネルギーの高低）が大幅に異なってきて陰影が大きく強調され画像化される．たとえば，X線不透過物が根管内や周辺にあった場合，X線照射方向によりX線吸収率が高い場所を通過したX線は陰影が強調され，画像上では実際よりも黒くなって表現されるので，診査する際にはビームハードニングを考慮する必要がある（**図1C**）．このように診査したい場所周囲にX線不透過物が存在すると，正確にCBCT画像で診断することは困難になる．特に，破折器具が存在するか否かを画像診断する場合に根管充填材が重なっていると，X線写真と違いビームハードニング現象によりCBCT画像では見分けがつきにくくなる[7,8]．一方で，細い破折器具が根管内にあるとX線写真では鮮明にはみえないが，CBCTでは不透過像は強調されるため鮮明にみえて発見されやすくなる（**図2**）．しかし，CBCTで発見できなかった破折器具がX線写真で特定できる可能性は90％以上であると報告されている[8]．X線写真と比べて，CBCTは不透過物が含まれている場合，有意に多くのメタルアーチファクトが発生し，根管充填材と破折器具の区別がつきにくく診断しに

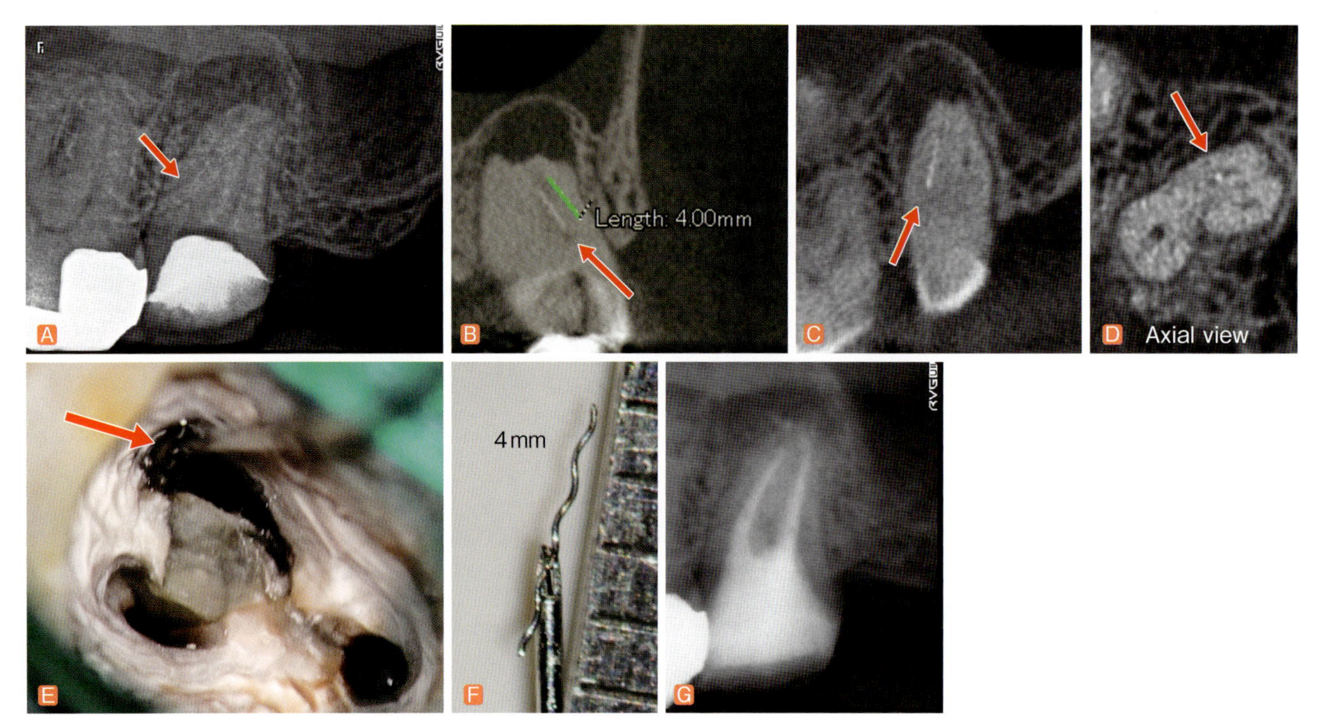

図2　X線で捉えられない破折器具をCBCTで捉えた画像

A 術前のX線写真．破折器具の存在は不鮮明である（矢印）．B CBCT歯列横断像からは明瞭にMB根管内にファイル様の不透過像を認める（矢印）．C CBCT歯列平行断像からもMB根管内にファイル様の不透過像を認める（矢印）．D CBCTの水平断像からもMB根管内にファイル様の不透過像を認める（矢印）．E 破折器具をMB根管よりループで除去したところ．F 除去した破折器具．G 根管充塡後のX線写真．

くくなる[9-11]．また，CBCTの機種やVoxelサイズの設定によっても画像上にでるアーチファクトの程度に違いがでることが報告されている．同一症例を同一CBCTで撮影しても，設定方法の差によりCBCT画像は異なってくるということになる．このことより，破折器具の存在を診査診断する場合は，通常のX線写真の撮影も必要である．それをもとに破折器具の存在を確認し，CBCT画像で診査して器具除去の必要性を検討する．そして除去する場合には，CBCT画像を参考に治療計画を立てることができる．

歯内療法でCBCTを応用することは，上記にあげたさまざまな利点があるほかに，マイクロスコープとの相性が大変によく，治療時間の短縮化に貢献してくれる．特に根管治療中ではCBCTの水平断像はマイクロスコープからみた根管内の画像と同じものであり（**図3**），さらには，その位置よりも根尖側の状態がCBCTより把握できるため，未処置の根管や穿孔部の発見などが容易になる．

2－ なぜ破折器具除去にCBCTが必要か

破折器具の除去を，予知性を伴って行うためにはCBCTは必須である．第一に，破折器具を除去する必要性について診査しなければならない．根管内に破折器具が存在しても，根尖病変がなければ治療の必要性はない．根尖病変の有無は，CBCTのほうがX線写真よりも有意に示される．

CBCTで破折器具の位置を特定する場合は，X線写真と比べて三次元的な位置情報が正

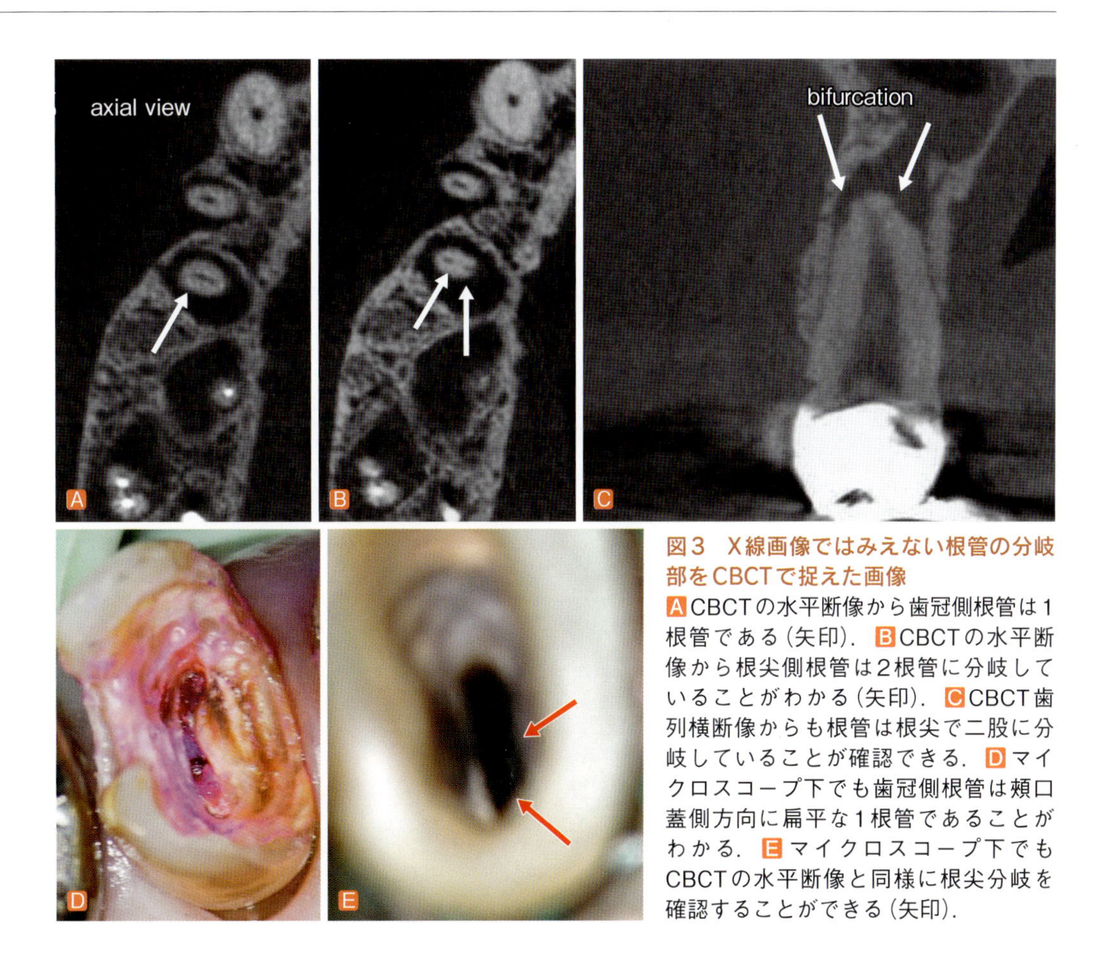

図3　X線画像ではみえない根管の分岐部をCBCTで捉えた画像
A CBCTの水平断像から歯冠側根管は1根管である（矢印）．B CBCTの水平断像から根尖側根管は2根管に分岐していることがわかる（矢印）．C CBCT歯列横断像からも根管は根尖で二股に分岐していることが確認できる．D マイクロスコープ下でも歯冠側根管は頬口蓋側方向に扁平な1根管であることがわかる．E マイクロスコープ下でもCBCTの水平断像と同様に根尖分岐を確認することができる（矢印）．

確に得られるので圧倒的に有利である．術前に正確に破折器具の位置情報を把握していれば，複数の根管が存在するなかで根管内破折器具を探す場合に，無駄な根管切削や時間の浪費がないので即座に破折器具除去のための根管形成を開始できる．

CBCTの寸法測定精度は高いので，破折器具の長さを正確に測定して適切な除去方法を選択することができる[12]．つまり，破折器具の長さが4.5mm以上の場合は超音波振動だけでは除去できない可能性が高くなるので，ループを使用することが推奨される．また，破折器具のある根管の湾曲度が31度以上で破折器具長さが3.1mm〜4.4mmの間にある場合も，超音波振動だけでは除去できない可能性が高くなるので，ループ除去が推奨される．破折器具の長さが3.1mm未満であれば，湾曲度が何度でも超音波振動により破折器具を除去することができる．このため，CBCTで破折器具の長さと根管湾曲度を正確に測定することは，無駄な切削や無駄な時間をセーブできるので重要である．

湾曲根管内にある破折器具の除去の際には，内湾側の根管壁を切削することで破折器具を根管壁から緩めることができる．このためには内湾側の位置を特定しなければならないが，CBCTを参照すれば即座に内湾側の位置を特定することができる．X線写真だけでは頬舌方向の湾曲を捉えるのは困難であるため，内湾側の根管壁だと思ってと切削した結果，逆に破折器具を根尖方向に押し込んでしまうこともある．

また，形成する溝の深さは破折器具の長さの約1/3程度あれば緩めることができる．一般的な破折器具は，破折器具自体の長さを三等分すると末端1/3が根管壁に挟まりその部分が周期疲労またはねじれ疲労破折を起こすことが多い．さらには器具にかかる負荷も末端部1/3に集中していることから，破折器具の長さの1/3の深さの溝を内湾側に形成させることで緩むことが多い．このため，破折器具の長さをあらかじめCBCTで測定しておくことで，形成する溝の目標深度も把握することができる．

破折器具除去用の根管形成で，実際に根管壁が薄くなっているのに気づかずに切削中に穿孔を起こすこともある．術前にCBCTで根管壁の厚みを調べておけば，穿孔や湾曲根管外湾側のレッジ形成を防ぐことができる．

さらに破折器具のある根管断面形態が扁平や円形なのかを調べることで，元々ある隙間を利用して根管壁切削量を最小限に抑えることができる．またイスムスの存在なども確認できるので，破折器具除去後に歯髄壊死した残存組織を排除する場合の目安となる．

3− 破折器具除去に使用する器材

象牙質切削量を最小限に抑えて破折器具を除去するシステムで推奨できるのは，Terauchi File Retrieval Kit（TFRK, Dental Engineering Laboratories, 米国）（**図4**）である．マセランキットやCPR超音波チップによる破折器具の除去法と比較すると，このシステムを用いた場合は有意に切削量や除去時間が少なかったことが報告されている[13]．TFRKにはガッタパーチャ根管充填材や壊死歯髄を除去するための手用器具Gutta-Percha Removal（GPR）hand instrument，みえない破折器具は勿論のこと，レッジや湾曲根管を探索するための手用器具Micro Explorer（ME），破折器具までの根管拡大用に使う#3 Modified Gates Glidden bur（#3MGG：先端径0.45mm, 最大径0.9mm ），中空状になっ

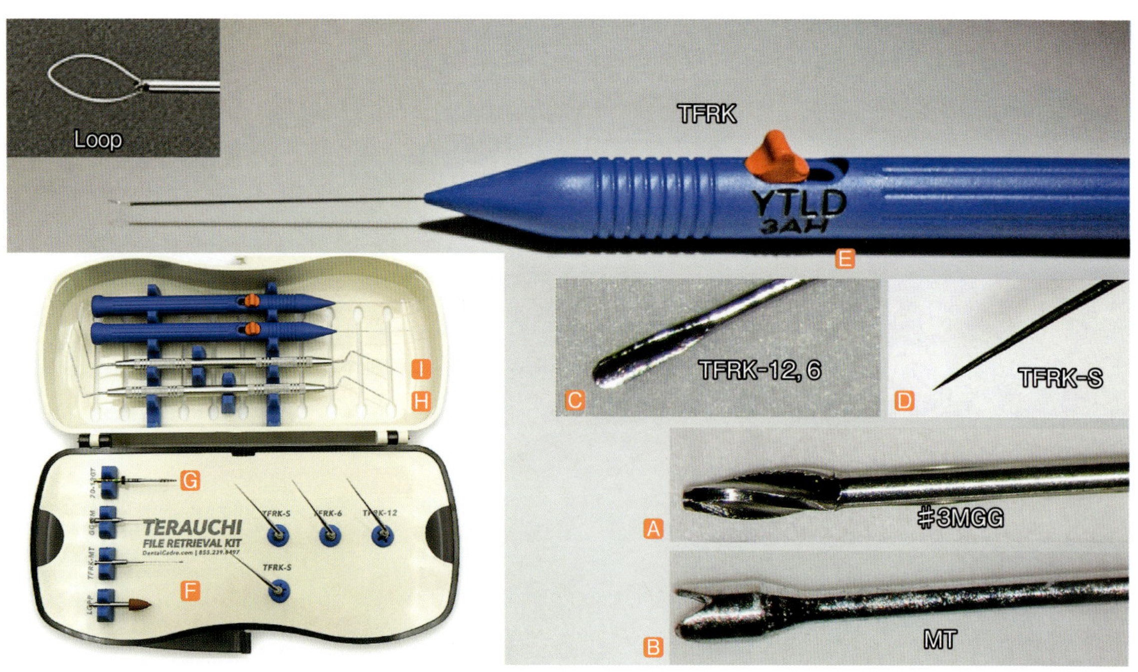

図4 TFRK破折器具除去キット
A #3 modified Gates Glidden bur（#3MGGバー）．B Micro-Trephine Bur（MTバー）．C TFRK-12/6超音波チップ．D TFRK-S超音波チップ．E Yoshi Loop．F Metal Polishing Bur．G #70/.12 GT file．H Gutta-Percha Removal（GPR）手用器具．I Micro Explorer（ME）手用器具．

ていて破折器具頭部を露出させるために使うMicro-Trephine Bur（MT：内径0.45mm，外形0.6 mm，深さ1mm），湾曲度が15度以上の根管で拡大用に使う#70/.12 GTファイル，破折器具の周囲根管壁に1/4円の溝を切削するスプーン状の超音波チップ（スプーンの凹みが12時の方向を向いているTFRK-12，6時の方向を向いているTFRK-6），1/4円に掘った溝を1/2円の溝に広げたり細い隙間を切削したりするために細い槍状の超音波チップ（TFRK-S），超音波チップ先端を研磨して尖らせるためのバー（シリコンポイントバー），そして4.5mm以上の破折器具など超音波では除去できない破折器具をループで取り除く装置Yoshi Loopが含まれる．

4－破折器具除去のテクニック

TFRKを使った破折器具除去では，「形成」と「除去」の2段階に分けて処置を進めていくことが重要である．まずは破折器具までみやすくするために根管拡大を行う．破折器具のある根管湾曲度をCTで測定して，15度以内（CBCTで確認）であれば#3MGGを1000 RPMで破折器具まで0.9mm径に根管拡大する．続いて，MTバーを600 RPMで逆回転して破折器具の頭部を露出させる．逆回転させることで，根管壁にねじ込まれた破折器具を緩ませる効果もある（**図5**）．15度以上であればレッジ形成する可能性があるので，柔軟性のあるニッケルチタン製ロータリーファイル（#70GT：300RPM）を使い拡大する．この場合のファイルは，破折器具頭部の径よりも0.15mm（3サイズ）太いものであればどれを使っても十分なスペースが確保できるので結果は同じである．「超音波形成」では破折器具がみえないと形成できないので，根管内を乾燥状態にして直線根管ならCTで測定した根管壁厚の厚みのある側の根管壁，湾曲根管ならCTで調べた「内湾側」根管壁と破折器具の間に薄い隙間を形成する．一般的に破折器具の歯冠側1/3は根管壁に食い込んでいて根尖側は根管壁から離れている．したがって，この破折器具歯冠側1/3の内湾側根管壁に180度の扇状の隙間をつくることで破折器具を根管壁から剝がすことができる（**図6**）．湾曲根管内にある破折器具に対して内湾側から超音波振動を与えると，破折器具はベクトル

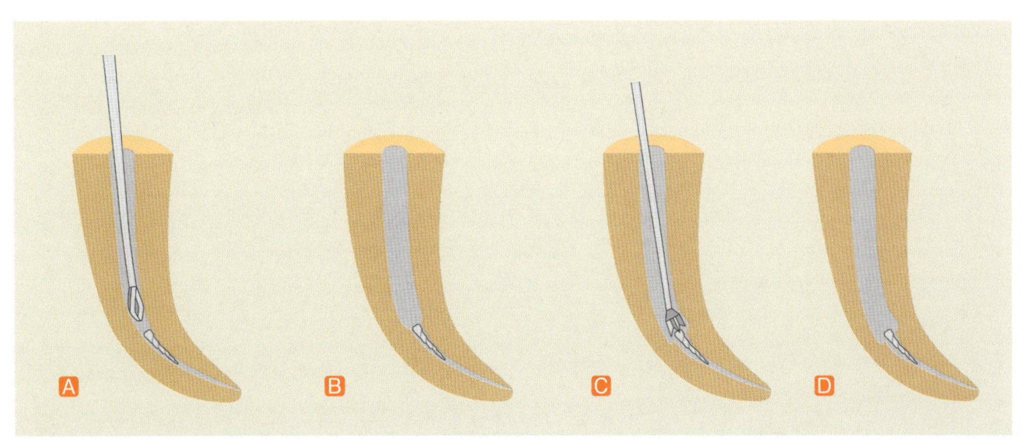

図5　#3MGGバーとMTバーの役割
A #3MGGバーで破折器具まで0.9mm径に根管拡大．B 破折器具まで先端部は0.45mmで最大径は0.9mmに拡大される．C MTバーで破折器具の頭部周囲を1mmの深度で切削する．D 破折器具の頭部が1mm露出された．

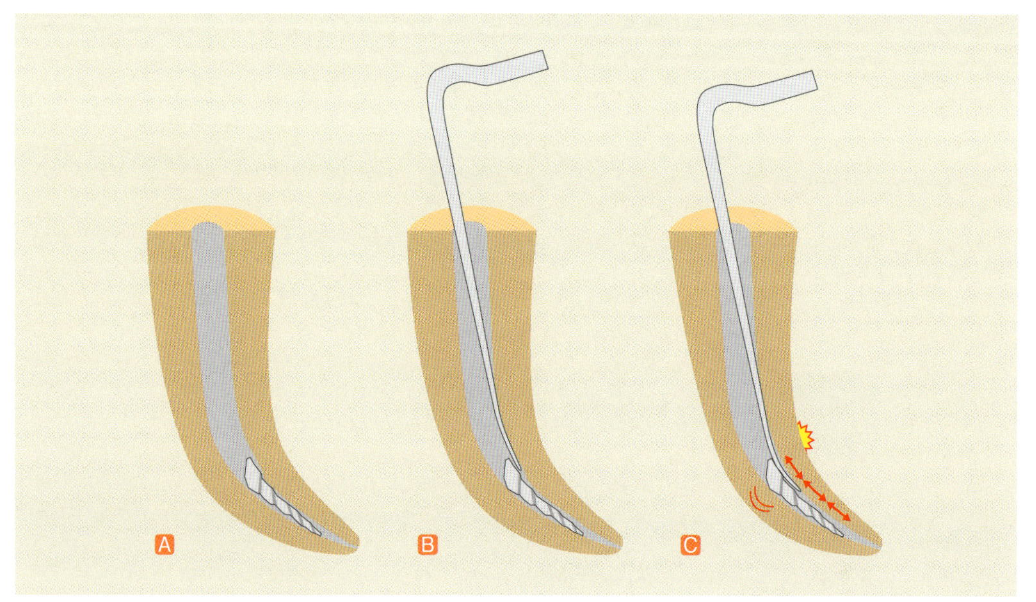

図6　超音波チップによる形成
A 根管拡大後の湾曲根管内破折器具．B 内湾側にTFRK-12/6およびTFRK-S超音波チップを使い180度の扇状の隙間を形成する．C 隙間の深さは破折器具の長さの1/3程度を形成すると破折器具を緩ませることができる．

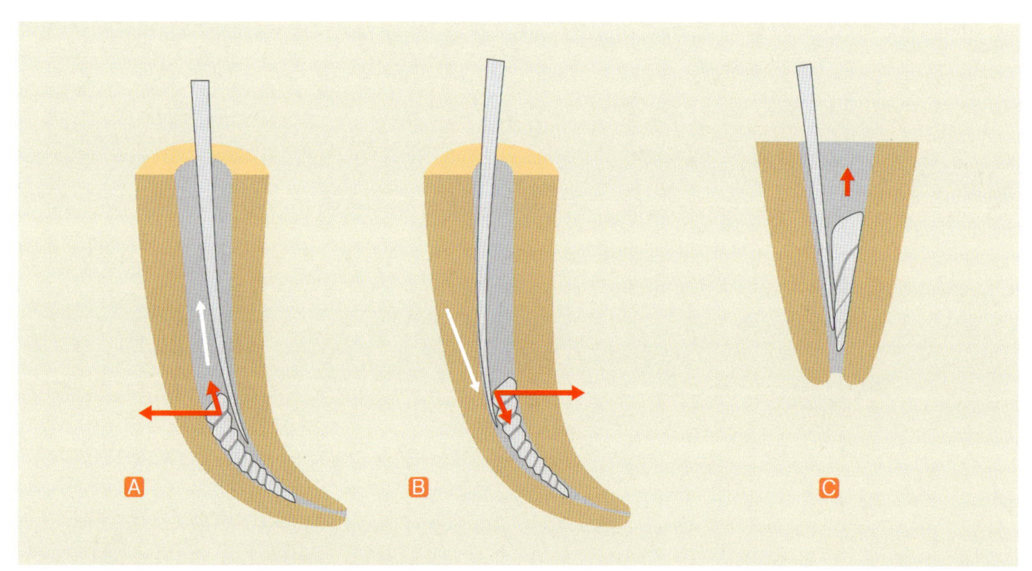

図7　内湾側にスペースを形成する理由
A 湾曲根管内湾側から破折器具に超音波振動を与えると歯冠側方向に押される．B 湾曲根管外湾側から破折器具に超音波振動を与えると根尖側方向に押される．C テーパーの大きいファイルの先端方向から超音波振動を与えると歯冠側方向に移動しやすい．

の方向から歯冠側へ押されるが（**図7A**），外湾側方向から超音波振動を与えると根尖方向に押されるので外湾側に溝を形成することは禁忌である（**図7B**）．破折器具の長さが短いほど食い込んでいる長さも短くなるため，除去時間は短縮される．また，テーパーが大きなファイルほど内湾側からの超音波振動で歯冠側方向に動きやすい傾向にある（**図7C**）．

形成で最初に使う超音波チップはTFRK-12（TFRK-6）である．スプーン状の凹みを破

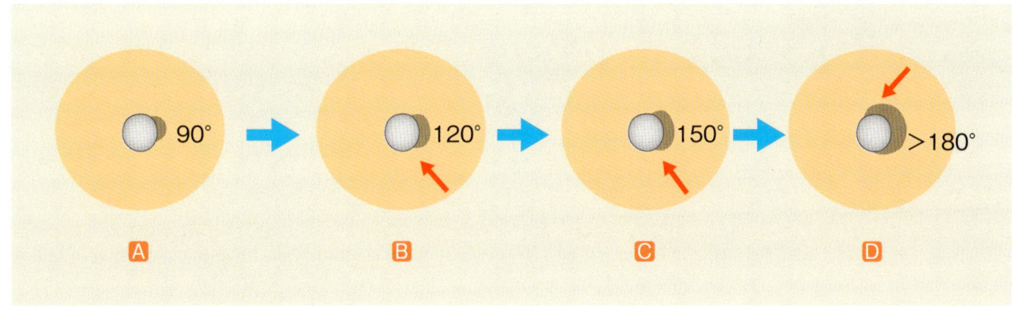

図8　内湾側スペース形成の広さ

A TFRK-12/6超音波チップで破折器具の内湾側に1/4円の溝を形成する．B〜D TFRK-S超音波チップで溝を90度から180度以上になるように水平に広げる．

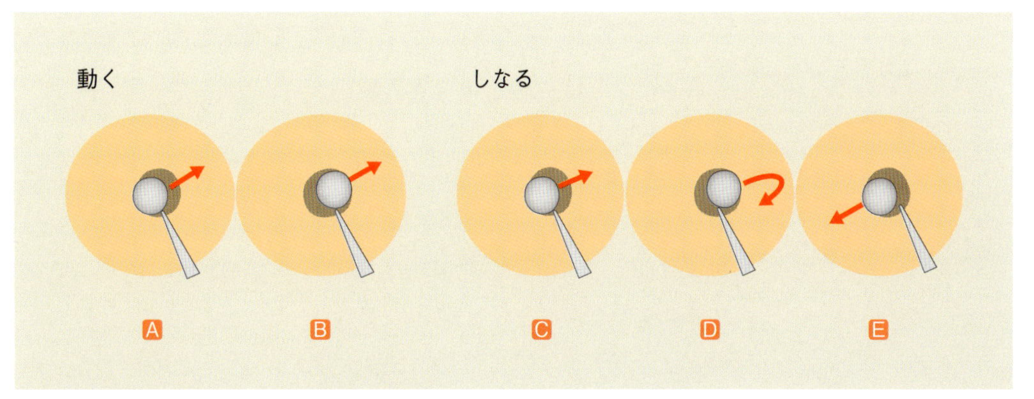

図9　破折器具の「動く」と「しなる」の違い

A 超音波振動を与える．B 超音波振動により破折器具は右側に移動し，もとの位置には戻ってこない．C 超音波振動を与える．D 超音波振動により破折器具はしなり動いたようにみえる．E 破折器具は超音波振動を止めるともとの位置に戻ってしまう．

折器具に向けて根管壁を切削し，溝の深さが破折器具の長さの1/3程になるようにして，上からみたときに1/4円の溝が掘れたらTFRK-Sに交換し，溝を1/2円にする（**図8**）．もし破折器具が緩まなければ内湾側の溝が180度以上になっていることを確認し，溝を全体的に根尖方向にTFRK-S超音波チップで深くしていく．超音波形成では，超音波振動により破折器具が揺れるのを確認できたら，破折器具の除去操作に移行する．また，破折器具が「揺れる（動く）」のが認められれば形成は終了であるが，「しなっている」場合は形成が十分ではないため，引き続き形成深度を増加させなければならない．ここで，破折器具が「揺れる」とは，超音波振動により位置が移動して超音波振動を止めたあとにもとの位置に戻らないことであり（**図9A，B**），「しなる」とは，もとの位置に戻ることである（**図9C，D，E**）．この違いを区別することは，破折器具の除去を成功に導くためには大変に重要なステップである．形成深度が破折器具の1/3を超えても揺れてこない場合は，DG-16で一度破折器具を揺らしてみると意外と揺れてくることがある．超音波振動強度は切削できる最小レベルに抑えておくことで，発熱や二次破折を予防することができる（理想的には20目盛り中で1〜3強度レベル）．

5– 破折器具の除去法

破折器具が根管形成で超音波振動により「揺れる」のが確認できたら「除去」操作に移る．まず根管内にEDTA溶液を注入し，超音波振動によるキャビテーションとアコースティックストリームを利用して除去を試みる（**図10A**）．水よりも，EDTA溶液のほうが切削片を吸収して流れがよいからである．水中で超音波振動を与えると温度上昇の抑制などさまざまなメリットを活かせるが，破折器具をみることができなくなる．したがって，みなくてもわかるように，あらかじめ根管壁に沿って手探りでも形成した溝のなかに超音波チップを挿入できるようにしておかなければならない．そして，根管内をEDTA溶液で満たし，形成した溝内で超音波振動を与える（**図10B**）．ここでは振動による破折器具を歯冠側に移動させることが目的なので，形成したスペース内で細かく超音波チップを上下動すると，液体内に陽陰圧が加わり移動させやすくなる（**図10C**）．なお，超音波振動強度は「キーン」という音が発生する最小レベルで連続振動を試みる．超音波除去時の注意点は，破折器具の頭部を超音波チップで叩かないことである．破折器具頭部や外湾側からたたくと破折器具は根尖方向へ移動してしまう．適切に超音波振動を形成した溝のなかで発生できているならば，数秒から10秒以内で破折器具は根管内から飛び出てくるはずである（**図10D**）．もし超音波振動後10秒以上経過しても破折器具の除去が完了できない場合は，超音波チップと根管壁との間のスペースが破折器具径よりも小さいのか（**図11A～C**），超音波チップで破折器具の頭を叩いているか（**図11D**），破折器具が3.1～4.4mmで根管湾曲度が31度以上の場合である．超音波チップの径が大きいかどうかを調べる方法は，根管内を乾燥させた状態で超音波チップを溝に挿入して破折器具の断面が顕微鏡下からすべてみえれば器具を除去するのに十分なスペースがあり，一部しかみえない場合はス

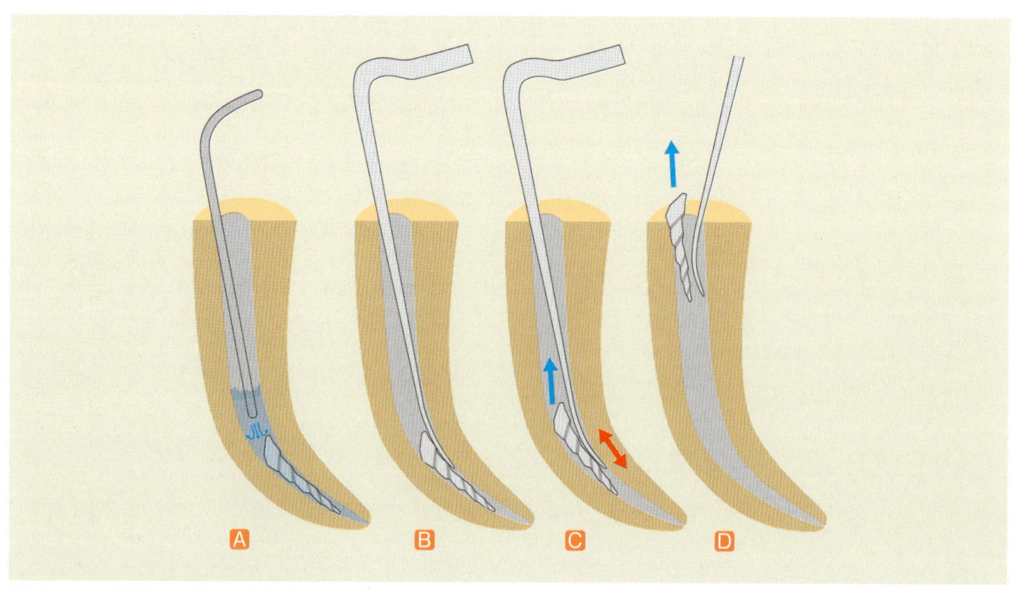

図10　破折器具の超音波除去
A根管形成完了後は根管内にEDTA溶液を注入する．B形成した溝のなかに超音波チップを挿入する．C溝内の範囲で超音波チップを上下動させながら超音波振動を与える．D破折器具は超音波振動により根管内から飛び出てくる．

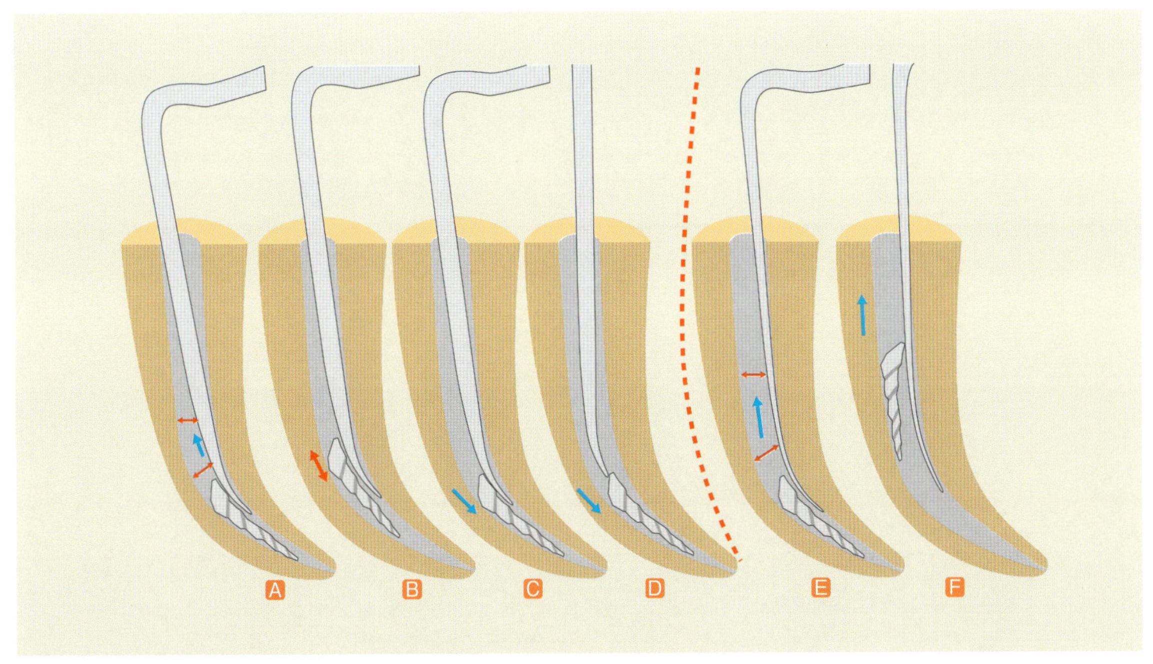

図11　破折器具が超音波で除去できる場合とできない場合の相違点
A 超音波チップと根管壁との間の径は破折器具の径よりも小さい．B 破折器具は超音波振動により歯冠側方向に飛び出し超音波チップにあたる．C そして超音波チップを通り抜けるスペースがないために跳ね返されてもとの位置に戻される．D 破折器具の頭を超音波チップで叩くと根尖方向に押し戻されてしまう．E 超音波チップと根管壁との間の径は破折器具の径よりも大きい．F 超音波振動により破折器具は超音波チップの横を通り抜けることができる．

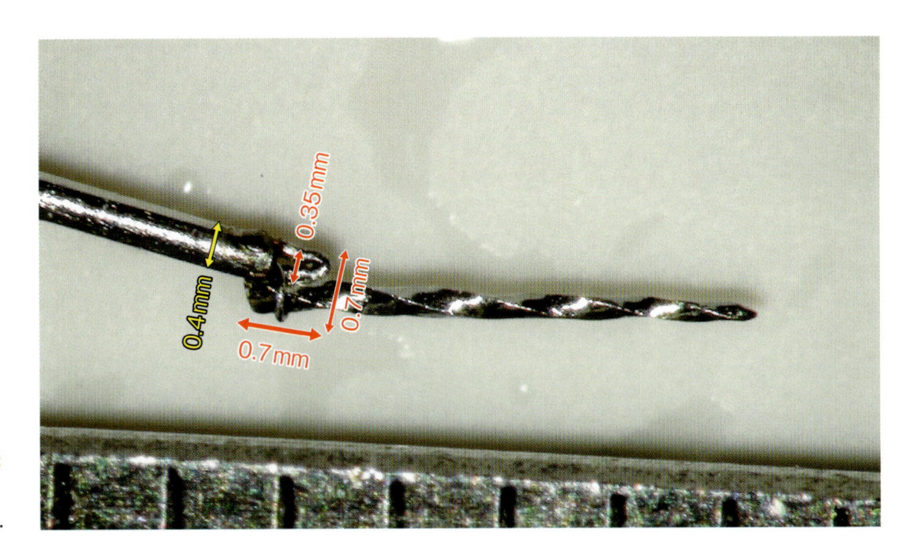

図12　Yoshi Loopの先端拡大写真
破折器具を把持している．

ペース不足である．この場合は，超音波チップの径を小さくして再度超音波振動による器具の除去を試みるか（**図11E，F**），Yoshi Loopを用いて除去する必要がある．

Yoshi Loopの先端径は0.35mmで，最大径は0.4mmである．破折器具はループワイヤーと突起部の間に挟み除去する仕組みである（**図12**）．ループを閉じる場合は赤いボタンを手前に引き，奥に戻すとループは再度広がる構造になっている．ループは力任せに破折器具を牽引除去するように設計されておらず，緩んだ破折器具を上に引き上げるようになっている．このため，根管形成で破折器具を十分に緩ませておかない限り除去することは

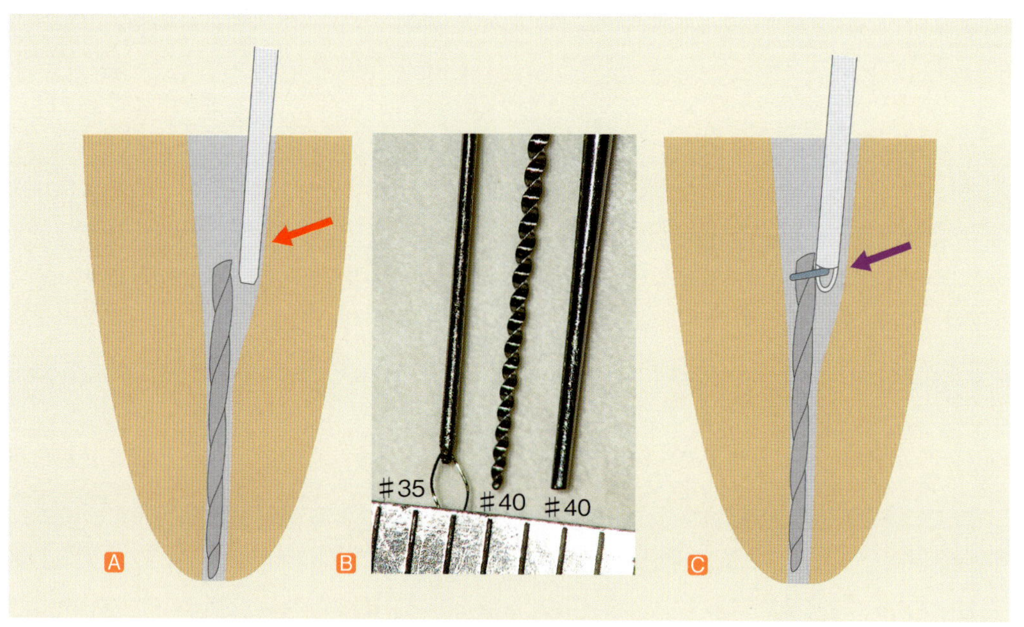

図13　形成したスペースにループが挿入できるかを確認する方法
A #40のプラガーを形成した隙間に挿入してYoshi Loopが挿入可能か確かめる．B 左からYoshi Loop，#40Kファイル，#40プラガーの先端部で，このなかでYoshi Loopの径が最も小さい．C Yoshi Loopを形成した隙間に挿入し破折器具を把持する．

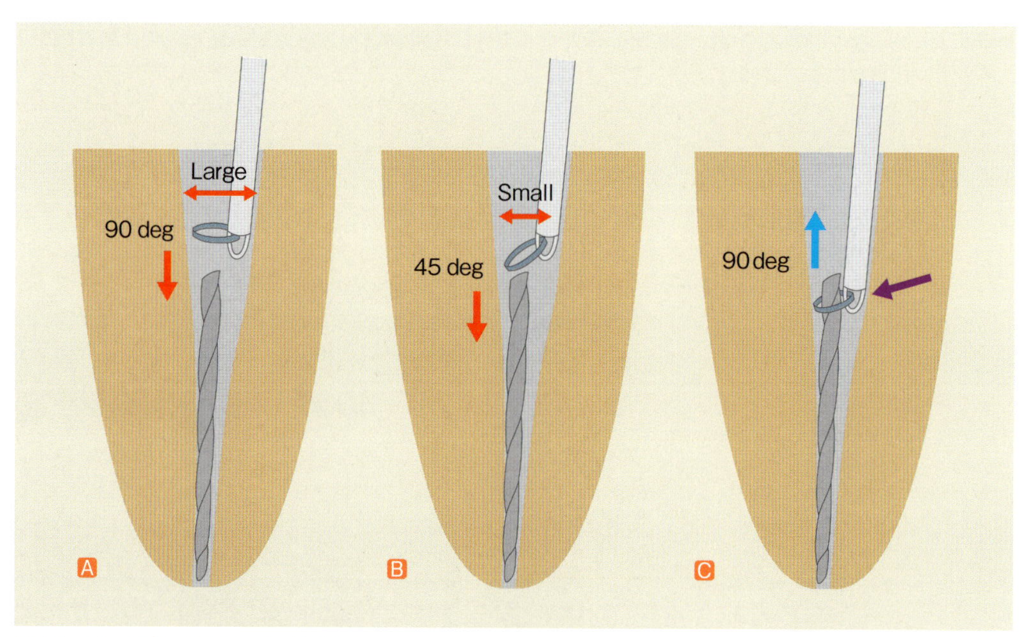

図14　ループを45度に傾ける理由
A Yoshi Loopのループ部を90度に曲げるとより広いスペースが必要になる．B Yoshi Loopのループ部を45度に曲げると大きなスペースを必要としない．C 45度に曲げたループを破折器具に被せると90度に倒される．

できない．したがって，超音波による破折器具の除去でもループでも形成方法と目的は同じである．

使い方は，まず#40（0.4mm径）プラガーを根管内のループ挿入予定の場所に入れてスペースの確認をするとよい（**図13**，**図15A**）．この場所の目安として，内湾側根管壁に形

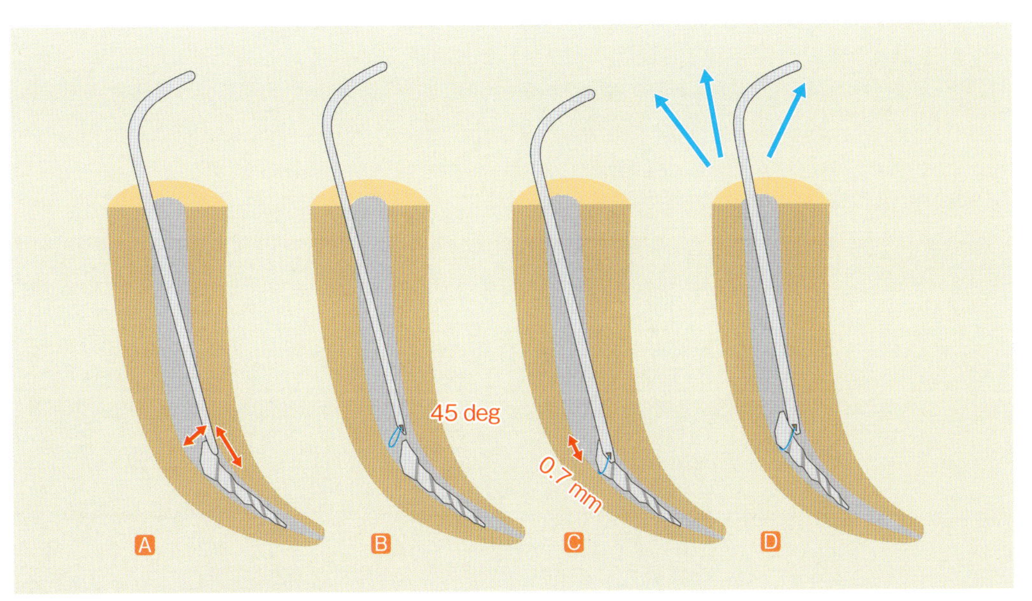

図15　ループによる破折器具の除去方法
A #40プラガーを形成した隙間に挿入．B 45度に曲げたループを破折器具の頭部に被せる．C ループを閉じて破折器具を把持する．D 破折器具を牽引除去する．

成したスペースを利用するとよい．ループの太さの調整はDG-16等を使い，ループ径を破折器具径の径より若干大きくさせることがポイントである．次にループを破折器具に被せやすくするためにDG-16を使い，約45度の角度に曲げる(**図15B**)．90度に曲げると大きなスペースが必要になるが(**図14A**)，45度ではそれ程大きなスペースは必要としない(**図14B**)．続いて，ループを根管内へスムーズに挿入できるように柄の部分を60度くらいに曲げておく．そして，顕微鏡下でループが破折器具の真上にきたら慎重に被せ，ゆっくりと赤のスライドボタンを手前に引きループを締めていく(**図14C，図15C**)．ループを締めていくと，次第に張力を感じるようになる．この一定の張力を維持しながら，丁寧にループを持ち上げて破折器具を根管外へ取り出していく．もし牽引時に大きな抵抗を感じる場合は，時計まわりに12時から3時，6時，9時方向へと軽く揺さぶるといずれかの方向で引き抜くことができるはずである(**図15D**)．すでに形成の段階で破折器具は緩んでいるので，基本的には牽引するだけで除去することができる．ループ牽引の際に抵抗を感じるのは湾曲方向と牽引方向が一致していないからである．特に破折器具の長さが長いほど，また根管湾曲度が強いほど牽引抵抗を感じることが多い．

6– 破折器具除去後の根管形成

破折器具除去後の根管形成で注意しなければいけないことは，再度器具破折を起こさせないことである．以前に器具が破折した根管は湾曲が強く，器具に周期疲労が起きた場合やレッジや石灰化根管があり，ファイルを無理やり押し込んで回転させたことでねじれ疲労を起こした可能性がある．器具の再破折を予防するためには，根管形成前に再度CBCTを参照し湾曲度や湾曲方向，レッジや石灰化根管の有無を確認する必要がある．

石灰化根管の場合は，CBCTをもとに石灰化根管の距離と方向を予測し，染め出し液

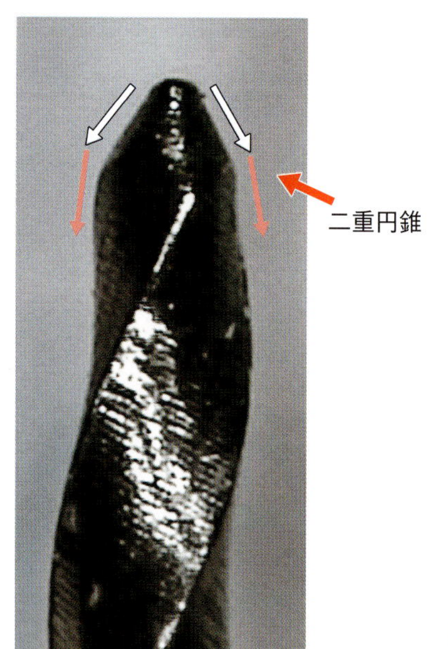

図16　ファイルの先端部は二重円錐構造になっている（VortexBlueファイル）

で石灰化根管を染め出しTFRK-Sなどの超音波チップを使いマイクロスコープ下で石灰化していない根管部まで切削していく．

レッジがある場合は，本来の根管の位置を把握する必要がある．通常，レッジは根管湾曲部外側に直線形成された凹みとして存在することが多い．本来の根管にファイルを挿入できるようにするためには，根管口から本来の根管の入り口が直線的にならなければならない．このためには，CBCT画像をもとに根管口を湾曲度が緩やかになる方向に拡大し，本来の根管の入り口を拡大しなければならない．根管口の拡大は，ゲーツやLA AXXESS burなどの回転切削器具を使い（**図17B**），本来の根管の入り口はTFRK-S超音波チップなどを用いると，すみやかに目的が達成できる（**図17C**）．根管口から本来の根管入り口が直線的になったことを確認し（**図17D**），#08や#10のKファイルの先端を本来の根管に挿入できるようにプレカーブをつけ穿通させる（**図17E**）．一度穿通したらファイルを小刻みに50回くらい上下動させて，本来の根管への「通り道」を拡大するとよい．これを#15のKファイルが挿入できるようになるまで続けて，Glide Path形成する．次に先端部が二重円錐構造（**図16**）になっているProTaper S1などのファイルを手用ファイルとして用いて，本来の根管内にスムーズに挿入できるか確認する．もしスムーズに挿入できなければ，先端にプレカーブを付与して本来の根管に挿入してさらに拡大する．次に#15/.04 VortexBlueファイルのようにマルテンサイト相の軟らかいニッケルチタン製ファイルを使用し先端部にプレカーブを付与して手動で本来の根管内に挿入できたら，抜かずにそのままハンドピースに装着してロータリーファイルとして回転切削し，作業長まで根管拡大する．続いて同様に#20/.04から#35/.06のファイルあたりまでを使って根管拡大形成できればレッジ部より本来の根管の方が拡大されレッジは消滅または縮小される．

破折器具除去後の根管形成をまとめると以下のプロトコールが推奨される．

①CBCTで根尖孔までの根管の有無を調べる

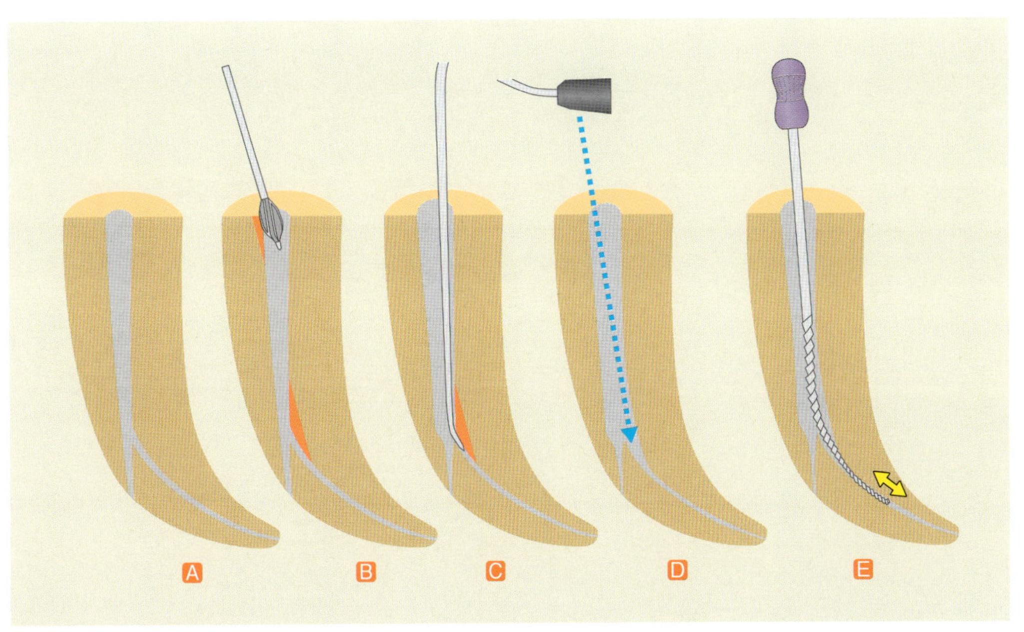

図17　レッジ根管バイパス法
Aレッジ形成された湾曲根管．B根管口を湾曲度が緩やかになる方向に拡大．C本来の根管入り口を超音波チップで拡大．D根管口から本来の根管入り口まで直線的になった．E#10Kファイルで穿通させる．

②CBCTで湾曲度や湾曲方向を調べる
③CBCTでレッジや石灰化根管に有無を調べる
④新しい#10または#08Kファイルの先端1mmを湾曲方向にプレカーブさせて穿通させ，#15Kファイルまで続けてGlide Path形成する
⑤手用ProTaper S1で作業長まで通す
⑥#15/.04 Vortex Blueファイルから#35/.06ファイルくらいまでをモーターでロータリー形成する

症例 1

6|の感染根管処置患者の紹介を受けた．口腔内診査では歯肉の腫脹はなく，歯周ポケットは3mm以内であった．打診および咬合痛は軽度であった．術前のX線写真からは，近遠心に2根あり両根の中央部に破折器具が認められらた（**図18A**）．遠心根は根尖相当部まで根管充填材を確認できるが，近心根は破折器具があるために根尖側1/3根根管には根管充填材は認められない．根尖透過像の有無は明瞭には認められない．しかし，術前CBCTの歯列平行断像からは近遠心根に根尖透過像が認められる（**図18B**）．遠心根内の破折器具の長さを測定すると4.29mm（**図18C**）で，根管の湾曲度は19.93度（**図18D**）なので超音波除去が可能である．ML根管の破折器具は3.09mm（**図18E**）で湾曲度が16.76度ではあり，器具の長さが3.1mm未満かつ湾曲度が31度未満なので，超音波で除去することが可能である．またML根管は根尖側1/3付近で外湾側方向に外れレッジ形成され，穿孔していることが確認できる（**図18B**）．歯列横断像からはMB根管とML根管は根尖側で1根管になっていて，MB根管とML根管が合流する直前に破折器具が認められる（**図**

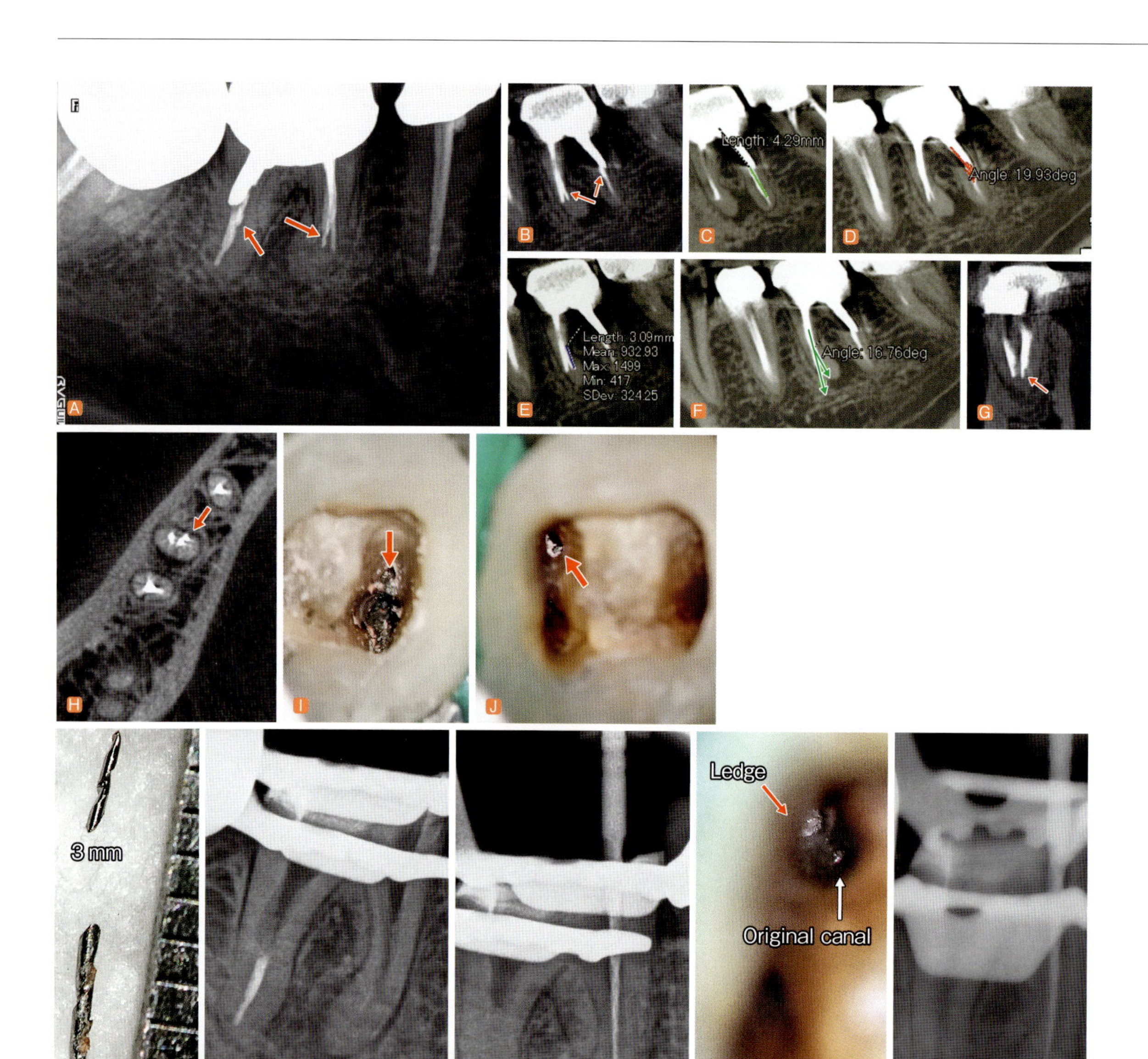

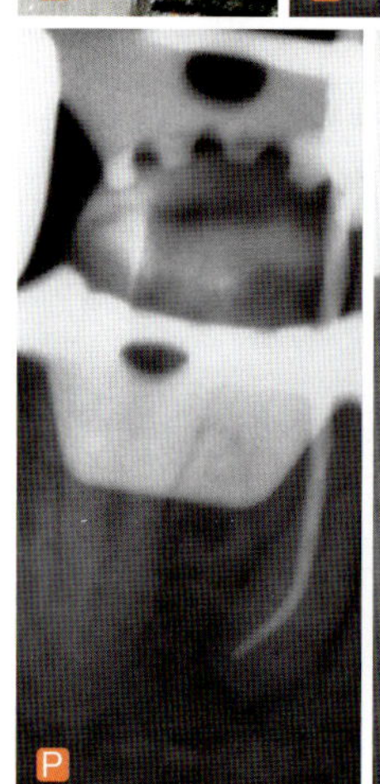

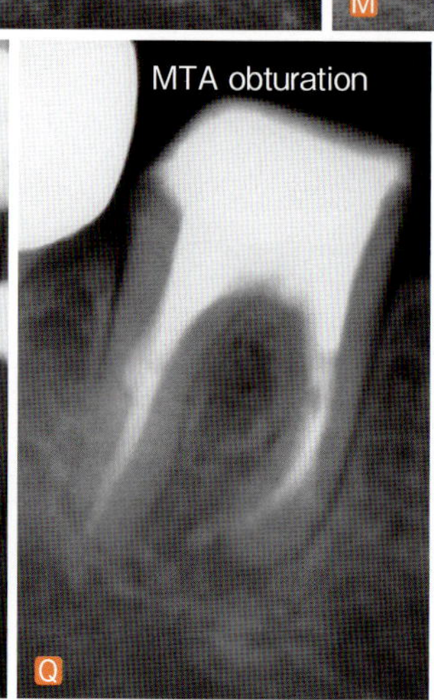

図18　破折器具を除去しレッジ根管をバイパスした難症例

A 術前のX線写真．B 根尖透過像と破折器具（矢印）を認める．C 遠心根管内の破折器具は4.29mmである．D 根管湾曲度は19.93度であった．E ML根管内の破折器具は3.09mmである．F ML根管湾曲度は16.76度であった．G MB根管とML根管は根尖側1/3付近で1根管になっている．H ML根管の近心側面にレッジを認めるが，ML根管および遠心根管の破折器具のある根管内湾側根管壁厚は十分である．I 遠心根管内の破折器具（矢印）．J ML根管の破折器具（矢印）．

K 除去した破折器具．上からML根管から3mmの破折器具と遠心根管から4.2mmの破折器具である．L 遠心根管とML根管の破折器具は完全に除去されていることが確認できる．M ML根管にProTaper S1ファイルを挿入すると遠心方向の湾曲から逸れて直線方向に穿孔していることがわかる．N ML根管内で直線方向にレッジ（赤矢印）と遠心側に本来の根管（白矢印）を確認できる．O ProTaper S1ファイルをML根管に挿入しX線写真を撮影したところ，レッジを超えて作業長まで到達できていたことが確認できる．P #35/.06 VortexBlueファイルでML根管の根管形成を終了し，ファイルを挿入した状態でX線写真を撮影したところトランスポテーションしなかったことが確認できた．Q MTAで根管充填しX線写真を撮影したところ，適切に根管充填できたことが確認できた．

18G)．水平断像からもML根管の近心側への穿孔を確認できる（矢印）〈図18B，H（矢印）〉．ML根管も遠心根管も，内湾側に隙間を形成するのに十分な根管壁の厚みが認められる（図18H）．

以上の術前CBCT情報から，以下の方法で破折器具を除去し根管治療を終了した．

まずはクラウンとコアを撤去し，破折器具までの根管充填材を除去した．次に破折器具除去のための根管形成として，両破折器具まで#3 modified GG burにて根管拡大した．マイクロスコープ下で両破折器具ともみることができるようになった（図18J，K）．2本の破折器具を除去する場合，最初に除去するものは難易度が高いほうから開始するとよい．難易度が高いほうは，より集中力を必要とするので，先に容易なほうの器具を除去してしまうと難易度の高い器具の除去の時には疲労が蓄積して集中力を維持することができなくなるので，成功率が低下してしまうからである．したがって，遠心根管の破折器具のほうが長いため，除去時間がより多くかかることが予想されたので最初に取りかかった．切削量を最小限にするためにMTバーは使用せずに，TFRK-12超音波チップを使い内湾側である近心側面に1/4円の隙間を深さ1.5 mm弱（破折器具の長さの1/3程）になるように形成した．超音波振動は二次破折や温度上昇を抑えるために，1秒間隔で断続的に行った．続いてTFRK-S超音波チップを用いて溝を水平的に180度半円状に延ばしていった．すると溝が180度を超えたあたりから超音波振動によって揺れる（動く）のが確認できたので，形成を終了した．そしてEDTAを根管内に充たし，TFRK-S超音波チップを溝のなかに挿入し超音波振動を加えたところ，数秒で除去することができた（図18K）．

ML根管の破折器具も，同様に切削量を最小限にするためにMTバーを使わずTFRK-6超音波チップを使い1/4円の溝を形成し，TFRK-S超音波チップで180度の溝を形成している最中に破折器具が緩むのを確認できた．続いて遠心根管と同様にEDTAを根管内に充たしてTFRK-S超音波チップを使い超音波振動で除去し（図18K），X線写真を撮影して器具の除去と破片残存がないかを確認した（図18L）．

次にML根管のレッジを確認するために，ストレートのProTaper S1を挿入し，X線写真を撮影した（図18M）．このX線写真から，ML根管は遠心方向に湾曲しているのに対して直線方向にある近心側に逸れて穿孔していることが確認できた．術前に調べたCBCT画像から，ML根管はMB根管と合流し遠心頬側方向に湾曲していることからマイクロスコープ下で本来の根管を確認した（図18N）．そして，Micro-Explorerを使い本来の根管内に挿入し上下動をさせることで入り口を広げた．次に，TFRK-S超音波チップを本来の根管のある方向である遠心頬側方向に向くようにプレカーブを付与した．これをマイクロスコープ下でML根管のレッジを超えて本来の根管内に挿入し，超音波振動で入り口を切削しさらに拡大した．次に#10Kファイルを同様の方向にプレカーブを付与して穿通させた．#15Kファイルでも同様の方法で穿通させてGlide Path形成をした．手用ProTaper S1を遠心頬側方向に向けて根管内に挿入したところ，難なく本来の根管内に挿入することができたのでプレカーブの付与は不要であった．ProTaper S1は作業長まで形成し，X線写真を撮影した（図18O）．レッジを超えて作業長まで到達できたので，#20/.04 VortexBlueファイルからはトライオートZX2のOTRモードを使い根管形成した．根管形成は#35/.06まで行い，X線写真を撮影してトランスポテーションがないことを確認した（**図18P**）．他のMB根管と遠心根管も同様な方法で穿通させ，根管形成した．MB根管や遠心根管からは破折器具を除去したが，溝の形成は根管内湾側であったのでレッジにはなっておらず，穿通や根管形成に問題は生じなかった．その後はXP-Endo Finisherファイル（白水貿易）とProUltra PiezoFlow（Dentsply Sirona USA）にて根管洗浄を行い，全根管および穿孔部を含めMTAで根管充填しX線写真を撮影した（**図18Q**）．遠心根管，MBおよびML根管そして穿孔部は適切に根管充填できていることが確認できる．

症例2

⌐7の感染根管処置患者の紹介を受けた．口腔内診査では歯肉の腫脹はなく，歯周ポケットは3mm以内であった．打診および咬合痛は軽度であった．術前のX線写真からは，近心側根管内に破折器具を認めるが根管充填材が欠如している（**図19A**）．また，根尖から近心側周囲には透過像を確認できる．歯根の形態から樋状根の可能性が高い．術前CBCTの歯列平行断像からは明瞭に根尖周囲の透過像が認められる（**図19B**）．また，近心側根管には破折器具があり長さは5.88mmであった（**図19C**）．さらに，近心側根管の根尖側1/3付近には近心側に側枝を認める（**図19B**矢印）．破折器具の長さが4.5mmを超えているため超音波振動による除去は困難なので，ループによる除去が推奨されるケースである．CBCTの歯列横断像からも根尖透過像を認める（**図19D**）．CBCT水平断像からは樋状根（Cの字型）であり近心側と遠心根側の根管は中央で一つになっているので，根尖孔は一つであることが認められる（**図19E**）．

以上の術前CBCT情報から，以下の方法で破折器具を除去し根管治療を終了した．

まずはクラウンとコアを撤去しセメントを除去したところ，マイクロスコープ下で近心側根管に破折器具が確認できた（**図19F**矢印）．根管径は#3GGバーを使用しなくても既に大きく拡大されているので，MTバーを用いて破折器具の周囲根管壁を切削して1mmほど破折器具頭部を露出させた．TFRK-6超音波チップを用いて内湾側に1/4円を深さ2mm程になるように溝を形成した．次にTFRK-S超音波チップを使い，溝が平行的に180度の半円状になるように切削したところ，破折器具が揺れるのを確認できた．次に，ループをDG-16で破折器具の頭部の径より若干太くなるように調整し，45度の角度に倒した．続いてマイクロスコープ下でループを破折器具の頭部に被せ，引き締め牽引除去した．そしてX線写真を撮影して器具が完全に除去されたことを確認した（**図19G**）．破折器具は既に根管形成で緩んでいたので，根管から引き抜くのは容易であった．破折器具は，CBCTで術前に測定した長さと同じで5.9mmであった（**図19H**）．

術前に調べたCBCT画像から，近心側の根管と遠心側の根管は根尖部でVの字に合流しているので，それぞれの根管から穿通する必要がある．破折器具を除去した近心側の根管には，根尖近くまでの通路がすでに存在していることから，先に穿通を試みた．この症例の術前CBCTでは明瞭には確認できないが，湾曲根管に破折器具がある大部分のケースでは，根管外湾側に多少のレッジが存在している．このため，根管内をEDTAで充たした状態にして#10Kファイルの先端1mmにプレカーブを付与し，これを遠心方向に向けて根管内で上下動させながら穿通を試みた．ファイルがレッジを超えて本来の根管内に挿入できた場合には引き抜く際に抵抗感が生じる．この場合は，本来の根管内に挿入した

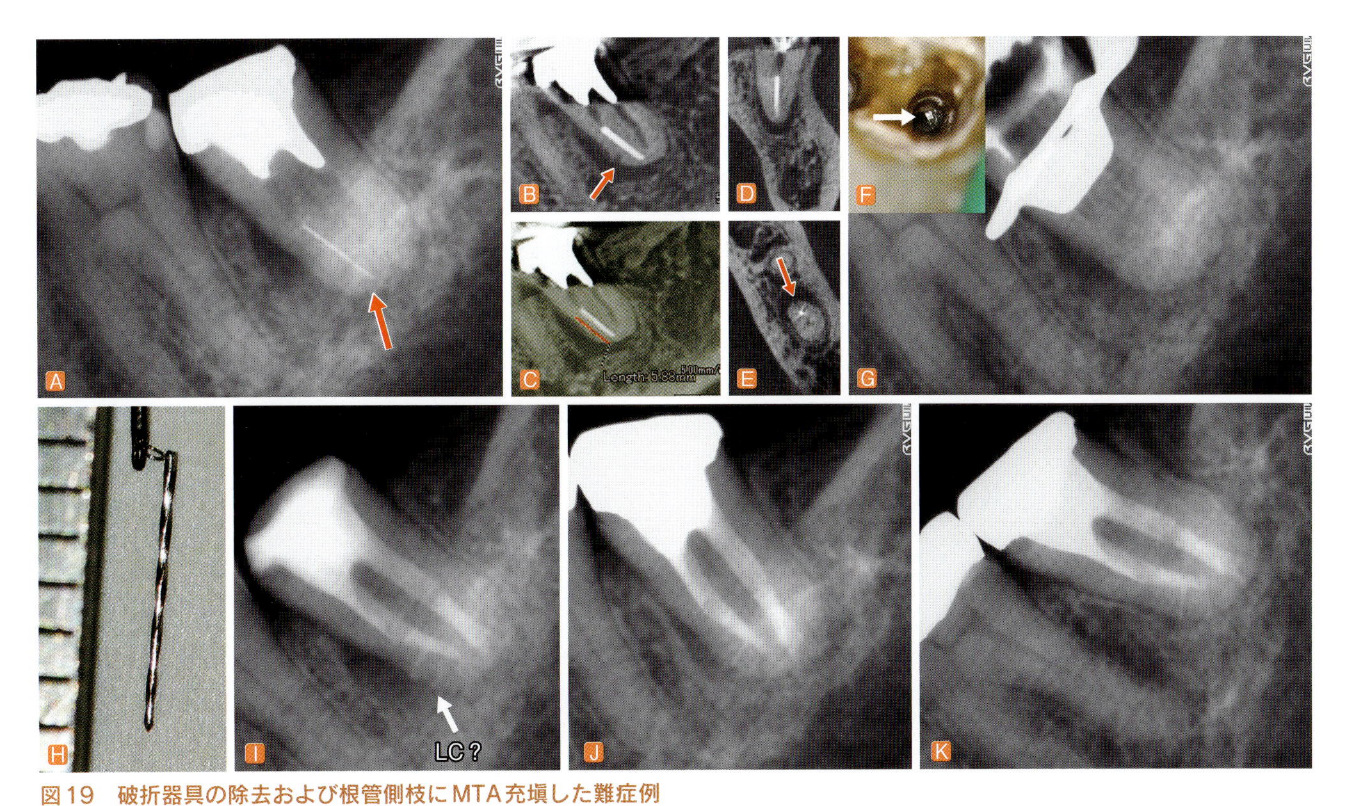

図19　破折器具の除去および根管側枝にMTA充塡した難症例

A 術前のX線写真．破折器具（矢印）と根尖周囲に透過像を認める．B 術前CBCT歯列平行断像から破折器具と近心側根管に側枝（矢印）および根尖周囲の透過像を認める．C CBCT歯列平行断像から破折器具の長さは5.88mmである．E CBCTの水平断像から樋状根で近心側の根管に破折器具が存在していることが確認できる．F 近心側の根管内にみえる破折器具（矢印）．G 破折器具除去確認用に撮影したX線写真．H 除去した破折器具は5.9mmであった．I MTAで根管充填しX線写真を撮影したところ，側枝にも充填できたことが認められた．J 術後3か月のX線写真から，術前にあった根尖周囲透過像は縮小していることが認められる．K 術後6か月のX線写真から，術前にあった根尖周囲透過像はほぼ消失した．

状態で小刻みに上下動を繰り返し前進させていくと穿通することができる．穿通後は#10Kファイルを抜かずに，その位置で50回ほど1mm程の範囲内で上下動を繰り返し根管拡大した．次に#15Kファイルを用いて同様の方法で穿通させ，Glide Path形成を行った．続いて，二重円錐状の先端構造をもつProTaper S1ファイルにて作業長まで手用で根管拡大し，#20/.04 VortexBlueファイルから#40/.04 VortexBlueファイルまでトライオートZX2のOTRモードでさらに根管形成した．遠心側の根管の穿通は，近心側の拡大された根管に合流させるだけなので容易である．まずは#10Kファイルにプレカーブを付与し，これを近心方向に向けた状態で近心側の根管の時と同様に上下動を繰り返し穿通させた．その後は近心側の根管の時と同様の方法で#40/.04 VortexBlueファイルまで根管形成した．さらに，近心側の根管に側枝が存在するので，XP-Endo Finisherファイル（白水貿易）とProUltra PiezoFlow（Dentsply Sirona USA）で根管洗浄をそれぞれ1分間行い，次亜塩素酸ナトリウム溶液を根管内に充たして5分ごとに新しいものと交換し，合計で20分間根管内の有機質を溶解させた．その後にMTAで根管充塡し，X線写真を撮影した（**図19I**）．X線写真から近心側と遠心側の根管は根尖でVの字に根管充塡され，近心側の根管の側枝にもMTAが入り込んだことが確認できた（**図19I**矢印）．術後3か月と6か月で経過観察のために来院させ，X線写真を撮影した（**図19J，K**）．術前にあった根尖周囲の透過像は，時間経過とともに縮小傾向にあることが認められる．

文　献

1) Wu J, Lei G, Yan M, et al.：Instrument separation analysis of multi-used ProTaper Universal rotary system during root canal therapy. J Endod, 37：758-763, 2011.
2) Panitvisai P, Parunnit P, Sathorn C, Messer HH：Impact of a Retained Instrument on Treatment Outcome：A Systematic Review and Meta-analysis. J Endod, 36：775-780, 2010.
3) Pilo R, Corcino G, Tamse A：Residual dentin thickness in mandibular premolars prepared with hand and rotatory instruments. J Endod, 24：401-404, 1998.
4) Nair MK, Nair UP：Digital and advanced imaging in endodontics：a review. J Endod, 33：1-6, 2007.
5) Garg H, Grewal MS：Cone-beam computed tomography volumetric analysis and comparison of dentin structure loss after retrieval of separated instrument by using ultrasonic EMS and ProUltra Tips. J Endod, 42：1693-1698, 2016.
6) Xu J, He J, Yang Q, Huang D, Zhou X, Peters OA, Gao Y：Accuracy of Cone-beam Computed Tomography in Measuring Dentin Thickness and Its Potential of Predicting the Remaining Dentin Thickness after Removing Fractured Instruments. J Endod, 43：1522-1527, 2017.
7) Rosen E, Taschieri S, Del Fabbro M, et al.：The diagnostic efficacy of cone-beam computed tomography in endodontics：a systematic review and analysis by a hierarchical model of efficacy. J Endod, 41：1008-1014, 2015.
8) Rosen E, Azizi H, Friedlander C, et al.：Radiographic identification of separated instruments retained in the apical third of root canal filled teeth. J Endod, 40：1549-1552, 2014.
9) Neves FS, Freitas DQ, Campos PS, et al.：Evaluation of cone-beam computed tomography in the diagnosis of vertical root fractures：the influence of imaging modes and root canal materials. J Endod, 40：1530-1536, 2014.
10) Schulze R, Heil U, Gross D, et al.：Artefacts in CBCT：a review. Dentomaxillofac Radiol, 40：265-273, 2011.
11) Pauwels R, Stamatakis H, Bosmans H, et al.：Quantification of metal artifacts on cone beam computed tomography images. Clin Oral Implants Resm, 24 (suppl A100)：94-99, 2013.
12) Xu J, He J, Yang Q, Huang D, Zhou X, Peters OA, Gao Y：Accuracy of Cone-beam Computed Tomography in Measuring Dentin Thickness and Its Potential of Predicting the Remaining Dentin Thickness after Removing Fractured Instruments. J Endod, 43：1522-1527, 2017.
13) Terauchi Y, O'Leary L, Kikuchi I, et al.：Evaluation of the efficiency of a new file removal system in comparison with two conventional systems. J Endod, 33：585-588, 2007.

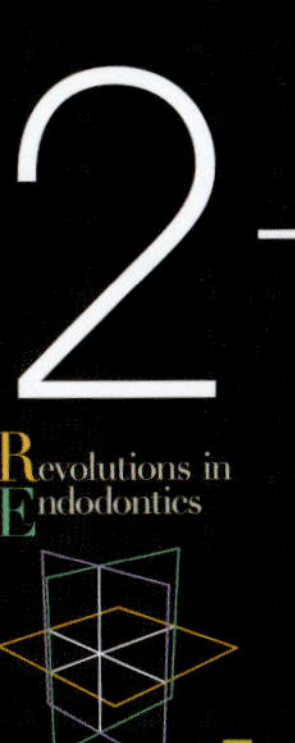

2－MTAを用いた根管充填

吉岡　隆知

1－はじめに

根管形成された根管の形態は，本来の解剖学的形態より単純になっているが，細く長い，太く短い，幅広い，湾曲している，側枝がある，など多様な形態がみられる．根管充填はこれらの空間を生体によく適合する材料で封鎖することである．根管経由の感染経路を遮断することにより，生体がもつ組織再生能力を妨げないようにして，根尖歯周組織の保護および治癒を促進する．使用した材料が治癒を促進するわけではない．感染経路の遮断が重要なのである．

根尖孔が円でなければ，タグバックのあるマスターポイントを選んでも根尖部には隙間が生じる（**図1**）．根尖孔が大きいと，根管は太くなっているので根尖部がマイクロスコープでみえることが多い[1]．断面形態が扁平な長円形の根管では根尖孔が大きくなくとも，根管が広いので，根尖孔まで容易に観察できる．このようなときにはMTAセメントでの根管充填を行う．MTAの薬事法での適応は直接覆髄であり，根管充填の適応はない．使用する場合は，歯科医師の裁量のもと患者の同意が必要である．

根尖部をMTAで充填する方法はアピカルプラグ法[2]と呼ばれる．この方法は根未完成歯のアペキシフィケーション1回法[3]に始まった．根尖をふさぐバリアとしてアピカルプラグを作るために根尖部を充填する[3]．アピカルプラグとは，シルダーによる加熱ガッタパーチャ法[4]でのダウンパックに相当する．MTAは生体適合性が高く，根管充填後の経過もよいとされる．ただし技術的に難しく，アピカルプラグ法は根管内から根尖方向へMTAを移送するテクニックに影響を受ける[5,6]．

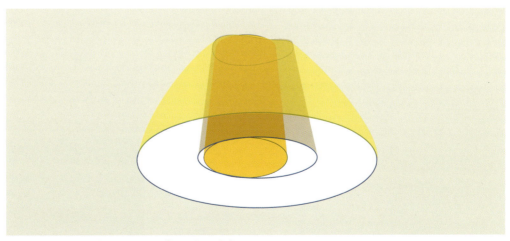

図1　根尖部の形状とマスターポイントの適合
根尖孔が円でない場合，タグバックのあるマスターポイントを選んでも根尖部には隙間が生じる

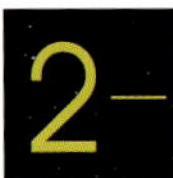

国内で発売されているMTA製品

MTAは，含有されている造影剤の影響で歯冠変色する場合がある．アピカルプラグは根尖部の充填なので，歯冠部までは距離があり，あまり影響はないと考えられるが，それでも念のために歯冠変色しにくい製品を選択したほうがよい．ただし，歯冠変色しないことが保証されているわけではない．血液の混入などにより変色する可能性はある．MTAは多数の商品が発売されているが，**図2〜図6**は代表例である．繰り返すが，いずれも，根管充填材としての薬事法の適応はない．

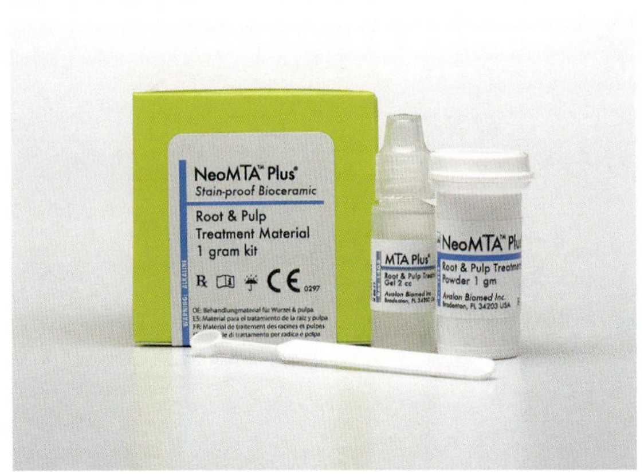

図2　MTAプラス・スーパージェルホワイト（茂久田商会）

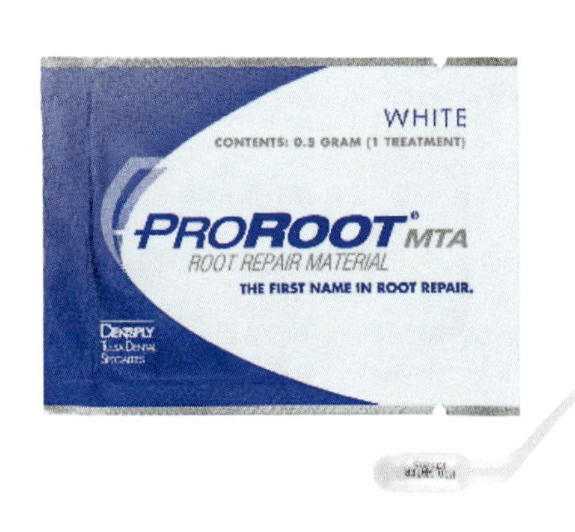

図3　プロルートMTA（デンツプライシロナ）

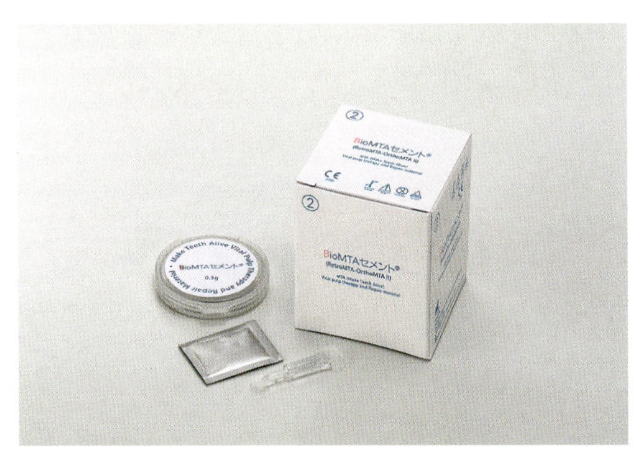

図4　BioMTAセメント（モリタ）

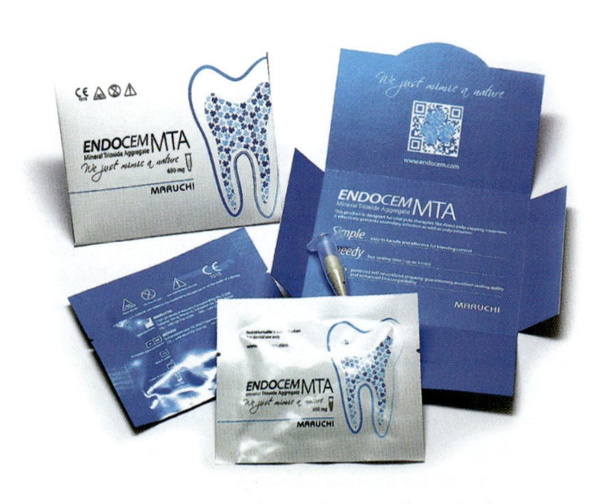

図5　エンドセムMTA（ペントロンジャパン）

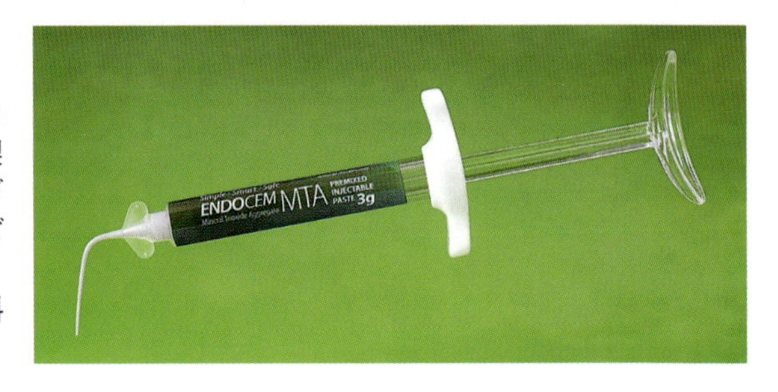

図6　エンドセムMTA premixed（ペントロンジャパン）
他のMTA製品は粉と水を混和して使用するが，この製品はシリンジのなかにあらかじめ混和されたペーストが入っている．流動性がよく，ニードル先端からスムーズに出てくるので充填しやすい．かつ，硬化時間が短い．早い硬化が望まれるような場面ではきわめて有効な材料である．

3– 充填方法

MTAを用いた根管充填は，アピカルプラグ法で行われる．根尖孔がおおむね#60以上，あるいは#60のファイルが根尖付近まで容易に挿入可能な，太い根管が適応となる．太い根管では特別な根管形成は必要ない場合が多い．マイクロスコープ下で根管内の汚れの除去と根尖孔を確認する．根管内はよく乾燥させておく．

MTAはダッペングラスの小さいくぼみに適量採取し，平頭充填器などで少量の精製水と少しずつ混和する．ツヤがなく，プラガー先端ですくい取れるくらいの稠度で使用する（**図7**）．プラガーは**図8**のようなものが使用しやすい．診療室の温度や湿度が影響するので，混水比を厳密に守る必要はなく，使いやすい稠度になるように混和すればよい．一度混和したペーストは徐々に乾いて操作性が悪くなるので，適宜精製水を追加して調整する．

まず，根尖部にアピカルプラグとしてMTAを充填するために，プラガー先端でMTAを根管内に移送する（**図9**）．プラガー先端の平坦な面で軽く押して整形し，アピカルプラグとする（**図10**）．アピカルプラグはダウンパックと同じなので，このあとバックパックを行う．バックパックとしてダウンパックと同様の操作を繰り返し，根管全体をMTAで充填してもよいし（**図11**），軟化ガッタパーチャ注入器（**図12，13**）を用いてバックパック（**図14**）を行ってもよい．

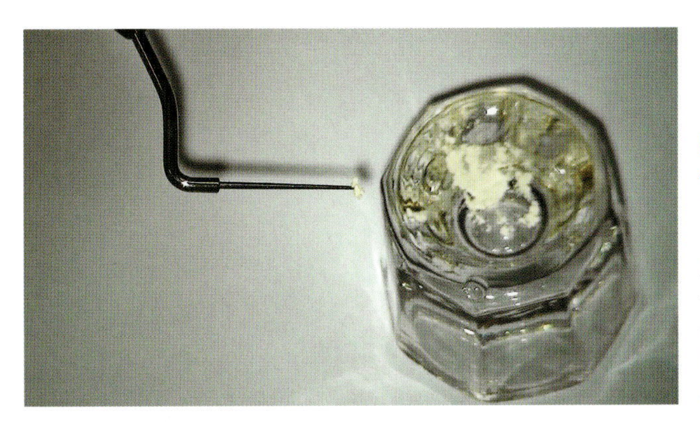

図7　MTAは，ダッペングラスの小さいくぼみのほうに適量取る
プラガーの平坦な面でMTAを押すことができるように，プラガー先端に混和したMTAを付着させる．混水比が丁度よければ，MTAを操作するのも難しくない．逆に水が足りなかったり多すぎたりすれば操作しにくい．

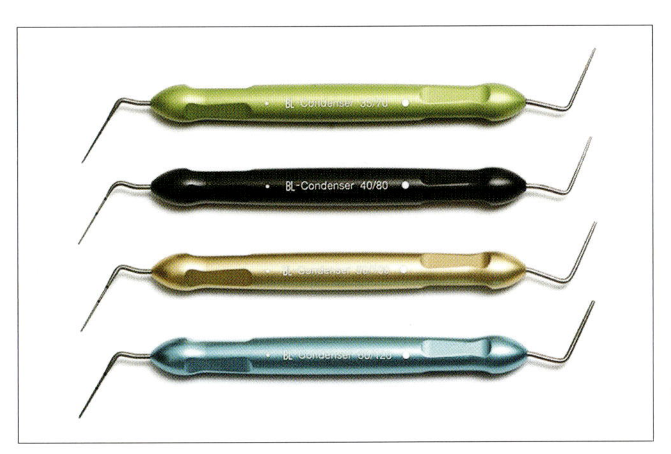

図8　BLコンデンサー（ペントロンジャパン）

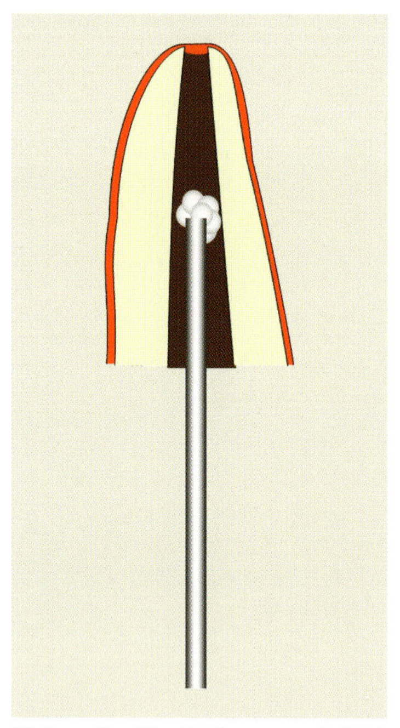

図9　プラガー先端でMTAを根管内に移送

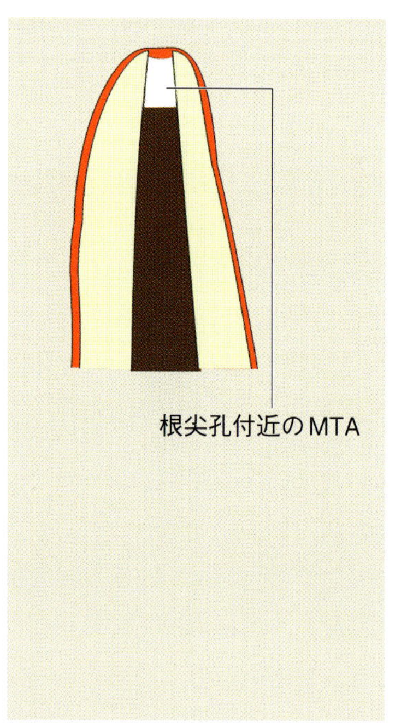

図10　根尖孔にMTA塊をおき，軽く押して整形

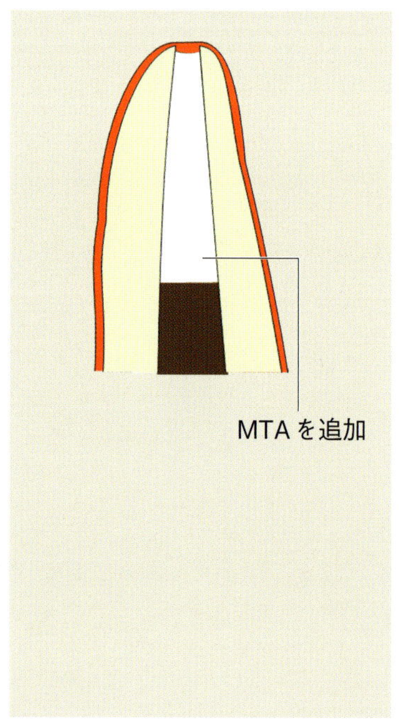

図11　さらにMTAを追加して根管充填を終了

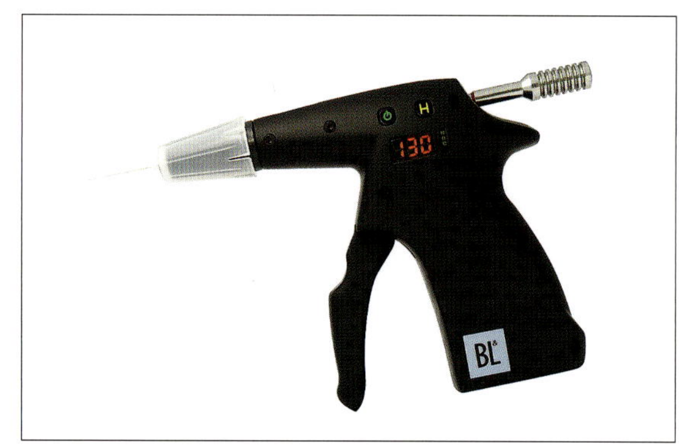

図12　スーパーエンドβ

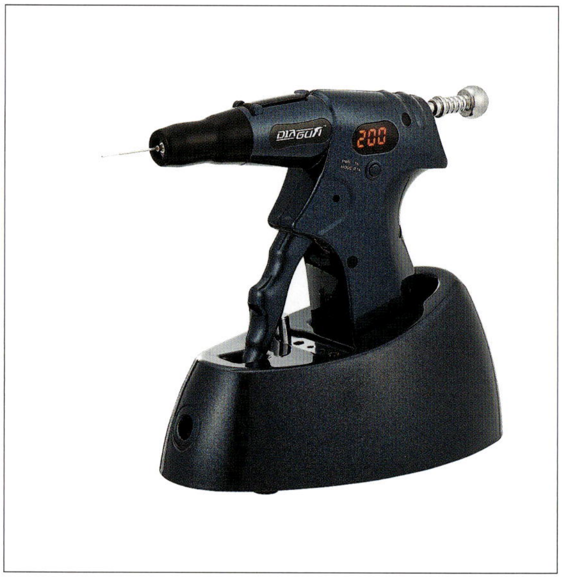

図13　ダイヤガン

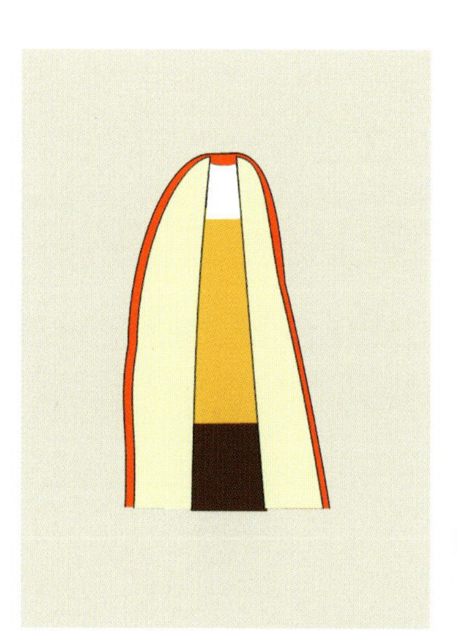

図14　軟化ガッタパーチャによるバックパック
バックプレッシャーを感じながらガッタパーチャを注入する．

症例

以下にMTAを用いて根管充填を行った症例を提示する（**図15〜23**）.

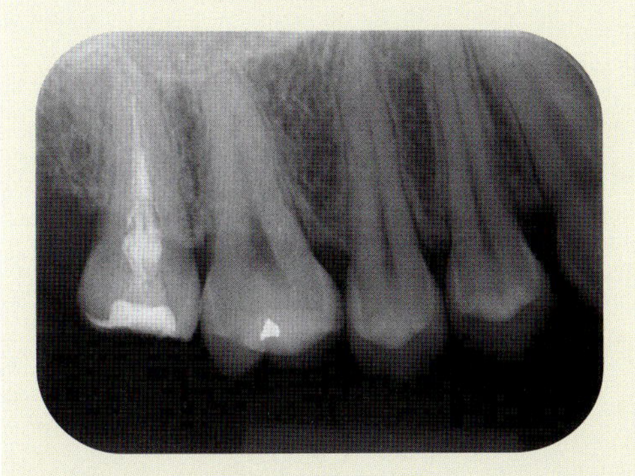

図15　32歳女性の 7|
痛みを訴えたため，既根管治療歯の根尖性歯周炎の診断で根管治療を行った.

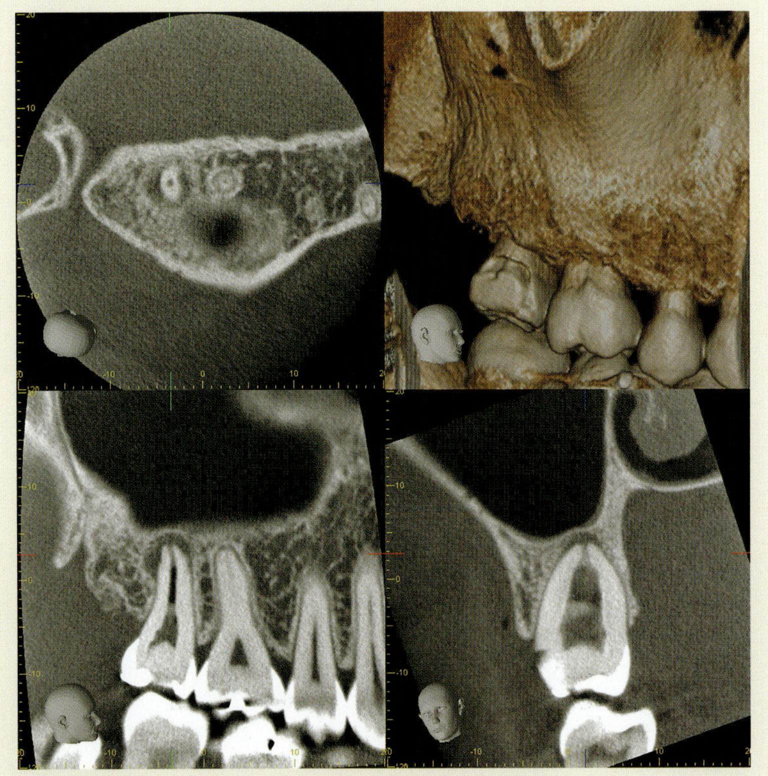

図16　CBCT（X-800，モリタ製作所）での確認
頬舌的に圧平された扁平な1根管であることが判明した.

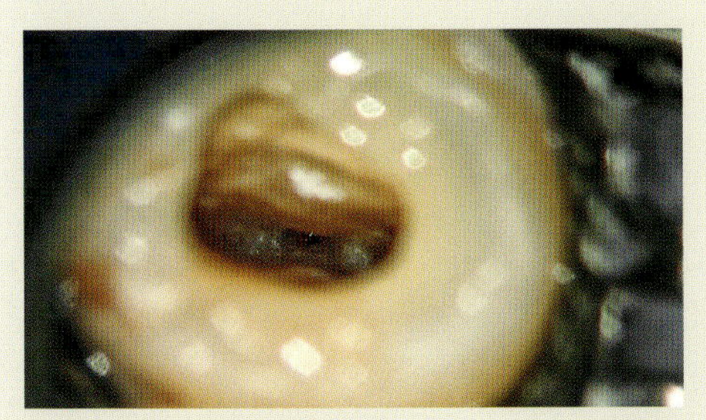

図17　根管形成が終了
根尖孔がマイクロスコープ下でみえることを確認した.

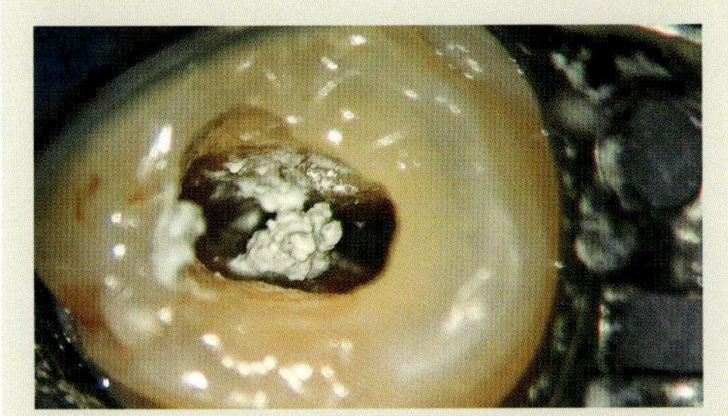

図18　根管内にMTAを移送する

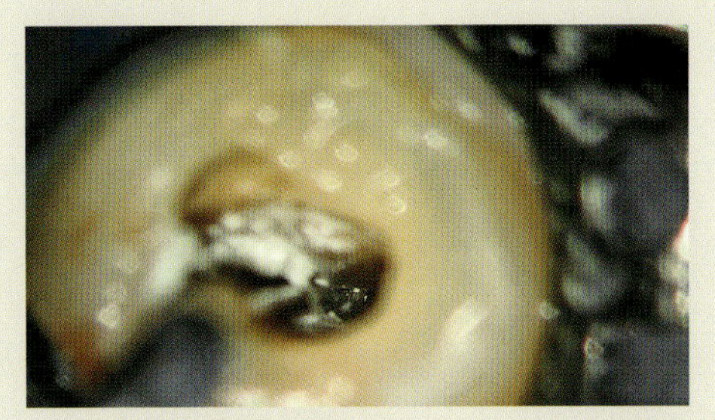

図19　プラガーで根尖孔に向かってMTAを詰め込んでいく

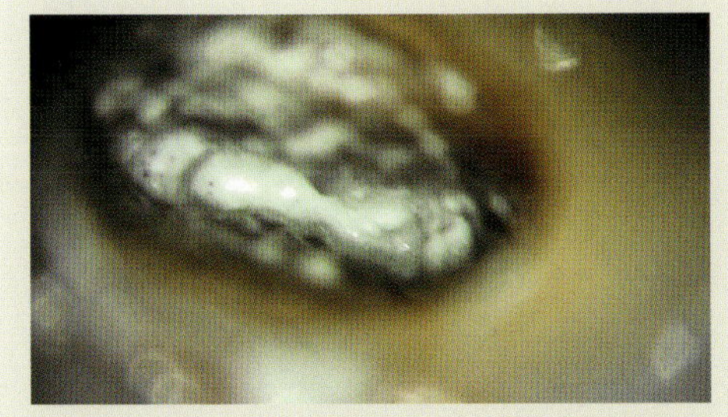

図20　MTAによるアピカルプラグの充填終了

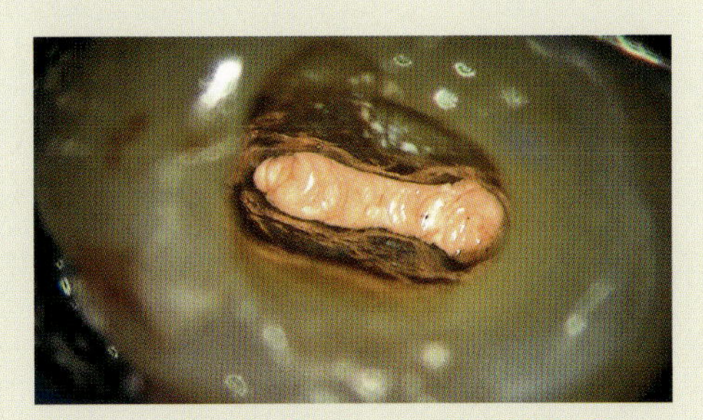

図21　軟化ガッタパーチャ注入器を用いてバックパックを行う

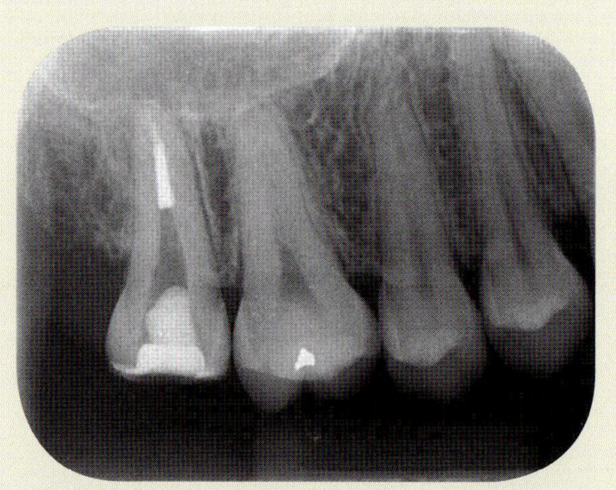

図22　根管充填確認のデンタルX線写真
MTAは造影性の悪い商品が多く，ガッタパーチャと象牙質の中間くらいの不透過性である．条件によってMTAはみづらいことがある．

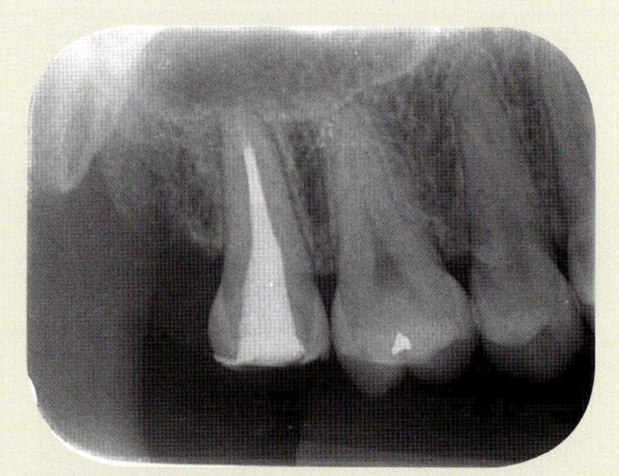

図23　築造確認のデンタルX線写真

4−　MTA根管充填の不適応症例

MTAを用いた根管充填はどのような症例にでも適応できるのだろうか．**図24**は11歳女児の|1のデンタルX線写真である．外傷のために失活し，根管治療が必要となった．CBCT画像（**図25**）では根管はまっすぐで湾曲がないことがわかる．通法どおり根管形成

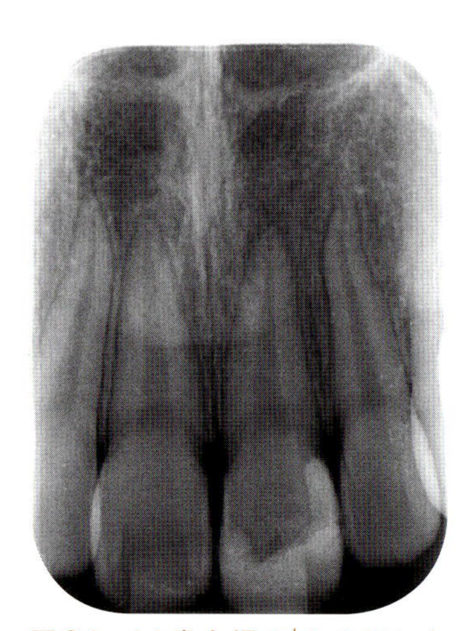

図24　11歳女児の|1のデンタルX線写真

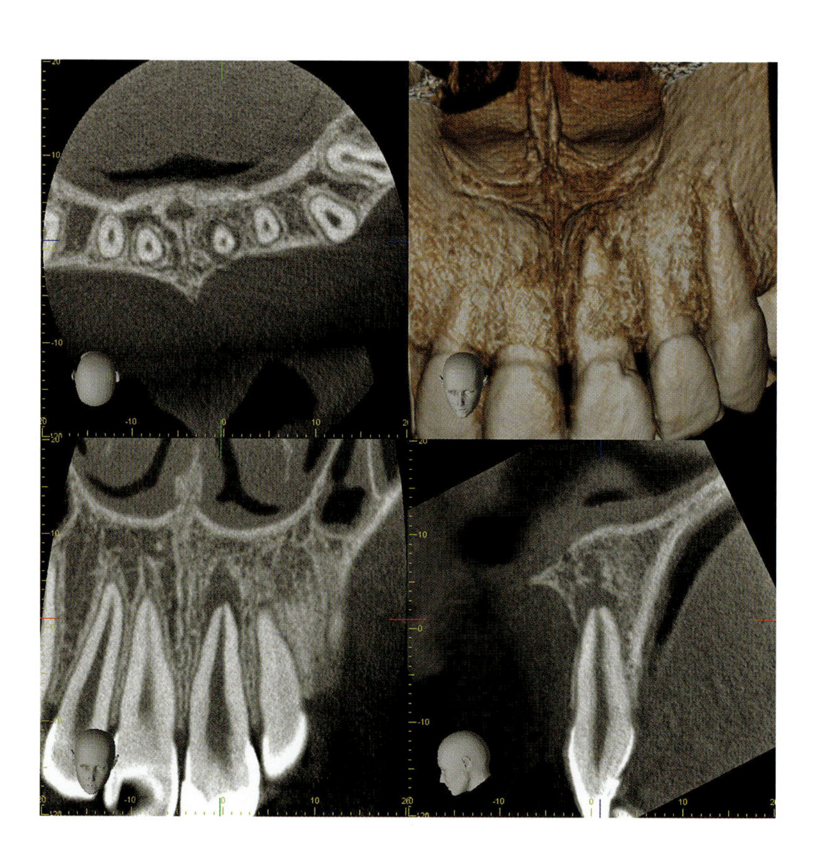

図25　図24の症例のCBCT画像
根管はまっすぐで湾曲はない．

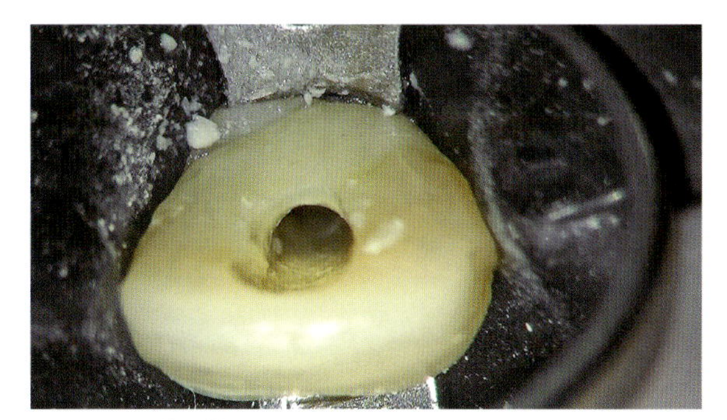

図26　髄腔開拡

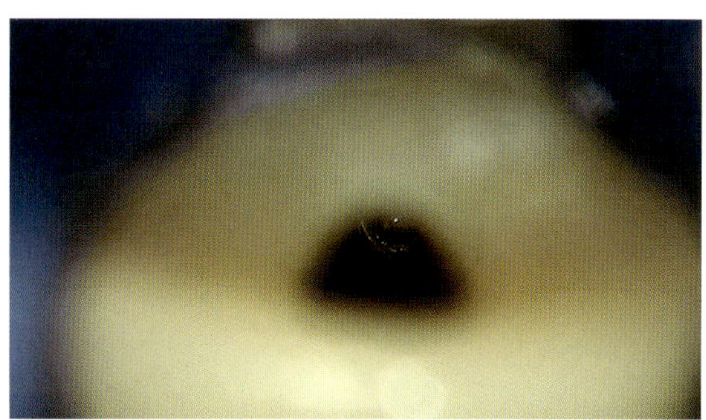

図27　なんとか根尖がみえる

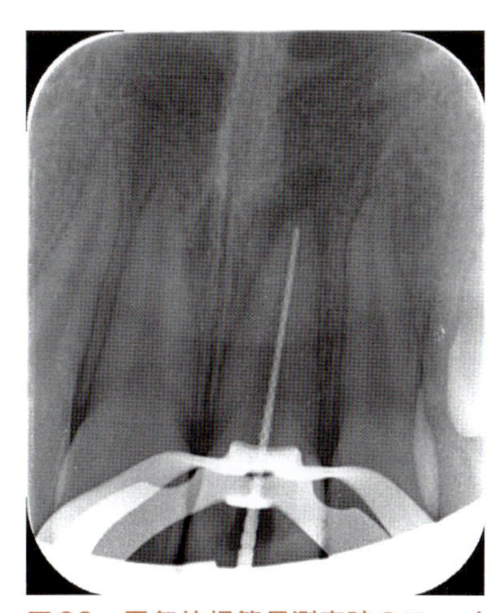

図28　電気的根管長測定時のファイルの位置
電気的根管長測定法でのファイルの位置をデンタルX線写真で確認した.

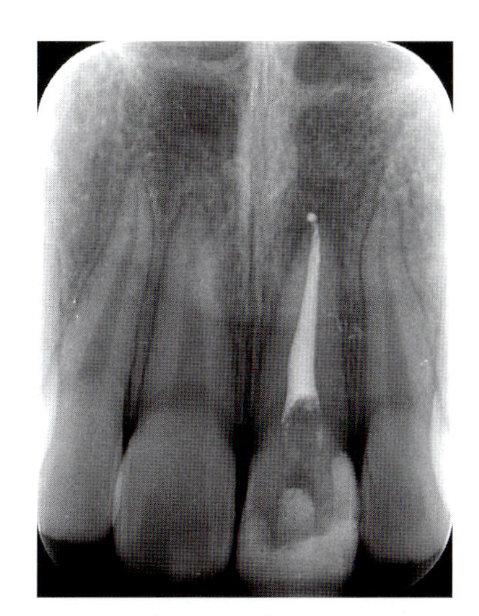

図29　根管充填確認のデンタルX線写真

を行った. MAF#55, 作業長は25mmであった. 根尖の大きさはMTA根充のためには十分であり, 根尖孔もみえているが(**図27**), 作業長が長い(**図28**)のでMTAでの根管充填には向かない. 側方加圧充填を選択した(**図29**).

根管充填法は根管形態を基準に選択するのがよい. 根尖孔が太い, あるいは根尖付近までプラガーが容易に到達できるような幅広い根管であれば, MTAを用いた根管充填が適しているといえる.

5-MTA根管充填の予後

2017年に発表されたSystematic Reviewでは, 根尖が開いた根管にMTAでアピカルプラグを作った方法での成功率は94.6%, 生存率は97.1%であった. MTAを用いた根管充填法での予後は, ガッタパーチャを用いた根管充填と同等と考えてよい(**図30～33**).

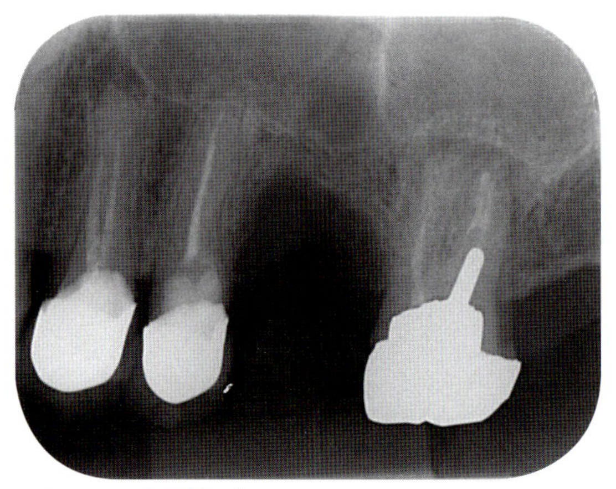

図30　44歳男性の|7

根尖部に透過像がある.

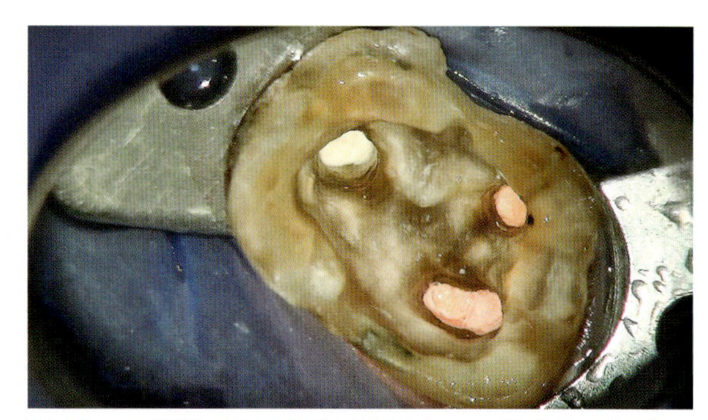

図31　口蓋根はMAFが#80以上で，根尖孔も観察できたために根管上部までMTAで根管充塡した

頬側の2根管はどちらもMAF#35で，ガッタパーチャにて根管充塡.

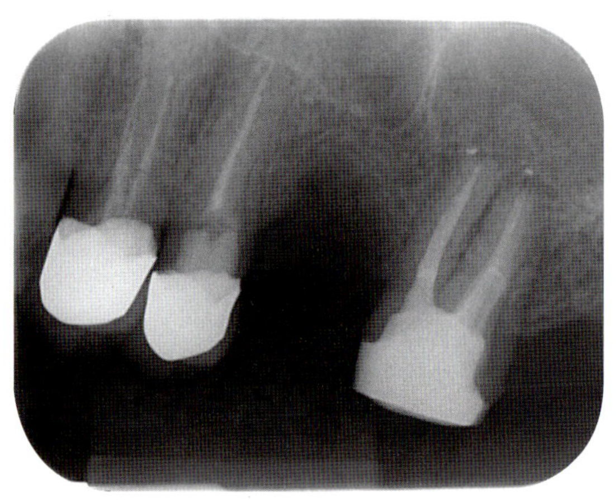

図32　根管充塡後に築造をしてから撮影したデンタルX線写真

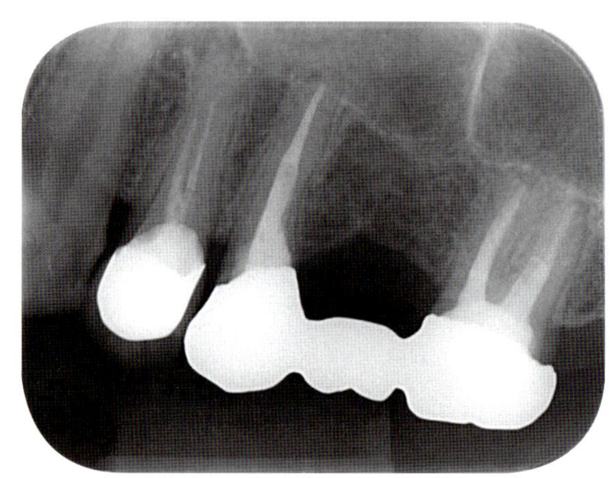

図33　2年4か月後

根尖部透過像は消失している.

6- アピカルプラグと根尖部の肉芽について

根尖孔から肉芽組織が根管内に侵入してくる[1]．肉芽組織は易出血性で，器具で触るとすぐ出血してくる．ペースト状のMTAと混じったり，MTAが流出したりするため，出血はMTA充塡の阻害要因となる．そこで，あらかじめ肉芽組織を調整しておく必要がある．根管清掃後に電気メスあるいはレーザーなどで焼灼する方法がある．一度の処置で治療を終える必要がないのであれば，水酸化カルシウム貼薬を行い，肉芽の表面を整えるのがお勧めである．テルプラグ（テルモ）などの吸収性止血剤を根尖孔外に設置してから充塡してもよい．マイクロスコープ下で，根管壁と肉芽の境界を確認しながらMTAを充塡する．

図34は，陥入歯の陥入部からの感染で失活した，12歳男児の根未完成中切歯のCBCT（3DX，モリタ）歯列直交断像である[8]．根尖部の肉芽を確認し（**図35**），そこまでMTAを充塡した（**図36**）．根管充塡はアンダーであるが，マイクロスコープで確認しながら肉芽組織に接するようにMTAを充塡したので，根管充塡材の先にみえる根管は死腔ではな

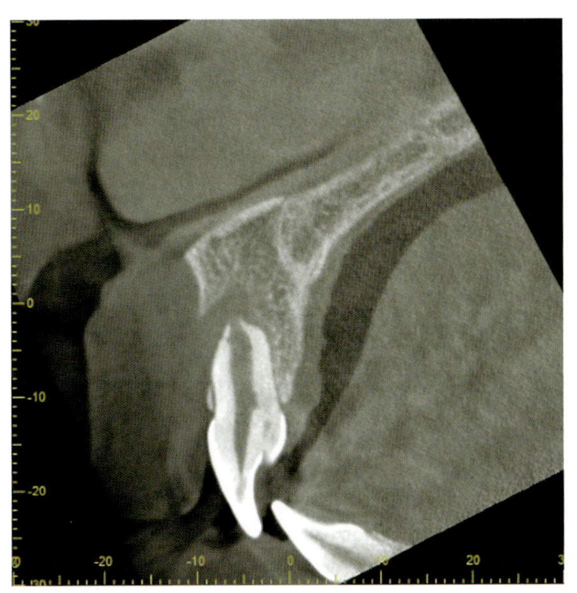

図34　12歳男児の 1| の歯列直交断像
（吉岡ほか，2017.[8]）

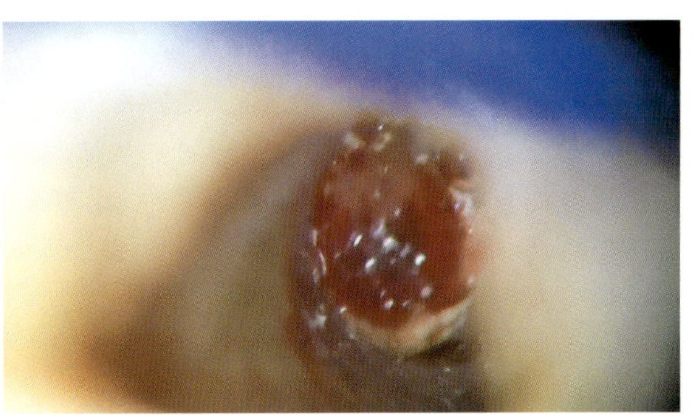

図35　1| 根尖部の肉芽組織
（吉岡ほか，2017.[8]）

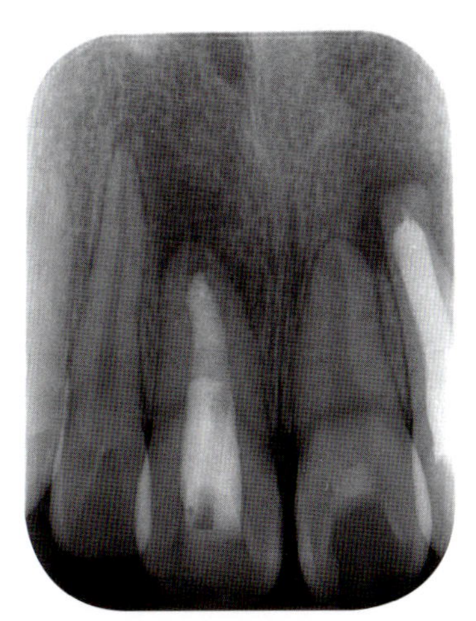

図36　根管充塡確認のデンタルX線写真
（吉岡ほか，2017.[8]）

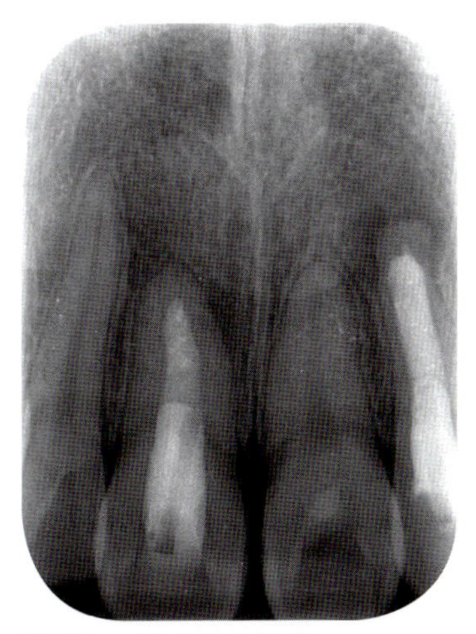

図37　1| の3年半後
根尖部根管は石灰化のためみえなくなった．

く，肉芽が存在しているはずである．3年半後，根管の空洞部分は石灰化ししていたようにみえる（**図37**）．

この肉芽は意図的に出血させて誘導したものではなく，太い根尖孔から根管内に自然に侵入してきたものである．根未完成歯での，いわゆるリバスクラリゼーション[9]のようである．この現象はかつて骨性瘢痕治癒といわれていたが，近年では失活歯での歯髄再生の可能性から歯髄血管再生（リバスクラリゼーション）と呼ばれることがある．しかし，その本態は根管内に歯周組織が入り込んだ創傷治癒であるとされている[10]．リバスクラリゼーションという現象が歯髄再生かどうかは議論のあるところだが，根管内に歯周組織が入り込んだ創傷治癒の一形態というのは説得力のある説明[10]である．

7― まとめ

MTAを用いた根管充填は，マイクロスコープ下での操作となる．根尖を視認し，肉芽を調整して出血がコントロールされた環境で操作する．このような環境整備が大変重要である．根尖孔が大きい，作業長があまり長くない，という条件で使用しないとうまく根管充填できない．MTAが硬化したあとに除去して再根管治療するのは，きわめて難しい場合がある．逆根管治療を行う場合も，逆根管窩洞形成は困難である．再発した場合の対応まで考えて，MTAを用いた治療法を考えるべきである．MTAを使ったから治るわけではない．あくまでも選択肢の一つに過ぎないことを肝に銘じてほしい．

文献

1）吉岡隆知：根尖の肉芽組織について―根管内根尖部観察法―．日歯内療誌，33：162-167，2012.
2）Pace R, Giuliani V, Pini Prato L, Baccetti T, Pagavino G：Apical plug technique using mineral trioxide aggregate：results from a case series. Int Endod J, 40：478-484, 2007.
3）Torabinejad M, Chiavian N：Clinical application of mineral trioxide aggregate. J Endod, 25：197-205, 1993.
4）Schilder H：Filling root canals in three dimensions. Dent Clin North Am, 11：723, 1967.
5）Aminoshariae A, Hartwell GR, Moon PC：Placement of mineral trioxide aggregate using two different techniques. J Endod, 29：679-682, 2003.
6）Al-Kahtani A, Shostad S, Schifferle R, Bhambhani S：In-vitro evaluation of microleakage of an orthograde apical plug of mineral trioxide aggregate in permanent teeth with simulated immature apices. J Endod, 31：117-119, 2005.
7）Torabinejad T, Nosrat A, Verma P, Udochukwu O：Regenerative Endodontic Treatment or Mineral Trioxide Aggregate Apical Plug in Teeth with Necrotic Pulps and Open Apices：A Systematic Review and Meta-analysis. J Endod, 43：1806-1820, 2017.
8）吉岡隆知，堀江彰久：複数の陥入歯を有する症例．日歯内療誌，38：99-106，2017.
9）Iwaya S, Ikawa M, Kubota M：Revascularization of an immature permanent tooth with apical periodontitis and sinus tract. Dent Traumatol, 17：185-187, 2001.
10）下野正基：Revascularization（再生歯内療法）の課題と可能性．日歯内療誌，38：1-12，2017.

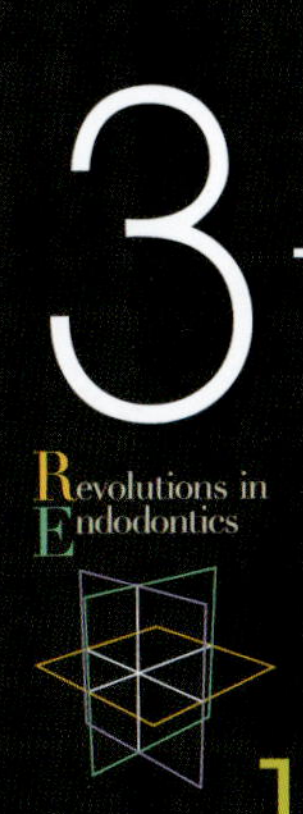

3— MTAを用いた穿孔部封鎖

澤田　則宏

1— 穿孔部封鎖の原則

髄腔内や根管内に穿孔があるような症例は，20年前であれば抜歯の適応と考えられていた．抜歯をしないまでも，ヘミセクションや歯根分離などを行っていた．ヘミセクションで残した歯根も強度は十分でなく，数年後に歯根破折を起こし抜歯，というような苦い症例を経験した先生も少なくないだろう．しかし，マイクロスコープの導入により，穿孔は抜歯の適応ではなくなり，治療方針も変わってきている．本稿では，変化した穿孔部の処置について，適応や材料を中心に考えてみたい．

穿孔部封鎖の3原則は，「迅速に」「無菌的に」「緊密に」である．しかし，この「迅速に」というのは，自身が穿孔してしまった場合に，できるだけ感染の機会を減らすためであり，「無菌的に」「緊密に」という2原則のほうが重要と筆者は考えている．

「無菌的に」「緊密に」とはどこかで聞いたことがあるのではないだろうか．根管内を無菌化し，再感染しないように緊密に根管充填することが根管治療の原則であり，穿孔部封鎖処置の原則も同じ，ということになる．マイクロスコープがなかった時代には，穿孔症例でこの原則を行うのが難しかったのである．しかし，今はマイクロスコープを使用して，無菌的で緊密な封鎖処置が可能となったため，穿孔部封鎖を行うことにより，長期的な歯の保存が可能となった(**図1**)．

2— 穿孔部封鎖の成功率

かつて，穿孔部封鎖にはグラスアイオノマーセメント，ガッタパーチャ，アマルガムといった材料が使用されており，穿孔部封鎖処置の成否は，封鎖処置までの時間，穿孔の大

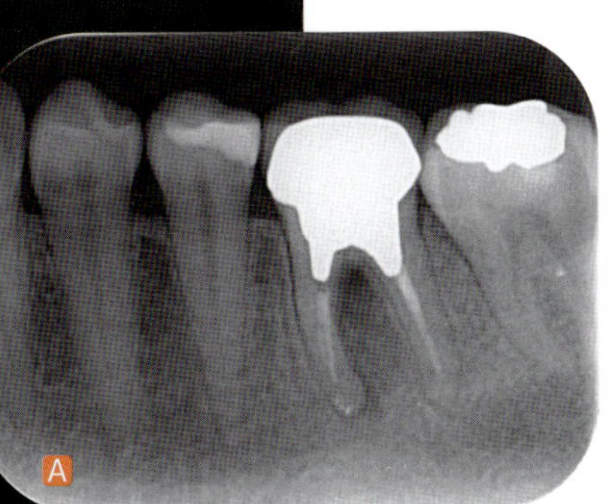

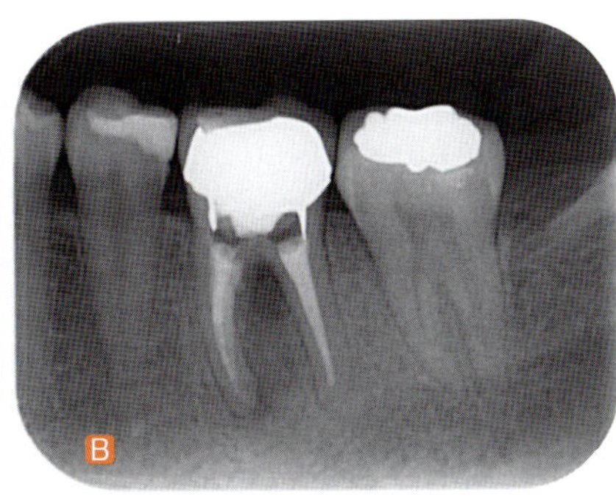

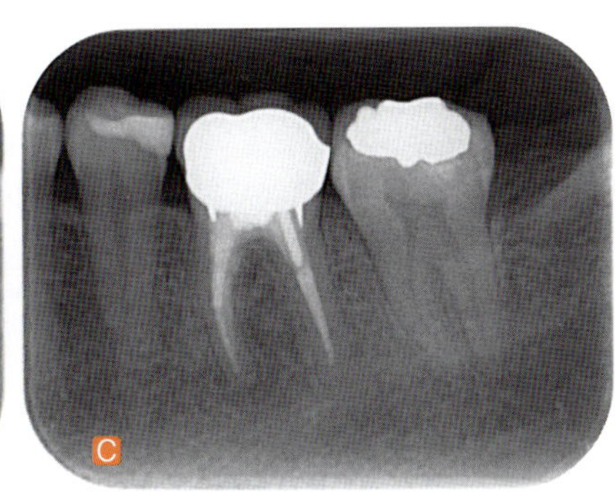

図1　穿孔部封鎖症例
術前のX線写真(A)．根分岐部にX線透過像が認められる．
根管充填後のX線写真(B)．近心根管口に認められた穿孔部をMTAで封鎖した．
根管充填および穿孔部封鎖処置から2年後のX線写真(C)．分岐部のX線透過像は消失し，歯周ポケットも正常である．

きさ，そして穿孔の位置が関与すると考えられていた[1]．1993年に発表されたMTAは，穿孔部封鎖でも良好な結果を示し[2]，高い成功率が報告されている[3-7]．穿孔部封鎖処置を調べたメタアナリシスでは，72.5％という成功率が報告されているが，MTAによる穿孔部封鎖処置だけを調べると成功率は80.9％に上昇する[8]．

3－MTA直下の骨再生

なぜ，MTAが穿孔部封鎖材として優れているのだろうか．MTAの良好な封鎖性[9]も理由の一つであるが，封鎖性だけなら接着性レジンでもよいかもしれない．MTAの穿孔部封鎖材としての特徴は，歯周組織の反応にあると筆者は考えている．どんな材料であっても，生体にとっては異物となるため，穿孔部封鎖材料に接した歯周組織では少なからず生体の防御反応が起きる．X線写真でみると，わずかではあるが歯根膜腔の拡大が認められるのも，従来の穿孔部封鎖材の特徴であった（**図2A**）．ところが，穿孔部封鎖材や逆根管充填材として使用したMTAの上にはセメント質が形成される[10-13]．セメント質ができるということは，骨組織との間にシャーピー線維ができて，正常な歯根膜が形成される可能性があるということを意味している（**図2B**）．実際に，MTAと骨の間に形成された歯根膜腔を調べた研究では，MTAを使用した群でほぼ正常と同じ幅の歯根膜腔がみられたと報告されている[14]（**表1**）．このような歯科材料は，ほかにはない．これがMTAの最大の利点であると筆者は考えている．

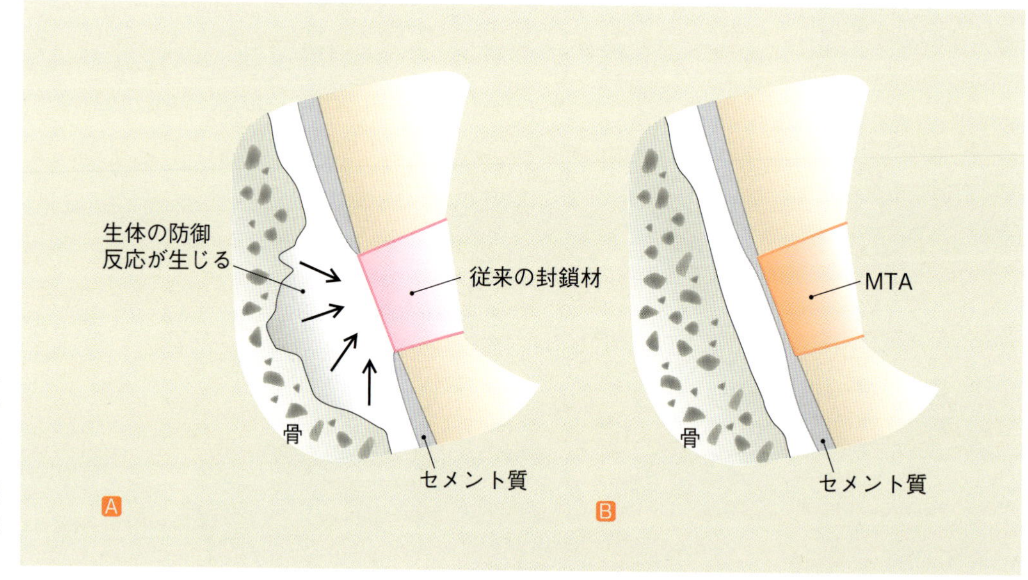

図2　従来の充填材料とMTAの比較
従来の充填材料の上にはセメント質が再生しない（A）が，MTAの上にはセメント質が再生する（B）ため，理想的な歯根膜腔が形成される可能性がある．

表1　逆根管充填に使用した材料による歯根膜腔の幅（Baek, et al., 2010.[14]より改変）
MTAの場合に再生される歯根膜の幅はほぼ正常の幅である．

材料	歯根膜腔の幅
アマルガム	1.290±0.385 mm
SuperEBA	0.756±0.581 mm
MTA	0.397±0.278 mm
正常の歯根膜腔	0.386± 0.025 mm

骨や歯根膜などの歯周組織に対する組織学的な観察の結果から，MTAは穿孔部封鎖や逆根管充填の際に使用する材料としてどの材料よりも優れているといえるだろう．

症例　溢出したMTAに対する良好な骨再生症例

患者は54歳の男性．2|の腫れを訴え来院した．患歯は10年以上前に抜髄処置を受けており，3年前に根尖切除術を受けている．

1|インプラントの唇側に腫脹があり，2|の根尖にはエックス線透過像が認められた（**図3**）．

フィクスチャー周囲に炎症所見はなく，2|の根尖病変からの腫脹である可能性が高く，旧補綴装置を除去して再根管治療を開始した．既に根尖切除をしているため，根尖は広くあいており，根管充填材であるプロルートMTAが根尖孔から溢出するような状態で根管治療を終了した（**図4**）．

根管充填1年6か月後，口腔内に再発所見はなく経過は良好であった．溢出したMTAの周囲には健全な骨再生像が確認された（**図5**）．

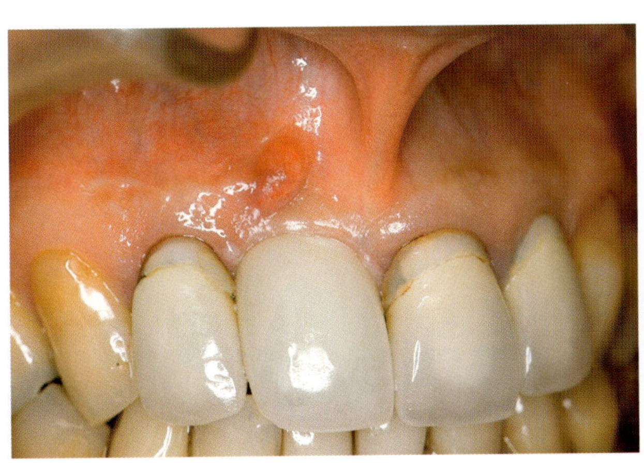

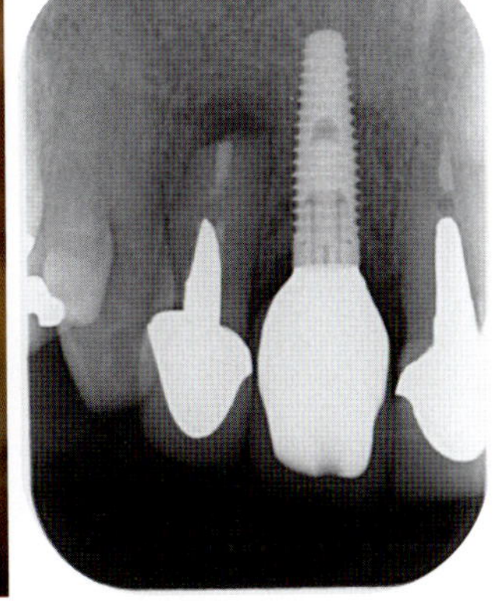

図3　初診時の口腔内写真とX線写真

図4　MTAによる根管充填後のX線写真

MTAが根尖孔外に溢出している．

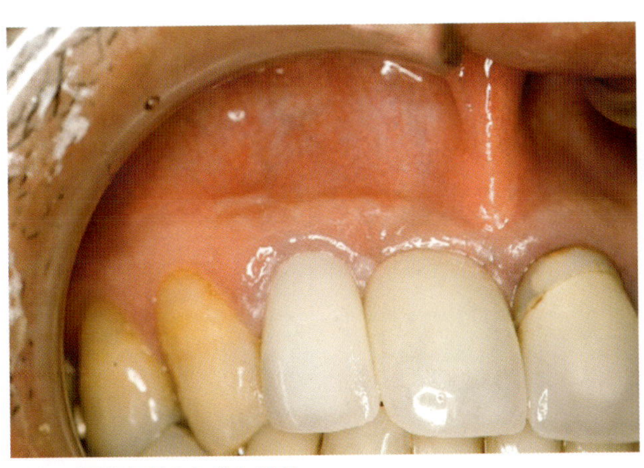

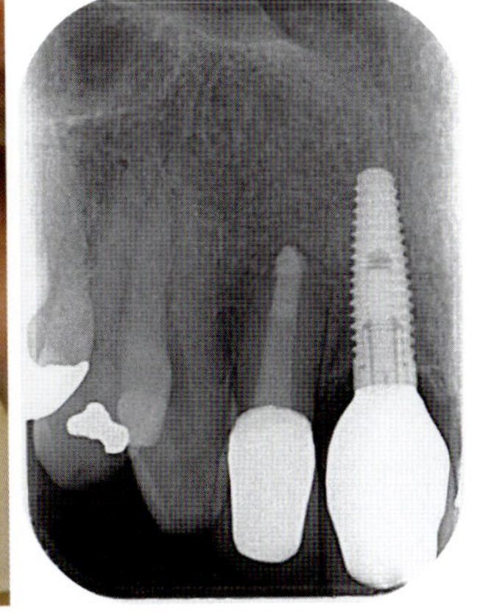

図5　根管充填1年6か月後

溢出したMTAの周囲には骨再生像が確認できる．

4− 穿孔部封鎖処置とCBCT

穿孔が疑われる症例で，術前にCBCTを撮影する必要はないと筆者は考えている．穿孔の多くは髄床底や根管口付近であり，術前にはメタルポストやファイバーポスト，根管充填材などの歯科材料が穿孔部に近接して充填されている．このような状態でCBCTを撮影しても，穿孔部周囲の状態は正確に把握できない．治療を開始し，マイクロスコープで穿孔部を確認することが重要であり，CBCTによる撮影は行わない症例のほうが多い．しかし，術中に穿孔と本来の根管の状態がマイクロスコープ下で確認できないような症例では，根管内の歯科材料を除去した術中にCBCTを撮影する．術中にCBCTを撮影することにより，得られる情報はより正確なものとなる（**図6〜8**）．CBCTを撮影するならガッタパーチャなどの歯科材料を除去した術中のほうが情報量が多くなる．

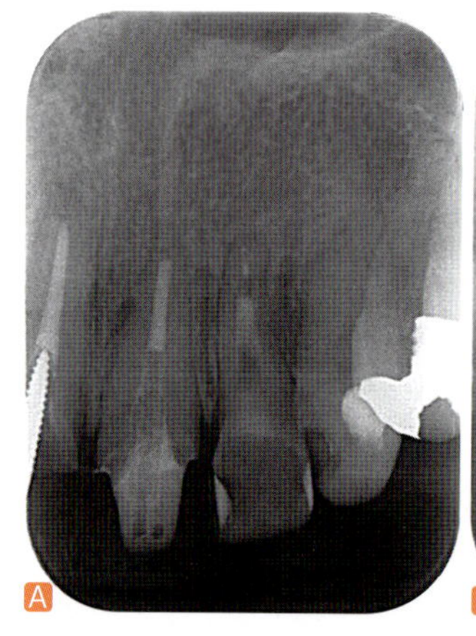

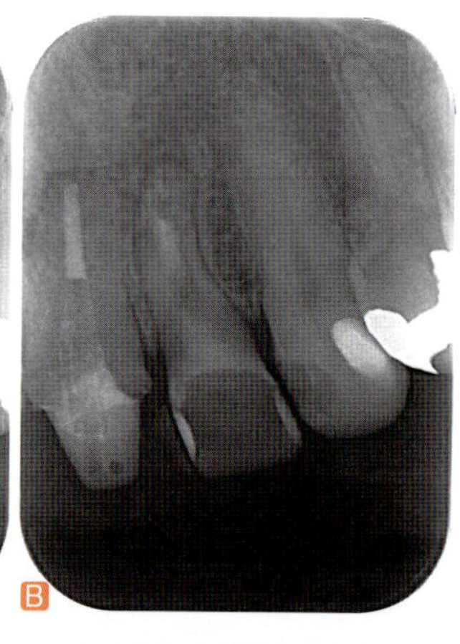

図6 |2 の術前X線写真（A：正放線投影，B：偏遠心投影）

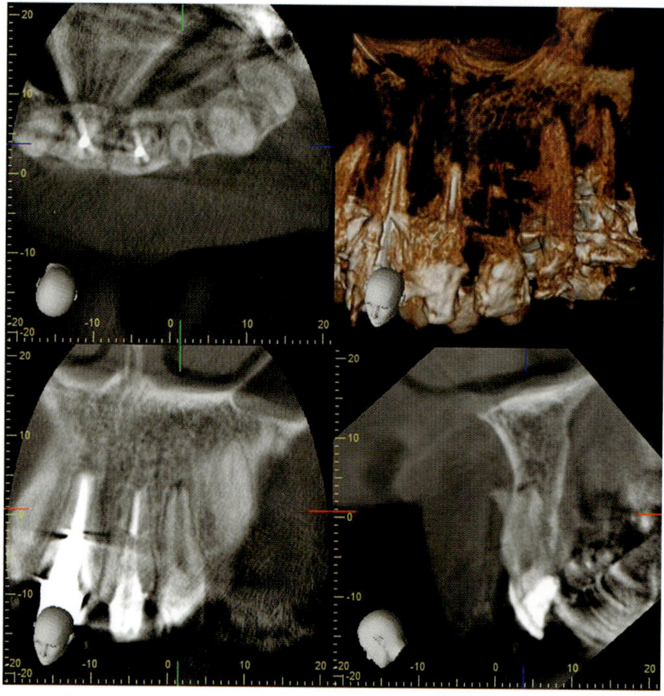

図7 根管治療を開始したところ，根尖は広くあいていた
CBCTを撮影し，広く開いている根尖は唇側への穿孔であり，本来の根管は口蓋側に湾曲していることを確認した．

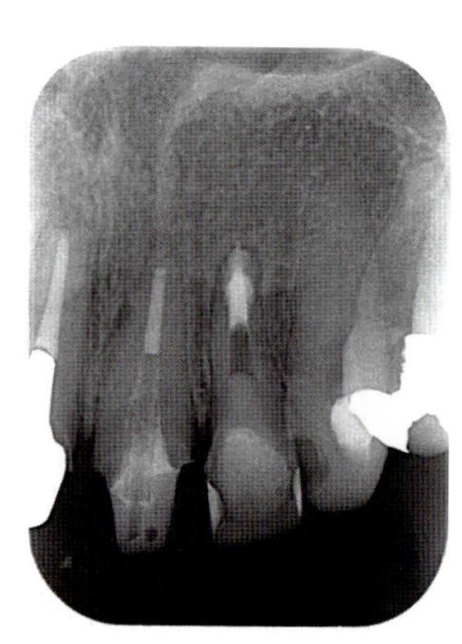

図8 MTAにて穿孔部封鎖および根管充填

5– Internal Matrix Technique

穿孔部封鎖を成功させるために，充填材が周囲歯周組織に溢出しないようにするという理由と，穿孔部からの出血をコントロールするという理由から，歯周組織に挿入したマトリックスで穿孔部に壁をつくり，圧迫止血を行う考えがInternal Matrix Techniqueである[15,16]（**図9**）．この方法を使うことにより，穿孔部象牙質の乾燥を確実に行うことができ，接着性レジンなどを封鎖材に使用した場合の封鎖性も向上すると考えられるが，穿孔部から歯周組織に挿入したマトリックス自体が異物であることに変わりはなく，厳密にいうと歯周組織には若干の炎症が起きることも報告されている[17]．

一方，MTAは血液による影響を受けにくいと考えられていた[18]が，その後の報告では血液の影響で硬化に影響が起きることも報告されている[19-22]．MTAによる穿孔部封鎖処置を行うのであれば，Internal Matrix Techiniqueは必ずしも必要ないのかもしれないが，穿孔部からの出血がコントロールしきれないような症例では，Internal Matrix Techniqueの使用も考慮に入れるべきかもしれない．

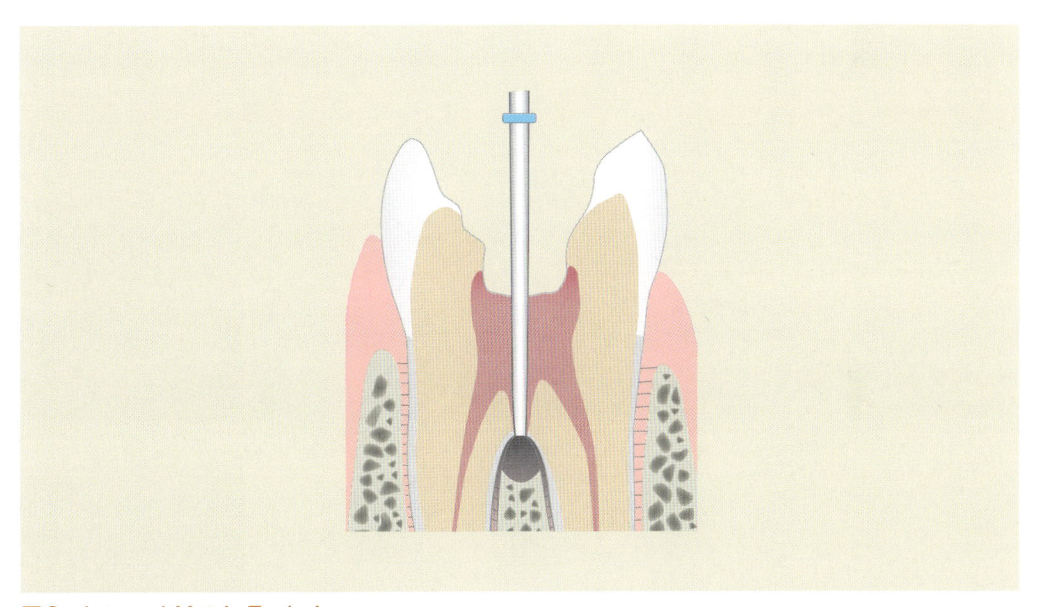

図9　Internal Matrix Technique
穿孔部からマトリックスを歯槽骨内に充填し，出血のコントロールと封鎖材料の溢出を防ぐ．

6– MTAによる穿孔部封鎖症例

患者は40歳の男性．|7の腫れを訴えており，主治医には「抜歯になるかもしれない」といわれ，歯内治療専門医での治療を希望して来院した．

患歯は15年以上前に抜髄処置を受けており，5年前に再根管治療を行っているということであった．半年ほど前に腫れていることに気付き，主治医が根管治療を開始したが，腫脹は変わらなかった．

初診時に患歯の頬側には腫脹があり，根尖にはエックス線透過像が認められた（**図**

10）．歯周ポケットは正常の範囲で，打診痛はなかった．根管治療を開始したところ，根管内には感染が認められ，樋状根管の中央部に穿孔も認められた（**図11**）．健全歯質は薄く，治療中もしくは治療直後に破折が広がり抜歯になる可能性もあること，穿孔部封鎖処置にMTAを使用することなどを説明し同意を得た．2回目の来院で根管充填および穿孔部封鎖処置をプロルートMTAにて行い（**図12，13**），主治医のもとで補綴処置を行った．

根管充填13か月後，腫脹や発赤，エックス線透過像の増大などの再発所見はなく，経過良好である（**図14**）．

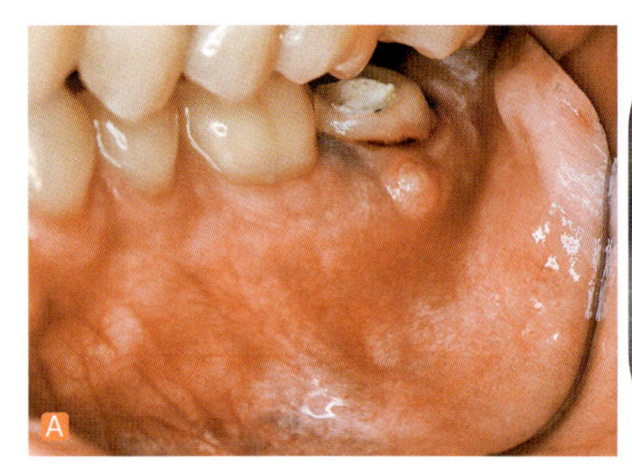
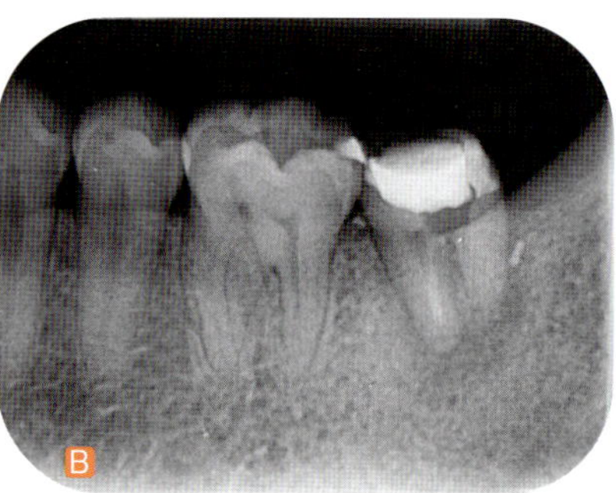
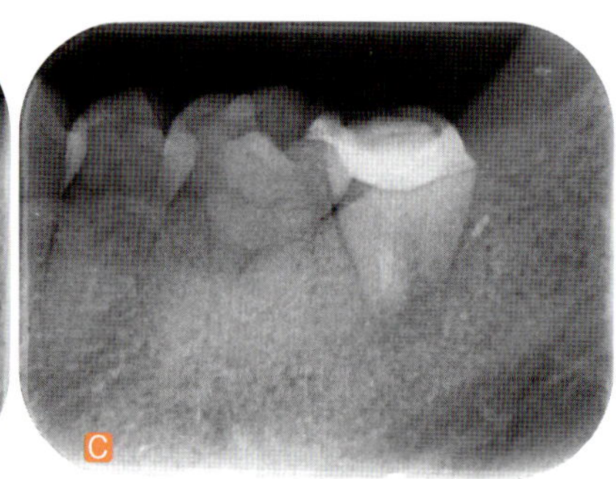

図10　初診時の口腔内写真（A）とX線写真（B：正放線投影，C：偏遠心投影）

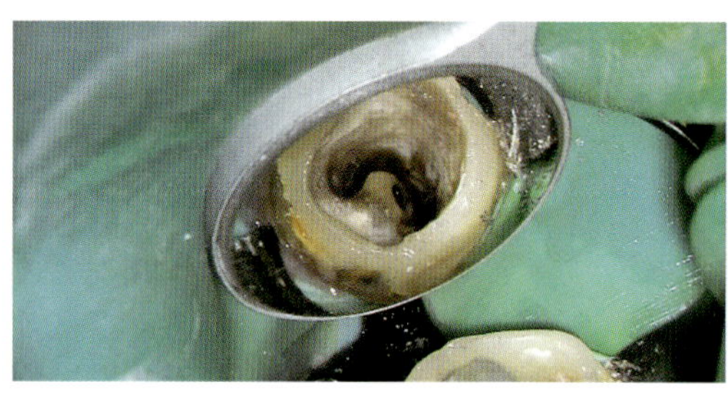
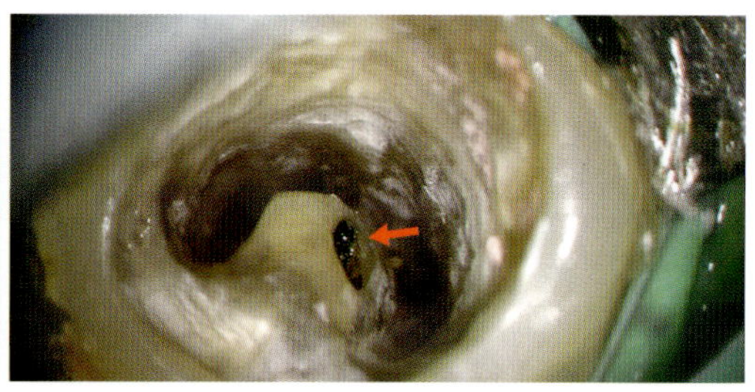

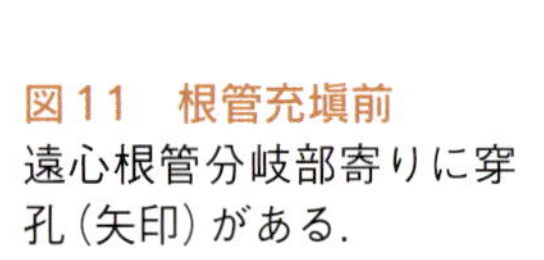

図11　根管充填前
遠心根管分岐部寄りに穿孔（矢印）がある．

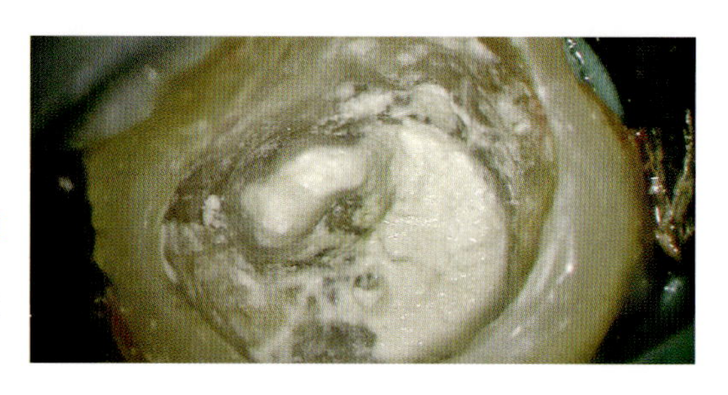

図12　MTA（プロルートMTA）にて根管充填および穿孔部封鎖
築造のためのポストスペースを近心根管内に残した．

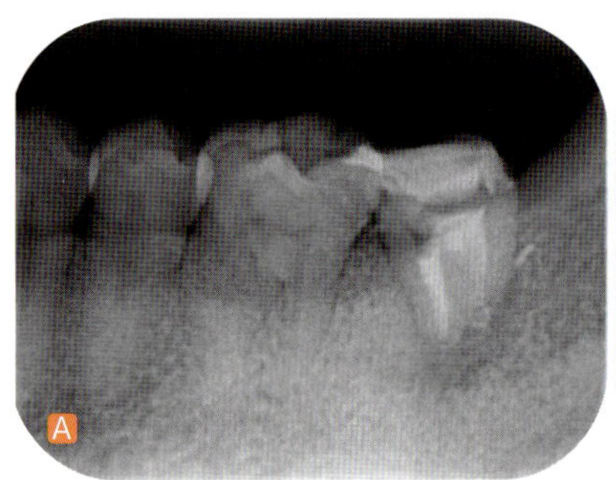
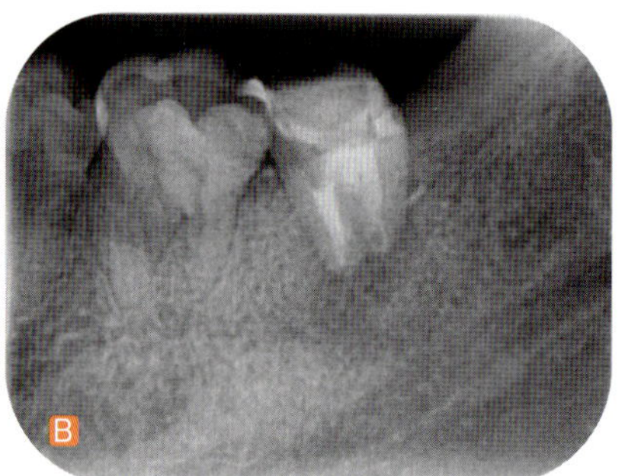

図13　根管充填後のX線写真（A：正放線投影，B：偏遠心投影）

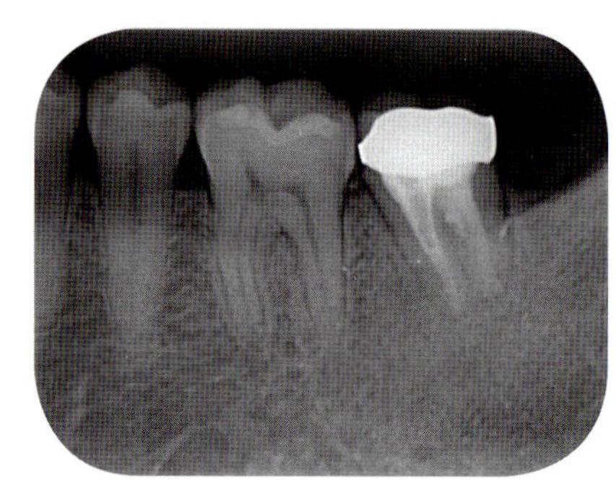

図14　根管充填13か月後
経過は良好である．

7— MTAの問題点と各種MTA

穿孔の部位によって封鎖材料も変更すべきである．MTAによる穿孔部封鎖は高い成功率を示しているが，歯周ポケットに穿孔しているような症例では成功率が下がるようである[6]．前述のようにMTAは骨への反応がよいが，歯周ポケットを介して口腔と交通している症例では高い成功率は得られない．歯周ポケットに交通していて，将来メインテナンスで歯周ポケット内のルートプレーニングなどが必要となるような症例では，機械的な強度も考慮してレジンなどによる穿孔部封鎖のほうがよいのかもしれない．

MTAの上には湿綿球を置き，水分を十二分に供給することが必要であるといわれていた．筆者も20年前にMTAを使い始めたとき，必ず湿綿球を置くようにと教えられた．ポルトランドセメントであるMTAの硬化は水和反応であるため，十分な水が必要である．建築現場でもコンクリートの上に水をはり養生をし，蒸発による乾燥を防いでいる．しかし，歯のなかは建築現場とは環境が違う．水が果たして蒸発するであろうか．Caronnaらの報告[23]によれば，湿綿球を置いても置かなくてもMTAの強度に差がでていない．歯のなかで充填したMTAは，仮封材でしっかり封鎖されていれば水分は蒸発しないのであるから，湿綿球で養生する必要はない，ということになる．今までは，直接覆髄や穿孔部封鎖の際には，MTAの上に必ず湿綿球を置き，硬化後にリエントリーをして湿綿球を除去し硬化を確認していた．このステップが必要ないとなれば，速やかに咬合回復に移ることができることになる．問題なのは湿綿球による養生ではなく，最初の混水比である．適切な混水比で十二分な水分が存在することがMTAの硬化には必須である．

造影剤として加えている酸化ビスマスにより歯の変色が起きることも報告されている[24]．直接覆髄の場合には術後の変色が大きな問題となるかもしれないが，穿孔部封鎖処置の場合には直接覆髄ほどの影響はないと思われる．しかし，前歯唇側への穿孔であれば，術後に歯肉を介して透けた変色が問題になる可能性も否定できない．そのような症例では，造影剤として酸化ビスマスを使っていないMTA材料を選択したほうがよいかもしれない．

MTAの特許が切れたことにより，各社からMTAという名のつく製品が多く発売されている．しかし，前述したような組織反応が起きているか十分な報告がない製品もある．使用する際には，その製品の特徴をよく理解し，使用状況に適した材料を適切に使用するように歯科医師がしっかり考えて欲しい．

日本ではMTAの適用は直接覆髄とされているため，本稿のようなMTAの使用に際しては，患者への十分な説明と同意が必須であることを最後に明記しておく．

文　献

1) Fuss Z, Trope M：Root perforations：classification and treatment choices based on prognostic factors. Endod Dent Traumatol, 12 (6)：255-264, 1996.
2) Lee SJ, Monsef M, Torabinejad M：Sealing ability of a mineral trioxide aggregate for repair of lateral root perforations. J Endod, 19 (11)：541-544, 1993.
3) Main C, Mirzayan N, Shabahang S, Torabinejad M：Repair of root perforations using mineral trioxide aggregate：a long-term study. J Endod, 30 (2)：80-83, 2004.
4) Pace R, Giuliani V, Pagavino G：Mineral trioxide aggregate as repair material for furcal perforation：

case series. J Endod, 34 (9) : 1130-1133, 2008.
5) Mente J, Hage N, Pfefferle T, Koch MJ, Geletneky B, Dreyhaupt J, et al. : Treatment outcome of mineral trioxide aggregate : repair of root perforations. J Endod, 36 (2) : 208-213, 2010.
6) Krupp C, Bargholz C, Brusehaber M, Hulsmann M : Treatment outcome after repair of root perforations with mineral trioxide aggregate : a retrospective evaluation of 90 teeth. J Endod, 39 (11) : 1364-1368, 2013.
7) Mente J, Leo M, Panagidis D, Saure D, Pfefferle T : Treatment outcome of mineral trioxide aggregate : repair of root perforations-long-term results. J Endod, 40 (6) : 790-796, 2014.
8) Siew K, Lee AH, Cheung GS : Treatment Outcome of Repaired Root Perforation : A Systematic Review and Meta-analysis. J Endod, 41 (11) : 1795-1804, 2015.
9) Baroudi K, Samir S : Sealing Ability of MTA Used in Perforation Repair of Permanent Teeth ; Literature Review. Open Dent J, 10 : 278-286, 2016.
10) Ford TR, Torabinejad M, McKendry DJ, Hong CU, Kariyawasam SP : Use of mineral trioxide aggregate for repair of furcal perforations. Oral Surg Oral Med Oral Pathol Oral Radiol Endod, 79 (6) : 756-763, 1995.
11) Holland R, Filho JA, de Souza V, Nery MJ, Bernabe PF, Junior ED : Mineral trioxide aggregate repair of lateral root perforations. J Endod, 27 (4) : 281-284, 2001.
12) Yildirim T, Gencoglu N, Firat I, Perk C, Guzel O : Histologic study of furcation perforations treated with MTA or Super EBA in dogs' teeth. Oral Surg Oral Med Oral Pathol Oral Radiol Endod, 100 (1) : 120-124, 2005.
13) Baek SH, Plenk H Jr., Kim S : Periapical tissue responses and cementum regeneration with amalgam, SuperEBA, and MTA as root-end filling materials. J Endod, 31 (6) : 444-449, 2005.
14) Baek SH, Lee WC, Setzer FC, Kim S : Periapical bone regeneration after endodontic microsurgery with three different root-end filling materials : amalgam, SuperEBA, and mineral trioxide aggregate. J Endod, 36 (8) : 1323-1325, 2010.
15) Lemon RR : Nonsurgical repair of perforation defects. Internal matrix concept. Dent Clin North Am, 36 (2) : 439-457, 1992.
16) 吉川剛正, 澤田則宏, 須田英明 : Internal Matrix Techniqueを使用した穿孔部の非外科的封鎖法. 日歯内療誌, 23 (1) : 37-43, 2002.
17) Al-Daafas A, Al-Nazhan S : Histological evaluation of contaminated furcal perforation in dogs' teeth repaired by MTA with or without internal matrix. Oral Surg Oral Med Oral Pathol Oral Radiol Endod, 103 (3) : e92-99, 2007.
18) Torabinejad M, Higa RK, McKendry DJ, Pitt Ford TR : Dye leakage of four root end filling materials : effects of blood contamination. J Endod,20 (4) : 159-163, 1994.
19) Vanderweele RA, Schwartz SA, Beeson TJ : Effect of blood contamination on retention characteristics of MTA when mixed with different liquids. J Endod, 32 (5) : 421-424, 2006.
20) Nekoofar MH, Stone DF, Dummer PM : The effect of blood contamination on the compressive strength and surface microstructure of mineral trioxide aggregate. Int Endod J, 43 (9) : 782-791, 2010.
21) Nekoofar MH, Davies TE, Stone D, Basturk FB, Dummer PM : Microstructure and chemical analysis of blood-contaminated mineral trioxide aggregate. Int Endod J, 44 (11) : 1011-1018, 2011.
22) Kim Y, Kim S, Shin YS, Jung IY, Lee SJ : Failure of setting of mineral trioxide aggregate in the presence of fetal bovine serum and its prevention. J Endod, 38 (4) : 536-540, 2012.
23) Caronna V, Himel V, Yu Q, Zhang JF, Sabey K : Comparison of the surface hardness among 3 materials used in an experimental apexification model under moist and dry environments. J Endod, 40 (7) : 986-989, 2014.
24) Marconyak LJ Jr., Kirkpatrick TC, Roberts HW, Roberts MD, Aparicio A, Himel VT, et al. : A Comparison of Coronal Tooth Discoloration Elicited by Various Endodontic Reparative Materials. J Endod, 42 (3) : 470-473, 2016.

4 — 樋状根への応用

木ノ本　喜史

1 — はじめに

歯内療法において，根管解剖の理解が最も難しい形態の一つに樋状根がある．樋状根では根管が癒合していることが多い，とは教えられていても，実際にどのようになっているかはこれまであまり明らかではなかった．たとえば，1997年には，樋状根の下顎第二大臼歯を歯冠側から1mmごとに20枚切断して，それらの断面写真を撮影したのち，3D画像として構築した論文がJournal of Enododonticsに掲載されている[1)]．このような処理は煩雑で時間と手間がかかり，臨床現場での直接的な応用は無理であり，三次元での形態認識は非常に困難だった．しかし，現在ではCBCTの使用により，その論文に載っていたような画像を臨床において数分で目にすることができるようになったのである．

ところが，知識や観察だけでは処置ができないのが歯科の難しいところである．これまでに知られているように，下顎第二大臼歯には樋状根が非常に多い[2)]．そして，CBCTで根管の形態を知ったからには，それに対する的確な処置が必要になる．樋状根の根管は狭窄や癒合が多いため，明視下で確認しながらでなければ確実な処置は困難である．そこで，マイクロスコープの使用が必須となる．

本稿では，CBCTとマイクロスコープを用いた下顎第二大臼歯の樋状根に対する診断と処置について解説する．

2 — 樋状根の根管解剖

樋状根の基本的な解剖学的形態は，近遠心の2根が頬側において癒合しており，舌側に陥凹が生じる〈この陥凹がデンタルX線写真において，根分岐部のようにみえるため，樋状根であることが見逃されることが多い（症例2参照）〉．ただし，癒合の程度は歯により異なる．そして，根尖は舌側へ湾曲していることが多い．根管は根管口付近から根尖にかけて，癒合や分離することが多い[3,4)]（**図1**）．

以前より，欧米系に比べてアジア系の人種には樋状根が多いという報告はみられたが，エビデンスといわれるものは英文が多く，毎日の臨床で向き合う日本人のデータが乏しかった．しかし，2015年のSuzukiらの報告[5)]は日本における患者の歯を解析しており，非常に参考になる（**表1**）．ただし，対象者が20代の男女であるため，根管の狭窄がまだ進行中であり，中年や高齢者の根管形態とは異なる可能性が高いことを認識しておくべきである．

下顎智歯を抜歯したときによくみられる樋状根の幼若永久歯の根形態を確認すると，幅の広いU字型の根管をしている（**図2**）．このU字型の根管に加齢とともに象牙質が沈着して狭窄し，成人の樋状根が形成されると考えると，樋状根を1根管性，2根管性や3根管

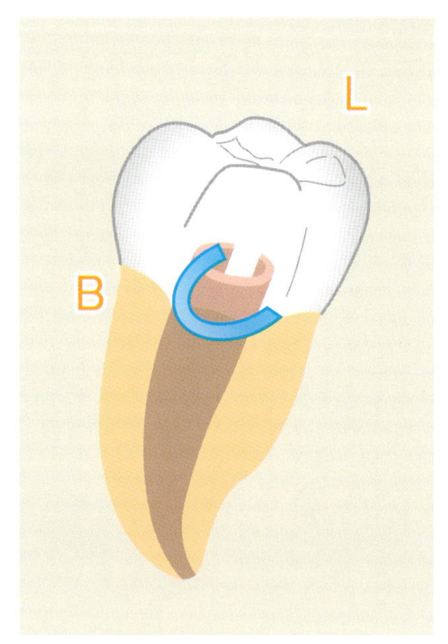

図1　下顎第二大臼歯樋状根のイメージ（木ノ本，2013．[3]）

樋状根の基本的な解剖学形態は，近遠心の2根が頬側において癒合しており，舌側に陥凹が生じる．そして，根尖は舌側へ湾曲している．

表1　20歳代の日本人の下顎第二大臼歯の歯根の形態（Suzuki et al, 2015．[5]）

樋状根の割合は，男性で36.7％，女性で54.0％と高率であった．

	左右側の根形態の組み合わせ		n	(%)	n	(%)
男性	樋状根	樋状根	63	22.4	103	36.7
	樋状根	2根	40	14.6		
	2根	2根			177	63.0
	1根	2根			1	0.3
	合計				281	100.0
女性	樋状根	樋状根	127	42.6	161	54.0
	樋状根	2根	34	11.4		
	2根	2根			137	46.0
	1根	2根			0	0.0
	合計				298	100.0

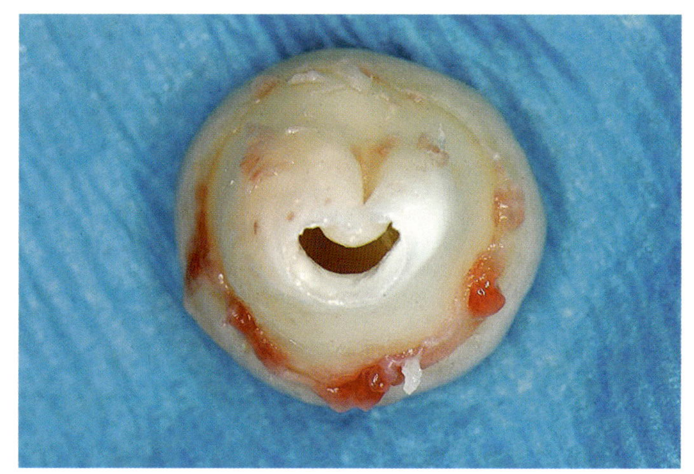

図2　幼若永久歯の樋状根

17歳男性の根未完成の智歯．根尖部はC字型をしている．

性と区別することは便宜的なことであるのかもしれない．たとえば，CBCTで根管がみえたとしても，それは単にCBCTの解像度でみえる根管の隙間を示しているだけであったり，根管形成後に根管数が決まったとしても，それは器具が入るスペースがその部位の数だけあったりしただけで，根管と認識した部位をつなぐ部分も髄腔である可能性は高い．そのため，樋状根の根管形成が完了すると，U字型の根管ができ上がることも多い（症例1，2参照）．

つまり，CBCTにより樋状根を立体的に観察でき，根管の走行を三次元で確認できるが，像としてみえている部位だけが根管（正確には髄腔）ではないことを認識しておく必要がある．

樋状根の根分岐形態の分類として，Fanらの報告が分かりやすい[6,7]．彼らはデンタルX線写真の像について三つの形態（**図3**），根の断面について五つの形態（**図4**）に分類している．ただし，この断面における根管の配置は，歯軸に垂直な断面における形態を示すものであり，1本の歯のすべての断面の形態を表しているわけではない．たとえば，断面の位置により，歯冠側から根尖にかけて1→3→2などと現れる根管数が変化することも多い．もちろん，CBCTの水平断面像を詳細に観察することで，この断面における根管の数と位置の変化を把握できるので，診断における有用性が非常に高い．

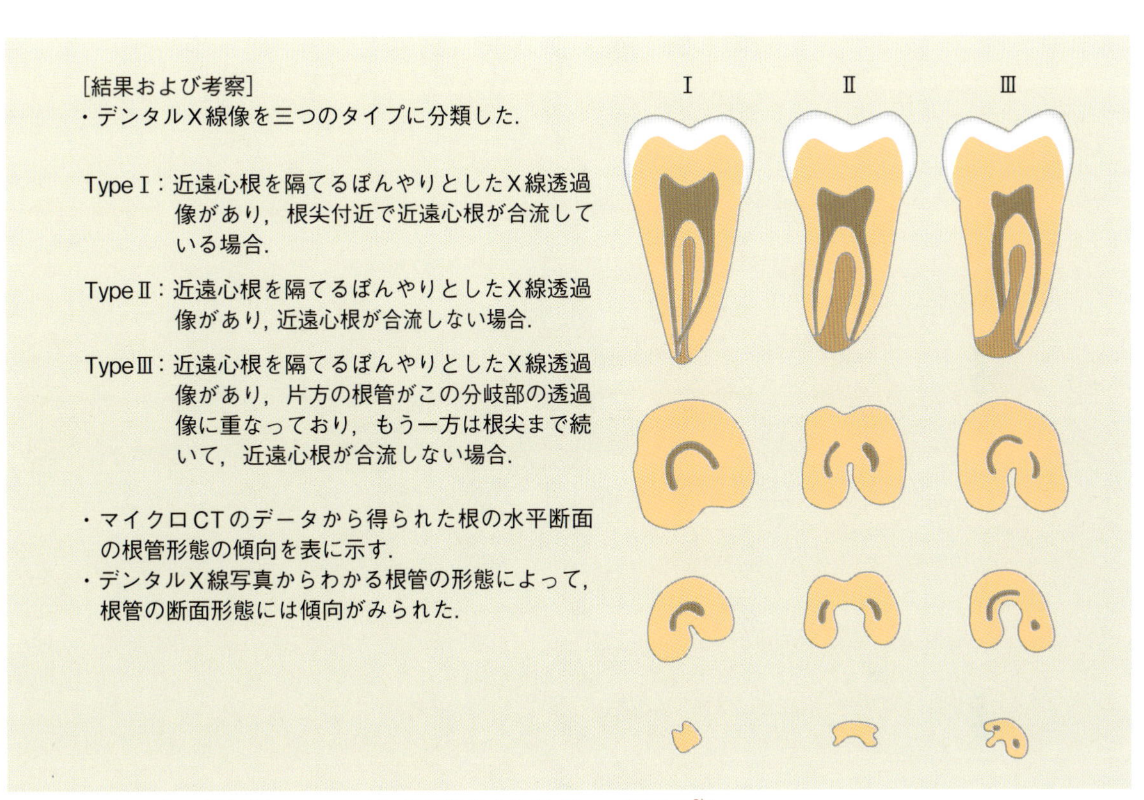

[結果および考察]
・デンタルX線像を三つのタイプに分類した．
TypeⅠ：近遠心根を隔てるぼんやりとしたX線透過像があり，根尖付近で近遠心根が合流している場合．
TypeⅡ：近遠心根を隔てるぼんやりとしたX線透過像があり，近遠心根が合流しない場合．
TypeⅢ：近遠心根を隔てるぼんやりとしたX線透過像があり，片方の根管がこの分岐部の透過像に重なっており，もう一方は根尖まで続いて，近遠心根が合流しない場合．
・マイクロCTのデータから得られた根の水平断面の根管形態の傾向を表に示す．
・デンタルX線写真からわかる根管の形態によって，根管の断面形態には傾向がみられた．
Ⅰ
Ⅱ
Ⅲ

図3　Fanらによる樋状根のデンタルX線写真像の分類（Fan, 2004.[6]）
デンタルX線写真からわかる根管の形態により，根管の断面形態には傾向がみられた．

・根管口はセメント-エナメル境より3mm根尖寄りまでの位置にみつかり（98.1%），根管口の88.8%（48/54）はC字型（C1）であった．
・しかし，根中央部から根尖にかけて，断面の形態はC2，C3，C4が増え，根管口からの予測が難しかった．
・根管口あたりはC1が多く，根尖付近ではC4が多かった．

樋状根を水平断したときに現れる根管の形態の分類（Meltonの分類をFanらが改変した分類）．

C5は断面に根管がない部位（根管が湾曲しており，解剖学的根尖付近の水平断面に根管がみられない状態）を示している．

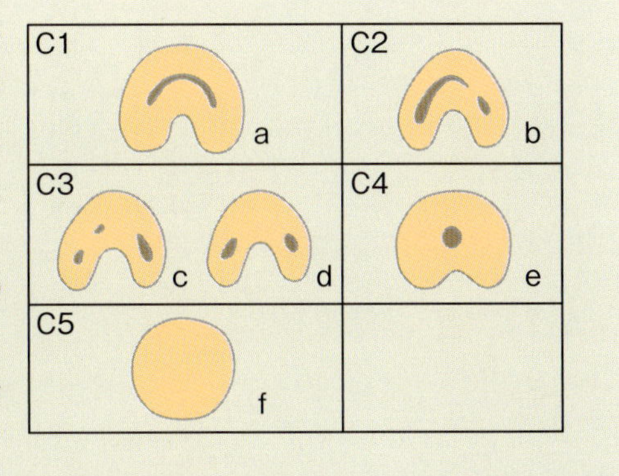

図4　Fanらによる樋状根を水平断したときに現れる根管形態の分類（Fan, 2004.[7]）

3－樋状根の根管形成，根管充塡について

1）髄腔開拡

根管口の数が三つであったとしても，その位置は歯の隅角部付近に存在することが多いので，髄腔開拡は通常の下顎大臼歯の4根管を対象とした四角形型にするのがよい．

また，樋状根においては髄床底が平坦ではなく，根が癒合している頬側には近遠心を結ぶ髄腔の筋が存在するが，舌側には存在しない．そこで，頬側にみられる筋を頼りに舌側の髄腔も形成すると，分岐部に穿孔してしまう場合もある．舌側の髄床底は頬側に比べて高い位置にあると意識する必要がある（**図5**）．

2）根管口明示

樋状根の根管の断面は，通常の根管のイメージである円型ではなく，筋状であることが多い．そのため，器具を根尖方向（垂直方向）に上下させて根管口を広げるだけでなく，水平方向（根管の形態に沿った円弧を描く動きになることが多い）に動かして根管口を開拡する必要がある．しかし，根管は根管口付近においても直線ではなく湾曲しているため，内湾側である分岐部への穿孔，また外湾側である近心や頬側への穿孔に注意が必要である（**図6**）．たとえ出血を伴う穴が開く穿孔でなくても，残存歯質がセメント質だけになってしまうほどの拡大は，歯の予後を損ねる結果を招く．

3）根管形成

実際に根管を拡大・形成するためには，主根管となるいくつかの根管を探索して，その

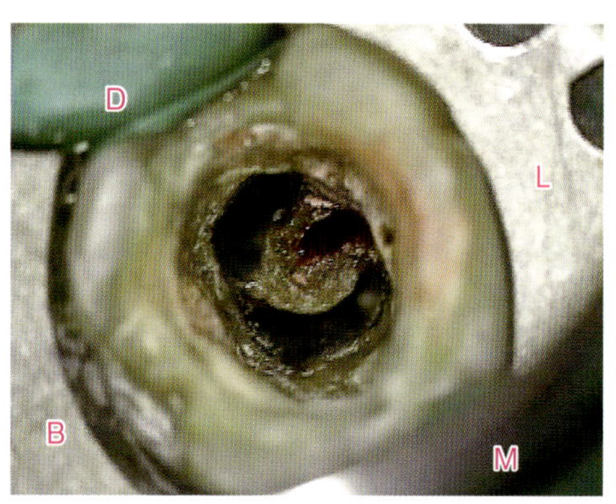

図5　樋状根の|7 の舌側髄床底の穿孔
頬側は髄腔がつながっているが，舌側には歯髄腔はないため，分岐部に穿孔が生じる．

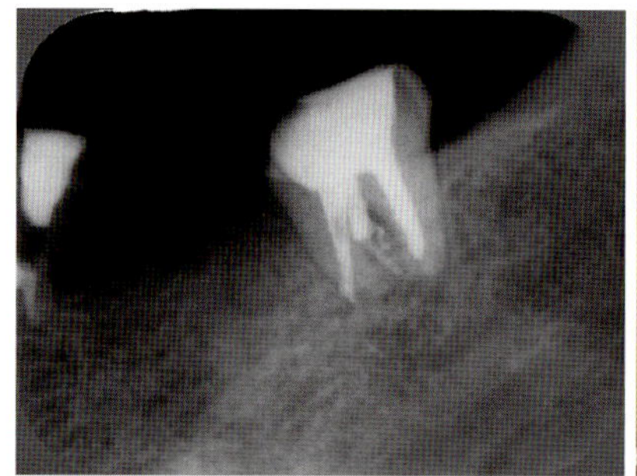

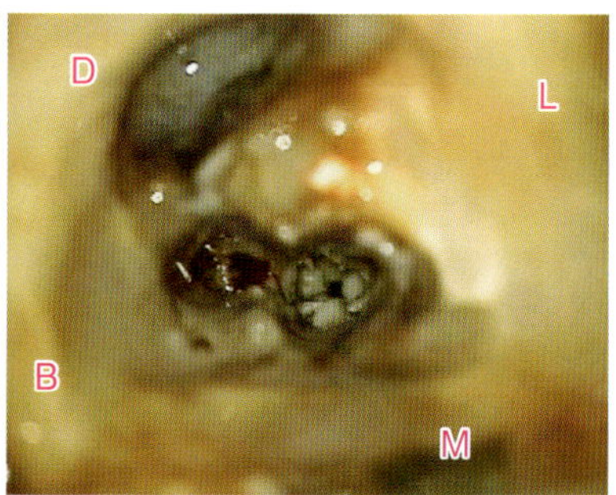

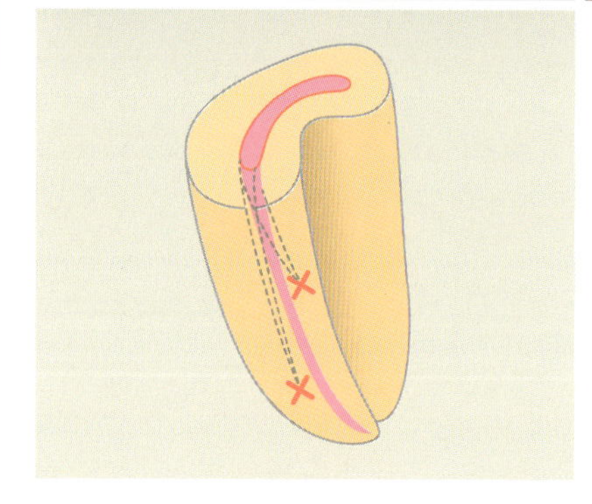

図6　樋状根の|7 の近心根分岐部への穿孔
C字型をイメージして根管拡大・形成を行っていても，分岐部寄りに穿孔が生じてしまう場合もある．
根尖が舌側に湾曲していることが多いので，根管口付近では内側の分岐部への穿孔が，根尖付近では湾曲の外側への穿孔が生じやすい．

根管を電気的根管長測定法などを参考にして，作業長を決定することになる（この場合，根管口付近では別々の根管であっても，根尖付近では合流している可能性もあることを意識しておく）．したがって，通常の円形の断面を持つファイルを使用して根管拡大・形成を行っても問題はない．

問題は，主根管の形成が終了したあとの樋状（筋状）につながっている部位の形成である．主根管を中心に考えると，樋状につながっている部位はイスムスあるいはフィンと考えることができる．この部位の拡大・形成にはマイクロスコープ下での，超音波発振装置に装着したチップの使用が有効である．マイクロスコープ下では，ミラーで確認しながらの処置が必要になるため，把持部と作業部が離れている超音波装置は非常に有用である．そして，イスムスなど狙った部位を選択的に拡大・形成することができるからである（症例2参照）．

形成完了後は，幼若永久歯であったころの歯髄腔の形態に近づき，U字型に仕上がることも多い．

4）根管充填

充填方法による違いがあるが，基本的には，根尖部5mm程度を緊密に充填することが目標になる．

側方加圧充填法では，主根管にメインポイントを挿入したのち，それらの間の部分はイスムスと考えて，細めのアクセサリーポイントを詰め込んでいく．ただし，主根管が根尖に近づくにつれ舌側へ湾曲していることも多いため，根尖付近までの緊密な側方加圧充填は困難なことが多い．そこで余剰なガッタパーチャポイントを焼き切った後も，プラガーでなるべく根尖方向に加圧（垂直加圧）して，緊密な充填状態を目指すのがよい．

垂直加圧充填法のContinuous Wave Condensation Technique（CWCT）においては，主根管にガッタパーチャポイントを適合させたあとに，加熱プラガーで一気に加圧するが，イスムスの部分の処理や根尖の湾曲は，側方加圧法と同じく困難な状況にある．

円筒形でない不整形の根管を封鎖するには，インジェクション法が適しているように思われるが，この方法も，冷却時に収縮しがちであることやチップが根尖近くまで入るかの問題もあり，絶対的な正解とはいい切れない．

ガッタパーチャとシーラーという組み合わせで考えるならば，バイオアクティブグラスと呼ばれる材料を含む，生体親和性を有したシーラーを使用することが今後の方向性となるかもしれない．

4─症例

症例1（図7） 50歳女性，瘻孔を有する|7

瘻孔の出現を主訴に来院した．瘻孔以外の症状はなかった．第二小臼歯の後方歯であったが，傾斜から|6の早期喪失により|7が近心傾斜していると考えられた．デンタルX線写真により近心根と遠心根の近接が確認されたので，根管形態の確認のためCBCT（Veraviewepocs 3Df，モリタ製作所）で撮影したところ，樋状根であることが確認され

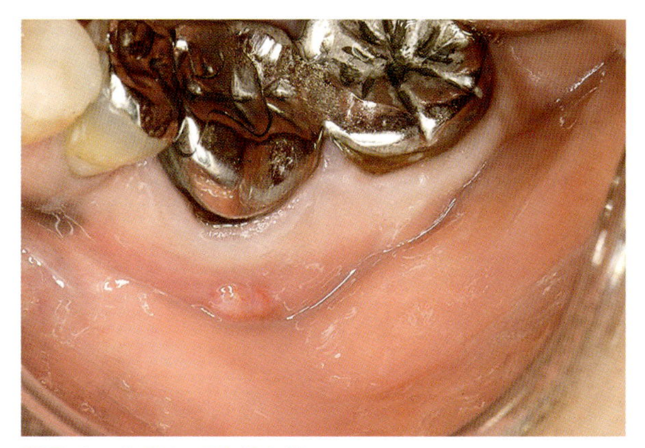

図7-1　症例1：50歳女性
⌐7 頬側根尖付近に瘻孔を認めた.

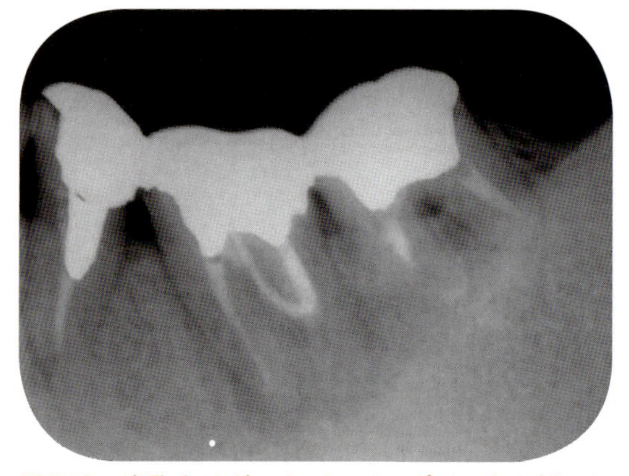

図7-2　瘻孔よりガッタパーチャポイントを挿入して撮影したデンタルX線写真
ガッタパーチャポイントは⌐7 の遠心根付近に到達しているようにみえた.

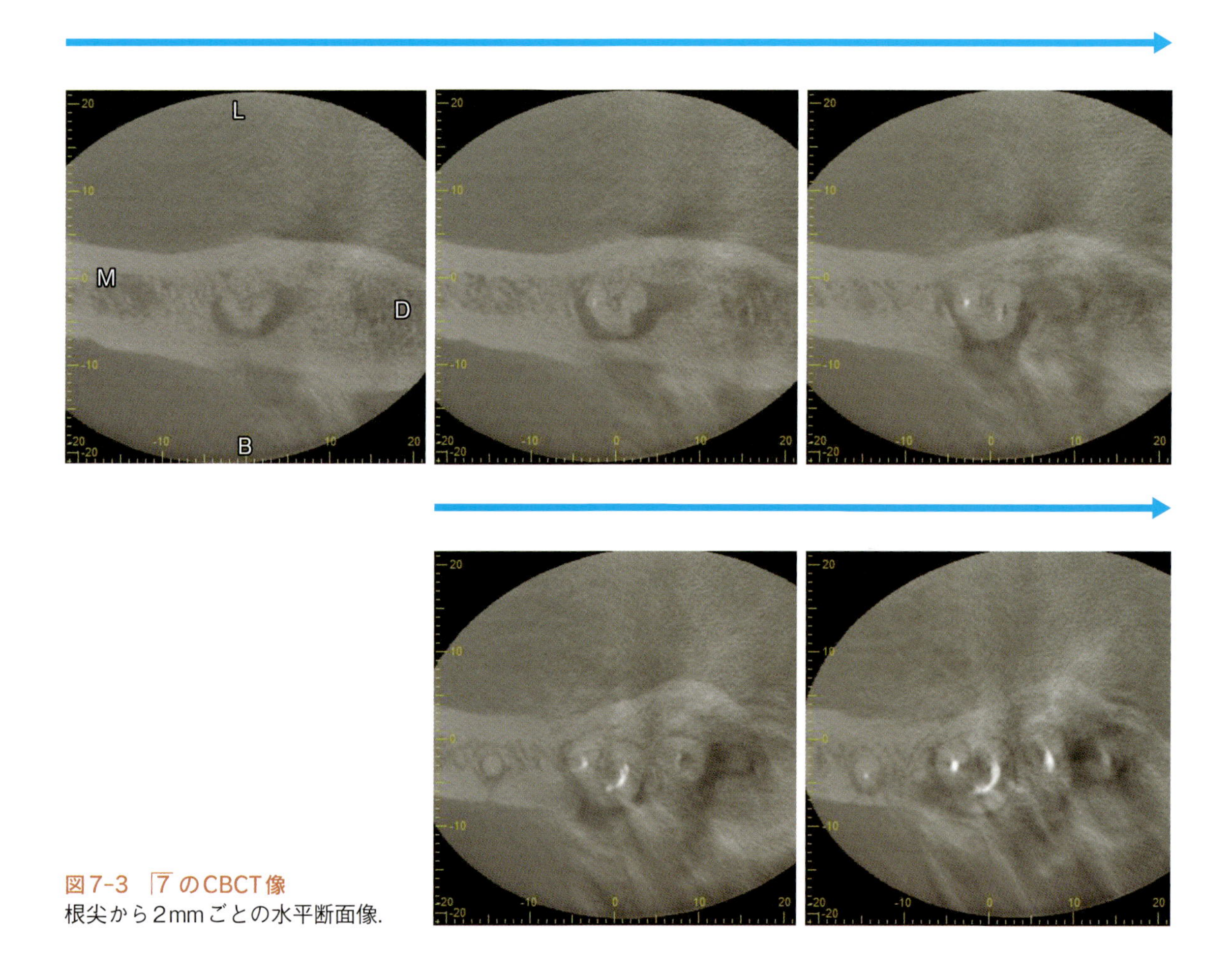

図7-3　⌐7 のCBCT像
根尖から2mmごとの水平断面像.

た. 瘻孔は⌐7 の近心根あたりに存在したが, 根尖部の透過像は⌐8 の近遠心の根尖も含むように広がっており, 充填状態も不良であったため, 2歯とも根管治療が必要と判断した.

根管の拡大・形成は, 超音波装置 (P-Max2, Satelec, 白水貿易) に装着したファイル形状のチップ (AMファイル, Satelec, 白水貿易) で根管の断面形状に沿うように行った.

近心根

遠心根

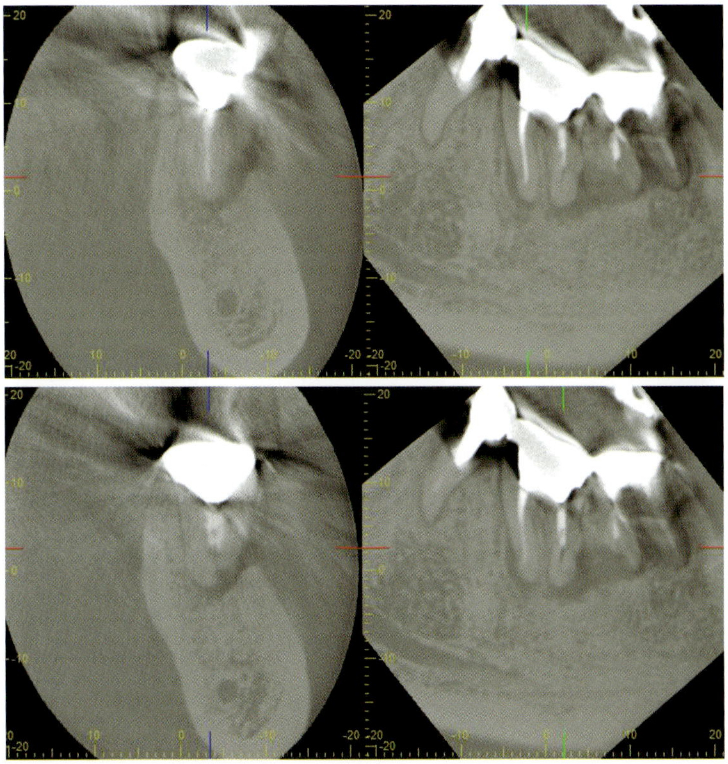

図7-4　⌈7 の近心根と遠心根の前額面像と矢状面像
根尖部の透過像は，⌈7 と ⌈8 が交通しているようにみえた．デンタルX線写真では，⌈7 の遠心根が原因根のようにみえたが，⌈7，⌈8 のいずれもが瘻孔の原因となっている可能性が考えられた．したがって，両方の歯の根管治療を行った．

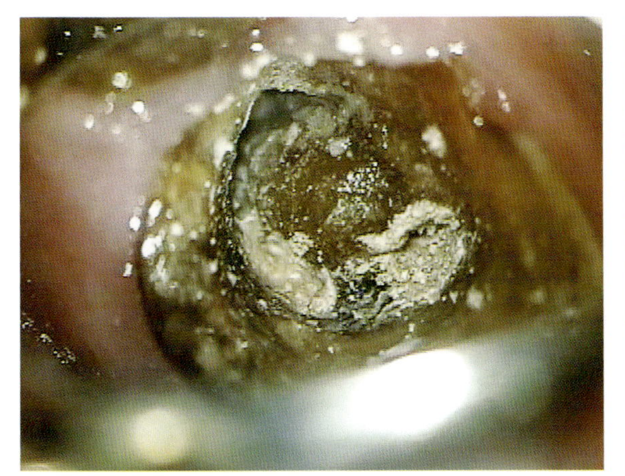

図7-5　⌈7 の支台築造を除去した状態
根管口から樋状根の形態であった．

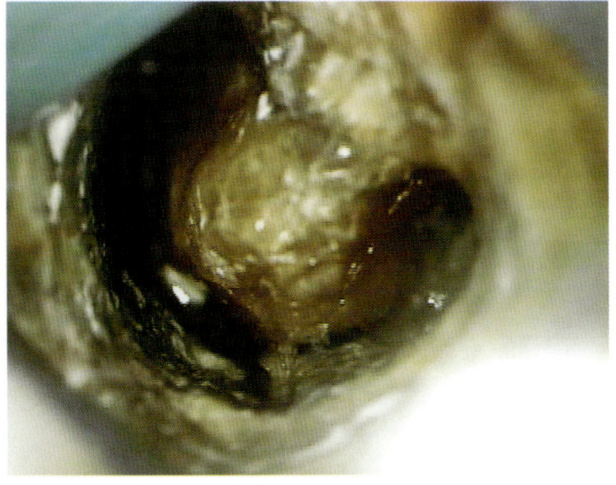

図7-6　根管形成の途中
超音波装置にファイル形態のチップをつけて根管の形態に沿って拡大・形成を行った．

瘻孔の消失を確認したのち，根管充填を行った．

支台築造のために印象採得を行ったが，ポスト部の形態は根管形態の陰型になるため，U字型の突起形態になった．

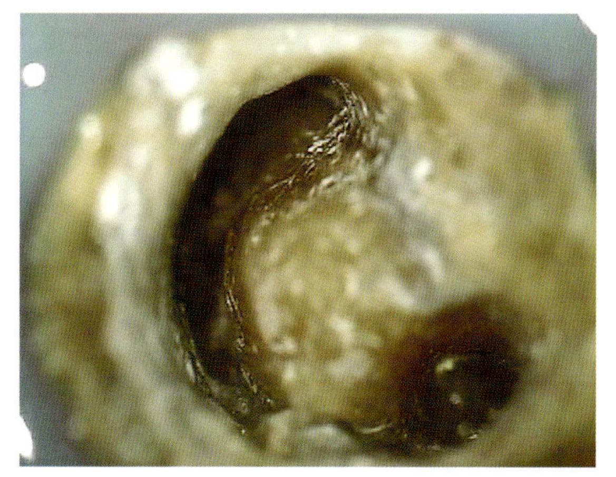

図7-7　根管形成完了時の根管形態
CBCTの水平断像でみられたとおり，近心根近くはイスムスが狭く器具が入ることはなかった．

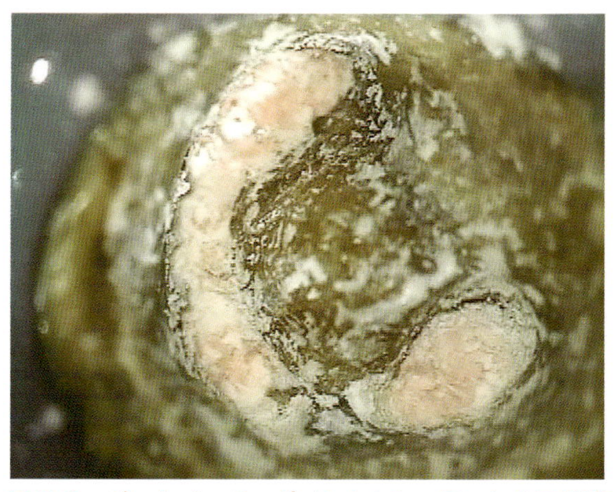

図7-8　ガッタパーチャポイントとシーラーによる根管充塡後の根管口
側方加圧充塡法を用いた．根管の端から順にポイントを充塡していき，最後に余剰のポイントを焼き切った後に，垂直方向にも加圧を行った．

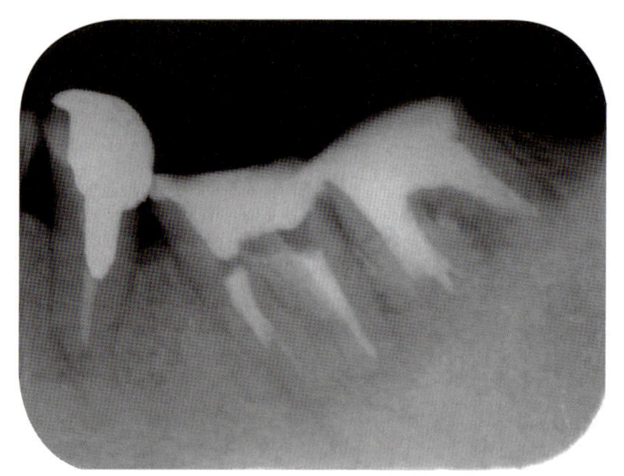

図7-9　根管充塡時のデンタルX線写真
|7 の根管口付近が水平方向に拡大・形成されていることがわかる．

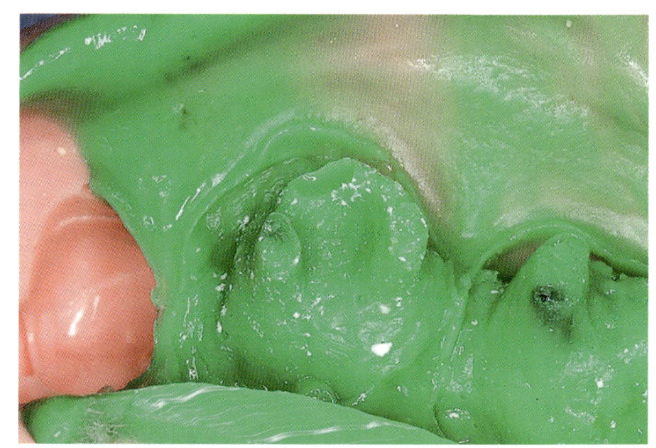

図7-10　支台築造の印象時の印象面
樋状根の根管の形態の陰型となっている．

症例2（図8）　28歳女性，樋状根の 7|

難治性根尖性歯周炎としてCBCTデータがCDに添付されて紹介されてきた患者．7| の抜髄後に痛みが消えないとのこと．CBCTのデータはCDに記録されたもので，歯軸に沿った面での観察ができなかったが，樋状根であること，根尖が舌側へ湾曲していることなどが把握できた．

根管の拡大・形成は，超音波装置に装着したファイル形状のチップ（AMファイル）で根管の断面形状に沿うように根管口明示を行ったあと，根尖までをステンレススチールファイルを使用してバランスドフォース法を基本とした形成を行った．根管充塡は側方加圧法で行った．

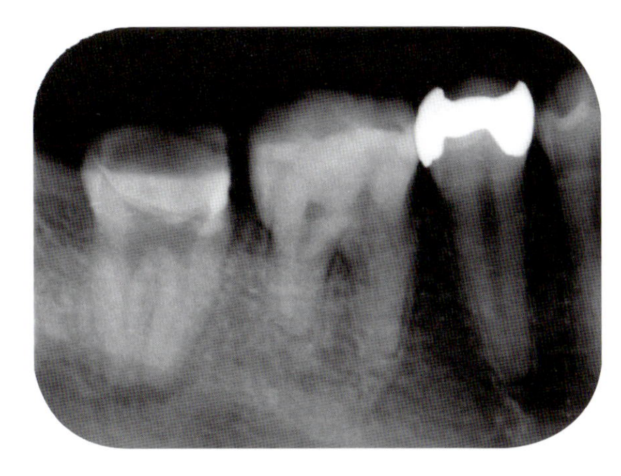

図8-1　症例2
抜髄後に痛みが消えないと紹介された，28歳女性の7|のデンタルX線写真．近遠心の2根管を明瞭に認めるが，歯根が近接しているため樋状根が怪しまれる．

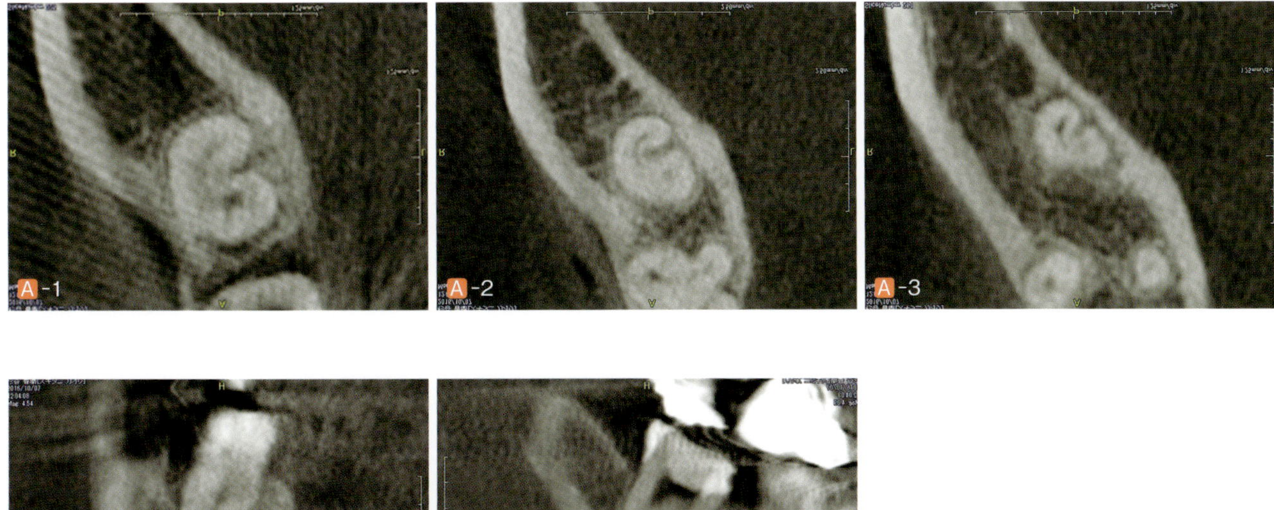

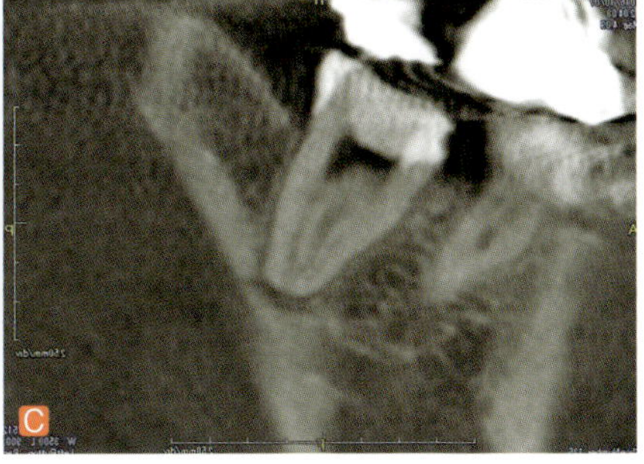

図8-2　持参したCDに記録されていたのCBCT像
やはり7|は樋状根であった．
A-1：根管口付近の水平断像，A-2：根管中央部の水平断像，A-3：根尖寄り1/3部の水平断像
B：前額面像，C：矢状面像

5– まとめ

樋状根の根管形態は，千差万別といっても過言ではない．Haddad[8]らは，デンタルX線写真において次のような特徴があると樋状根と診断できる可能性を示している．

①二つの歯根が癒合あるいは近接している
②遠心根管が大きい
③近心根管が細い
④二つの根の間にぼんやりと第三の根管が認められる

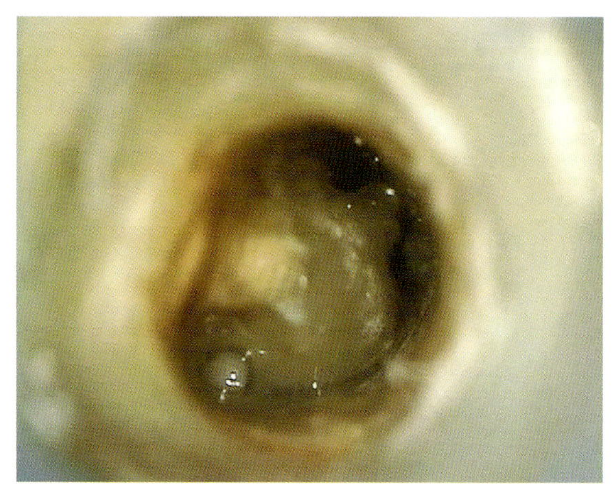

図8-3　仮封を除去した状態
3か所の根管にファイルが挿入されているだけの状態であった．

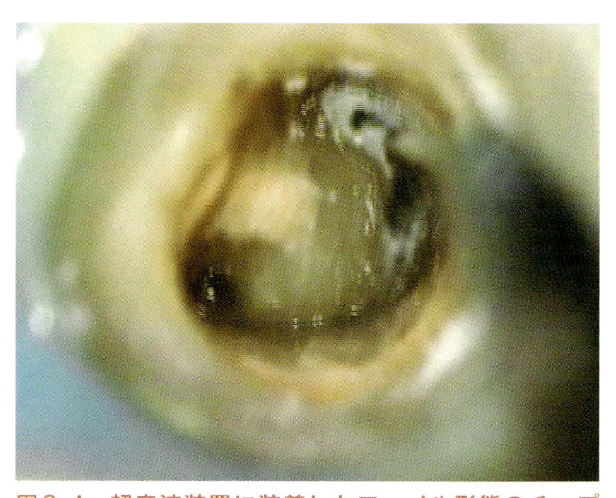

図8-4　超音波装置に装着したファイル形態のチップで，根管形態に沿って根管口の拡大を行った
形成する目安は根管壁の硬さである．軟らかく石灰化度が低い部位は容易に削れていく．

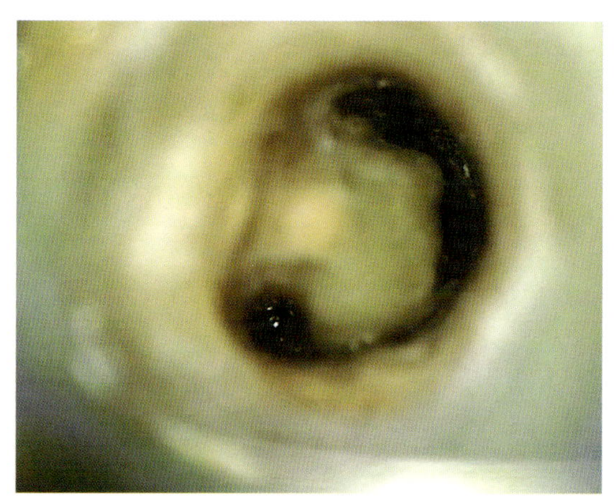

図8-5　根管口付近の根管の拡大・形成が終了した状態
この後，根尖側1/3の根管形成を手用ファイルを用いて行った．

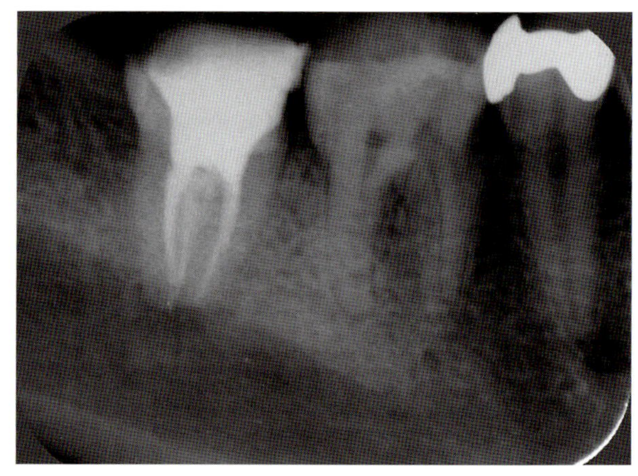

図8-6　根管充塡後のデンタルX線写真
根管口付近が水平的に拡大されているのがわかる．

しかし，デンタルX線写真だけでは根管解剖の確実な読影はまず困難である．樋状根をCBCTで診断すれば，根管口の探索から恩恵を受けることができる．そして，マイクロスコープを用いると根管の歯冠側1/2は明視下での処置が可能となる．しかし，多くの根管には舌側への湾曲が存在するので，根尖側1/2の観察は難しい．根尖側1/2は，CBCTによって根管の分岐，合流，湾曲を診断して対処することになる．

CBCTとマイクロスコープによる「歯内療法レボリューション」をまさに実現する場として，樋状根は最適な歯種である．本稿が「歯内療法レボリューション」の一助となれば幸いである．

文　献

1) Lyroudia K, et al. : 3D reconstruction of two C-shape mandibular molars. J Endod, 23 : 101-104, 1997.
2) Kato A, et al. : Aetiology, incidence and morphology of the C-shaped root canal system and its impact on clinical endodontics. Int Endod J, 47 : 1012-1033, 2014.
3) 木ノ本喜史：歯内療法成功への道 臨床根管解剖―基本的知識と歯種別の臨床ポイント．ヒョーロン・パブリッシャーズ，東京，165-175，2013.
4) 木ノ本喜史：3D根管解剖　CGを操作してイメージする髄腔開拡・根管形成．医歯薬出版，東京，86-89，2017.
5) Suzuki M, et al. : Morphological variations of the root canal system in C-shaped roots of the mandibular second molar in a Japanese population. Int J Oral-Med Sci, 13 : 81-88, 2015.
6) Fan B, et al. : C-shaped canal system in mandibular second molars : Part II-Radiographic features. J Endod, 30 : 904-908, 2004.
7) Fan B, et al. : C-shaped canal system in mandibular second molars : Part I - anatomical features. J Endod, 30 : 899-903, 2004.
8) Haddad GY, et al. : Diagnosis, classification, and frequency of C-shaped canals in mandibular second molars in the Lebanese population. J Endod, 25 : 268-271, 1999.

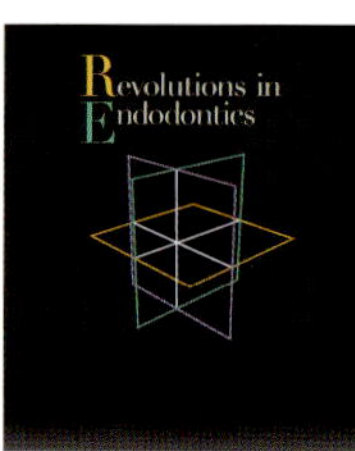

私の使用機器

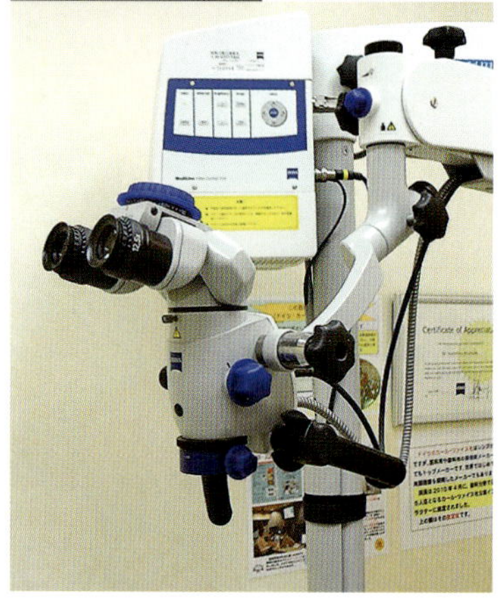

図9　マイクロスコープ：OPMI Pico
（製造元：Carl Zeiss，販売：白水貿易）
レンズの明るさ，懸架装置の安定が抜群である．

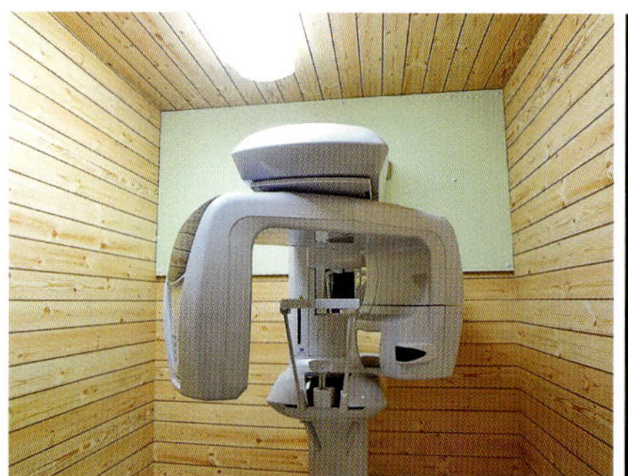

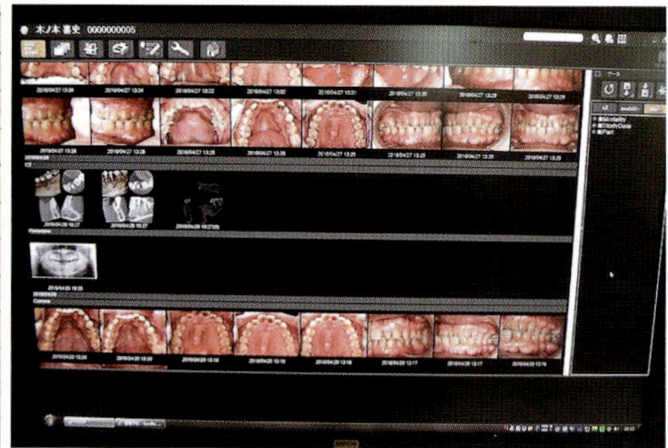

図10　CBCT：Veraviewepocs 3Dfおよび画像処理システム　i-VIEW
（製造元：モリタ製作所，販売：モリタ）
パノラマX線写真とCBCTが撮影できる併用機である．
i-VIEWはX線写真のデータと口腔内写真などのデータを患者別に一元化して扱えるソフトである．

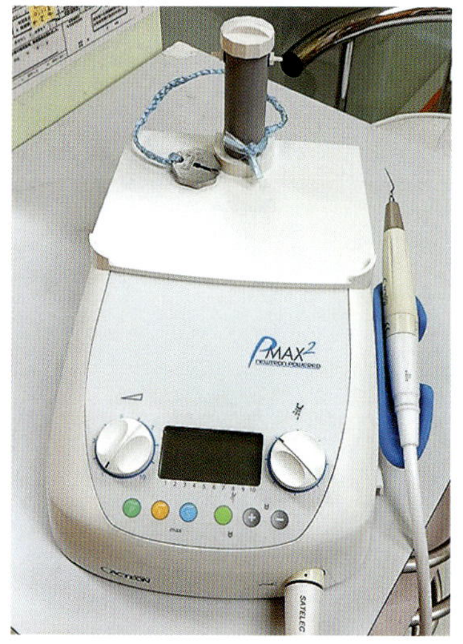

図11　超音波発振装置　スプラソンP-MAX 2
（製造元：Satelec，販売：白水貿易）
注水機能もついているが，根管形成，洗浄に使用する際には，注水機能は用いず根管に次亜塩素酸ナトリウム液を満たした状態で使用している．

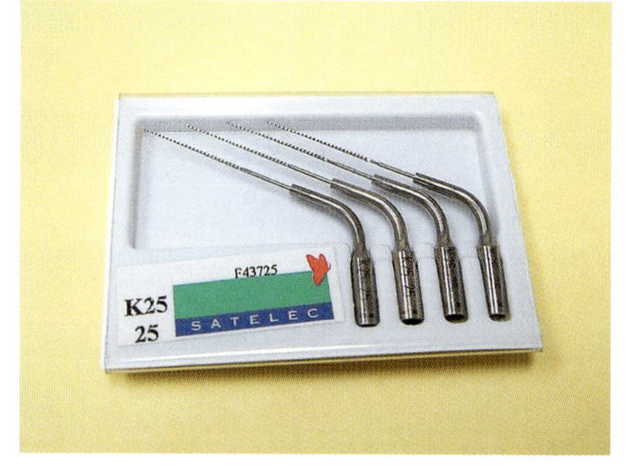

図12　超音波チップ　AMファイル
（製造元：Satelec，販売：白水貿易）
ハンドピースに直付けできるファイル形態の超音波チップである．細いサイズのファイルは折れやすいので，25号程度が最適である．

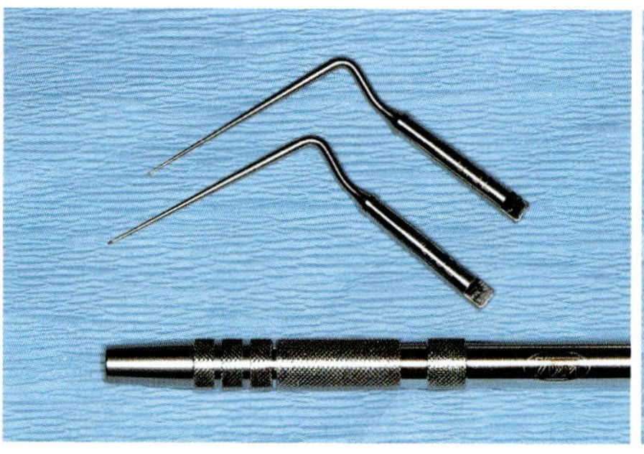

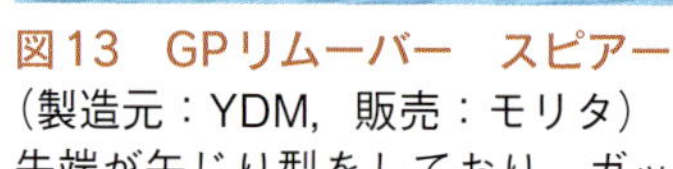

図13　GPリムーバー　スピアー
（製造元：YDM，販売：モリタ）
先端が矢じり型をしており，ガッタパーチャを引き上げたり，引き抜いたりする操作が可能である．また，樋状根に多く存在するイスムスやフィンなどの溝をかき上げて清掃する場合にも使用している．

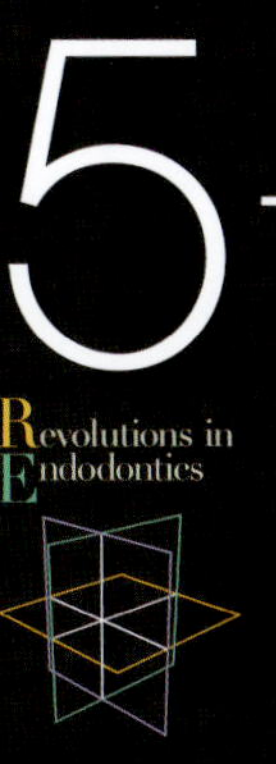

MB2への応用

牛窪　敏博

永久歯でも上顎大臼歯近心頬側根は，解剖や根形態，そしてMB2の発現頻度などについて，その他の根管に比べて臨床研究や実験に用いられている．特にMB2に関しては人種・年齢・性別により様々な形態が紹介されている．実験では切削標本・透明標本・デンタルX線写真・MCT（Micro Computed Tomography）・SEMなどが用いられ評価されている．MCTは根管内部を非破壊的に高解像度で観察できるが，ex-vivoのみの使用で人体への使用は適切ではない．しかし，CBCT（Cone-Beam Computed Tomography）は歯やそれを含む周囲組織を歪みなく三次元的に表示でき，臨床的にも診断や治療計画に応用され特に歯内療法の分野には適していると考えられる．

1―近心頬側根におけるMB2の特徴

上顎大臼歯の近心頬側根は，扁平で根管内は複雑な形状を呈している．特にMB1とMB2と呼ばれるように2根管の確率が高い．しかし，MB2は肉眼での探索は大変困難で拡大鏡を用いても確認できない場合もある．Vertucci[1]によると，MB2のネゴシエーションが難しい理由は，根管口における象牙質の張り出しや根管開口部が近心頬側に傾斜している点，そして根管入り口が1～2回急激に湾曲していることが挙げられる（**図1**）と述べている．2根管が存在する場合には，MB1とMB2は2根管が根尖部で合流するタイプ（Weineの分類タイプⅡ）が多く，次いで根尖部まで独立している根管形態（Weineの分類タイプⅢ）が多いと報告されている（**図2**）[2]．その場合，歯冠側でのMB2はMB1より遠心側に位置し根尖側では近心舌側に移動する傾向があり，また近心側の歯質は遠心側よりも薄いようである[2]．そしてMB2が発現しているとMB1との間にイスムスがみられ，根尖から4mmまでに50％の確率で確認でき，五つのタイプ（**図3**）がみられたとの報告がある[3]．さらに近心頬側根は，加齢的変化で徐々に形態が様変わりしていく．石灰化は近遠心的に，そして舌側から頬側に進み，根管は頬側より中心部に偏った位置に存在し，MB2は石灰化により存在が確認できなくなるか消失する[4]．もちろん，存在していても器具操作の限界を超えてネゴシエーションできないこともある．我々が持ち得ているファイルは#6からでしかなく，このサイズよりも小さな根管が存在しても不思議ではない．

2―CBCTが用いられるまでのMB2に関する研究では

MB2の存在の有無を拡大せずに観察すると18.2％で，マイクロスコープを使用すると57.4％であった[5]，そして，裸眼では51％であったがマイクロスコープを用いると82％に上昇するとの報告[6]や，拡大鏡を用いた場合には41.3％であったものがマイクロスコープを用いると93.7％とかなり高確率で発見できたとの報告[7]があるように，拡大と照明があると探索は容易になる．しかしMB2に関する研究では，実験室での抜去歯を用いた研究

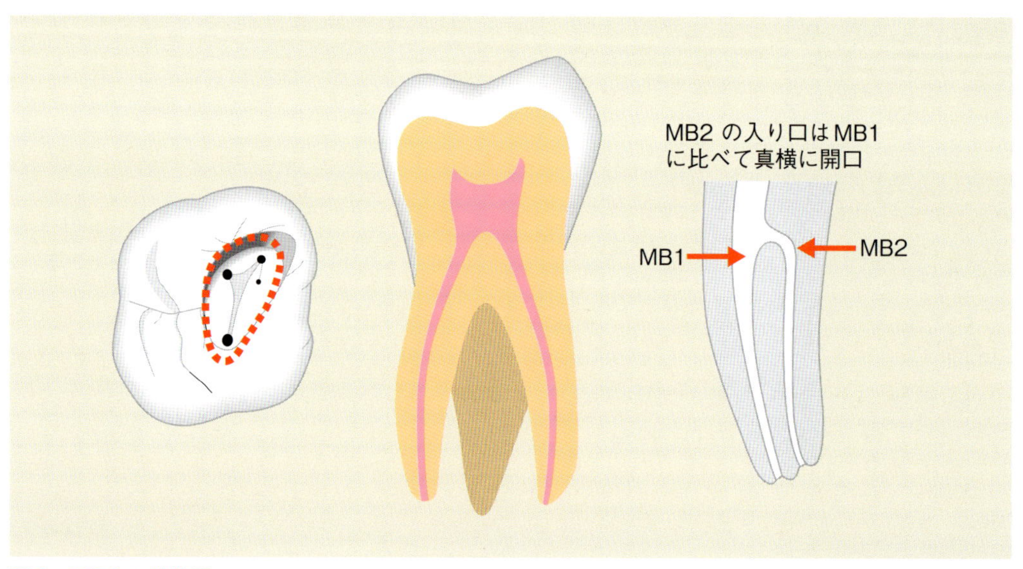

図1　MB2の特徴図
根管口における象牙質の張り出し・根管開口部が近心頬側に傾斜・根管入り口が1～2回急激に湾曲している点を忘れてはならない．

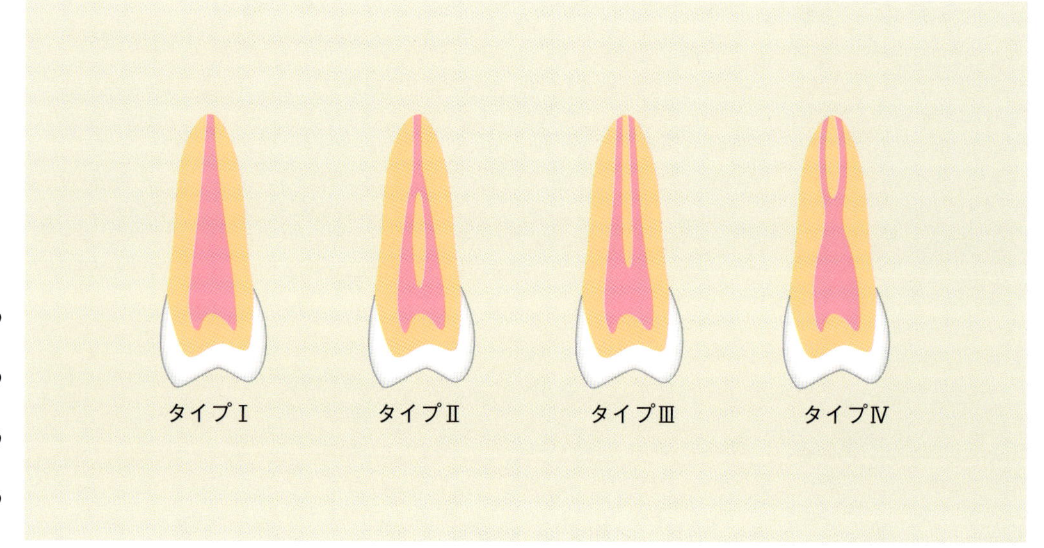

図2　Weineの分類
タイプⅠ：根管口が一つで根尖も一つ
タイプⅡ：根管口が二つで根尖が一つに合流
タイプⅢ：根管口が二つで根尖も二つ
タイプⅣ：根管口が一つで根尖は二つに分岐

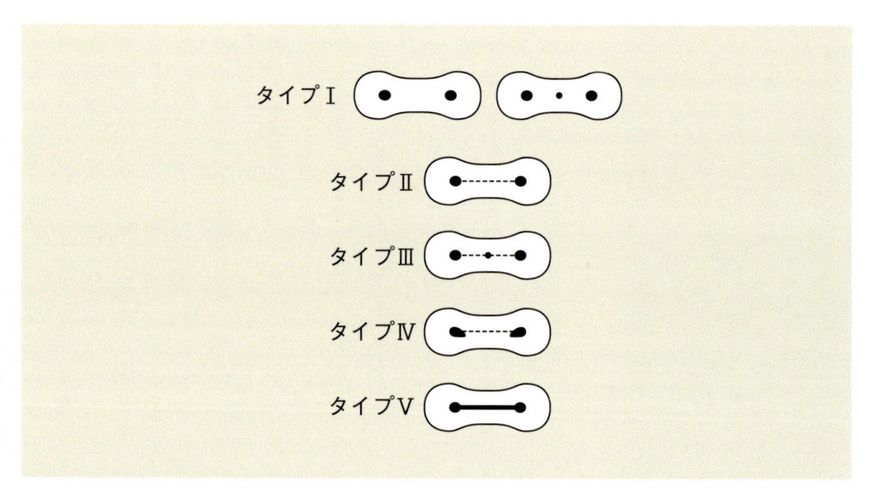

図3　イスムスの分類
イスムスは五つのタイプに分類されるが，完全なものより不完全なものが多い．
タイプⅠ：二～三つの根管があるがこれら根管のつながりはない
タイプⅡ：二つの根管の間につながりがある
タイプⅢ：三つの根管があり，各根管にはつながりがある
タイプⅣ：二つの根管の間につながりがあり，根管はこのイスムスを越えて入り込んでいる
タイプⅤ：二つの根管の間につながりが明確に存在している

と臨床における研究で結果に少し差がある点は考慮すべきである．上顎第二大臼歯であっても，MB2の発現が60％であったとの研究[8]もある．上顎第一大臼歯の8,400本以上のデータをまとめたレビュー論文[9]によると，実験室での研究は60.5％，臨床では54.7％で2根管であったと報告している．そうすると，今までのような80％～90％の高い結果の報告とは異なることになる．これは，定義によって解釈と結果が変わっていると考えられる．臨床では治療ができた根管をカウントしているため，実験室での結果と差が生じている．そして，年齢により石灰化が進みMB2の発見につながらなかった点も考慮しなければならない．さらに分析方法により結果は異なる．また，これら多くは東洋人を対象にしておらず，人種的な違いも考えるべきである．Weineら[10]の研究では，日本人の上顎第一大臼歯抜去歯において，54.6％でWeineの分類タイプⅡ（24.2％）とタイプⅢ（30.4％）のMB2がみられたと論じている．タイプⅠが全体の42％を占めていたため，2根管としては58％とも考えられるが，この研究はデンタルX線写真のみで評価しており，マイクロスコープを使用していない．もし使用していれば，もう少し大きな割合になっていたかもしれない．見落とし根管も上顎大臼歯が多く，特にMB2が原因とみられる根尖病変もよくみられ，再治療の頻度が高かった[11]．非対称的な根管充填は要注意である（**図4**）．このようにMB2の発現率に関してはCBCTが登場するまでは18.6％から96.1％[2]とかなり幅のある結果となっている．そしてMB2は常に穿通できるとは限らず，16％で追跡できない場合もあるとの報告もある[1]．

3－CBCT登場後のMB2に関する研究

CBCTも，今までと同じように実験室での研究と臨床研究がある．1990年代から根管の評価に用いられ[12]，2006年以降から口腔内疾患の診断に応用され[13]，歯内療法の分野では2007年にPatelら[14]が根尖病変の診断に関する研究を報告している．それ以降，歯根吸収[15]や歯根破折[16]への応用が検討されている．現在までCBCTのみの評価では52％～85.8％の検出率であるが[17]，CBCTの評価後にマイクロスコープ下でアクセスし，その後再度CBCTでの確認を参考に象牙質を切削すると，MB2の発見は69％から92％に上昇したとの研究もある[17]．さらにMB2が発見できない場合のCBCTの撮影は，根管探索の可能性を向上させるとも述べている[18]．この研究で以前までの結果よりもMB2の発見率が

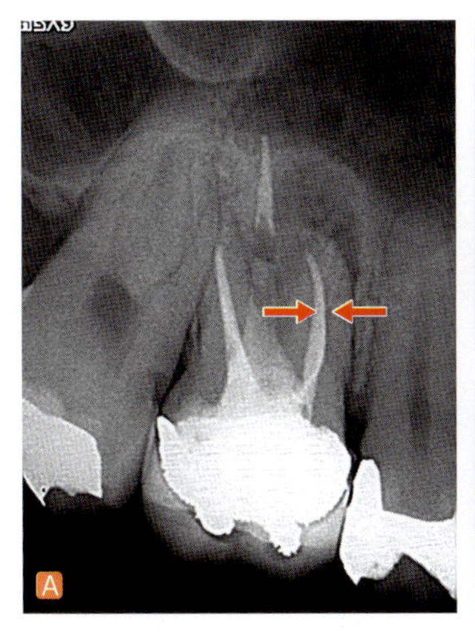

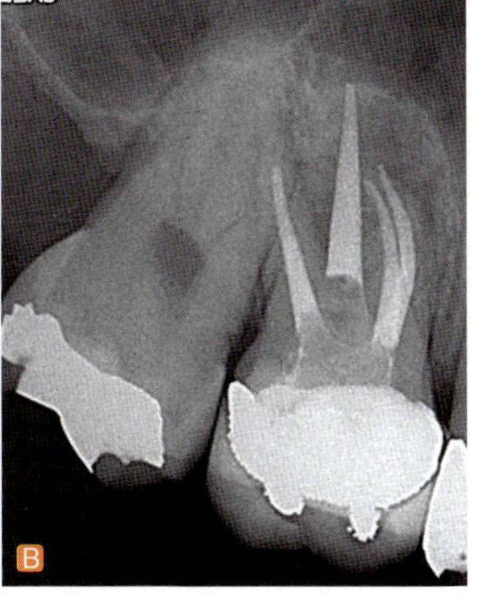

図4　根管充填非対称の症例
A 術前偏心撮影では根管充填材が近心頬側根どちらか片側にずれている．
B もう1根管の存在を疑った結果，2根管であった．

上昇した理由は，CBCTの機器の精度の向上が影響していると考えられる．また，Vizzottoら[19]はCBCT撮影によりMB2の探索は口内法のデンタルX線写真よりも感度と特異度も高く，0.3mmのボクセルサイズは低被曝で精度の高い画像が得られると報告している．Karabucakら[20]は上顎第一大臼歯MB2に関して特に再根管治療では見落とし根管が最も多く（右側：41.3%，左側：46.5%），これらは根尖病変の有病率が4.38倍と高く術前撮影は有効的であると述べている．しかし撮影にはAAE（米国歯内療法学会）&AAOMR（米国口腔顎顔面放射線学会）のガイドライン[21]を参考にしながら被曝に対して慎重に対応すべきである．撮影機器の違いによるFOV（Field of View）や精度そして被曝量に関しては他の章を参考にして頂きたい．

4－臨床でのCBCTを用いたMB2探索

上顎大臼歯でも，特に第一大臼歯のアクセス外形は台形となり，以前までの三角形とは異なる．アクセス終了後に超音波器具や根管口拡大用のニッケルチタンファイルを用いてストレートラインアクセスを行う．この段階で使用する超音波チップは先端が球形のタイプやテーパー状のタイプで，ダイヤモンドコーティングされているものやダイヤモンドコーティングはされていないが軸方向に小さな溝が付与されているものが多い．抜髄であれば，遠心根および口蓋根の根管口を発見することは石灰化が著しい症例でない限り難しくはない．しかし石灰化が著しい症例や再根管治療歯では，術前のCBCTがかなり参考になる．そのような場合，CBCT上の基準点を設け参考にし，その位置からMB1と遠心根・口蓋根の根管の入り口がどのくらい離れているのかを測定し，同部において上記の超音波チップにて象牙質を切削し探索を開始する．各根管口を探索するときに髄床底の発育癒合線または発育溝（**図5**）を辿っていくと発見が容易になる[22]．MB1・遠心根・口蓋根が無事に発見できれば，いよいよ次にMB2の順番である．MB1とMB2はGörduysusら[23]によるとおよそ約2mm離れていると報告されている（**図6**）．その際，MB1と口蓋根の根管口を結ぶ仮想線に遠心根の根管口から垂線を結んだとし，その等間隔の反対側付近にMB2が存在する可能性が高い．MB2の探索は3段階に分けて考えるが，まずは最も発現頻度の高い領域から探索を開始する．第1ステップはMB1から約2mm離れた地点を超音波チップにて切削するが，その場合には頬側から口蓋側にやや近心よりに円弧を描くようにストロークする

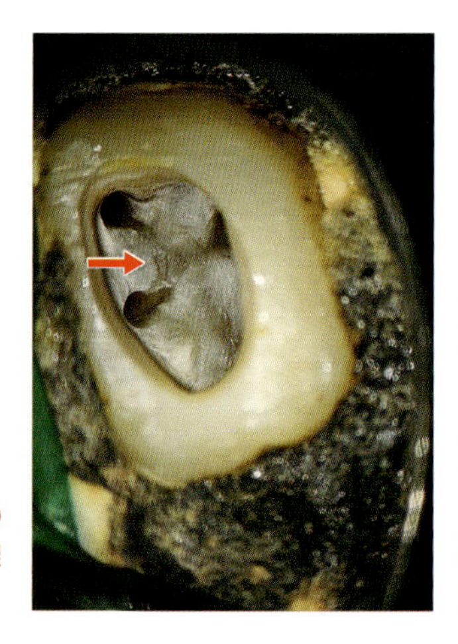

図5　近心頬側2根管の根管口を結ぶ発育癒合線（発育溝：→）

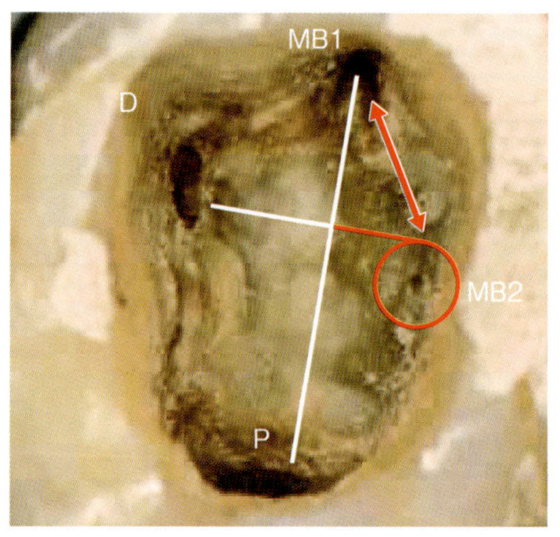

図6　MB1と口蓋根・遠心根の関係からMB2の距離関係
MB1とMB2は約2mm離れており，MB1とPを結ぶ仮想線にDから垂線を結んだとし，その等間隔の反対側付近にMB2が存在する可能性が高い．

症例1

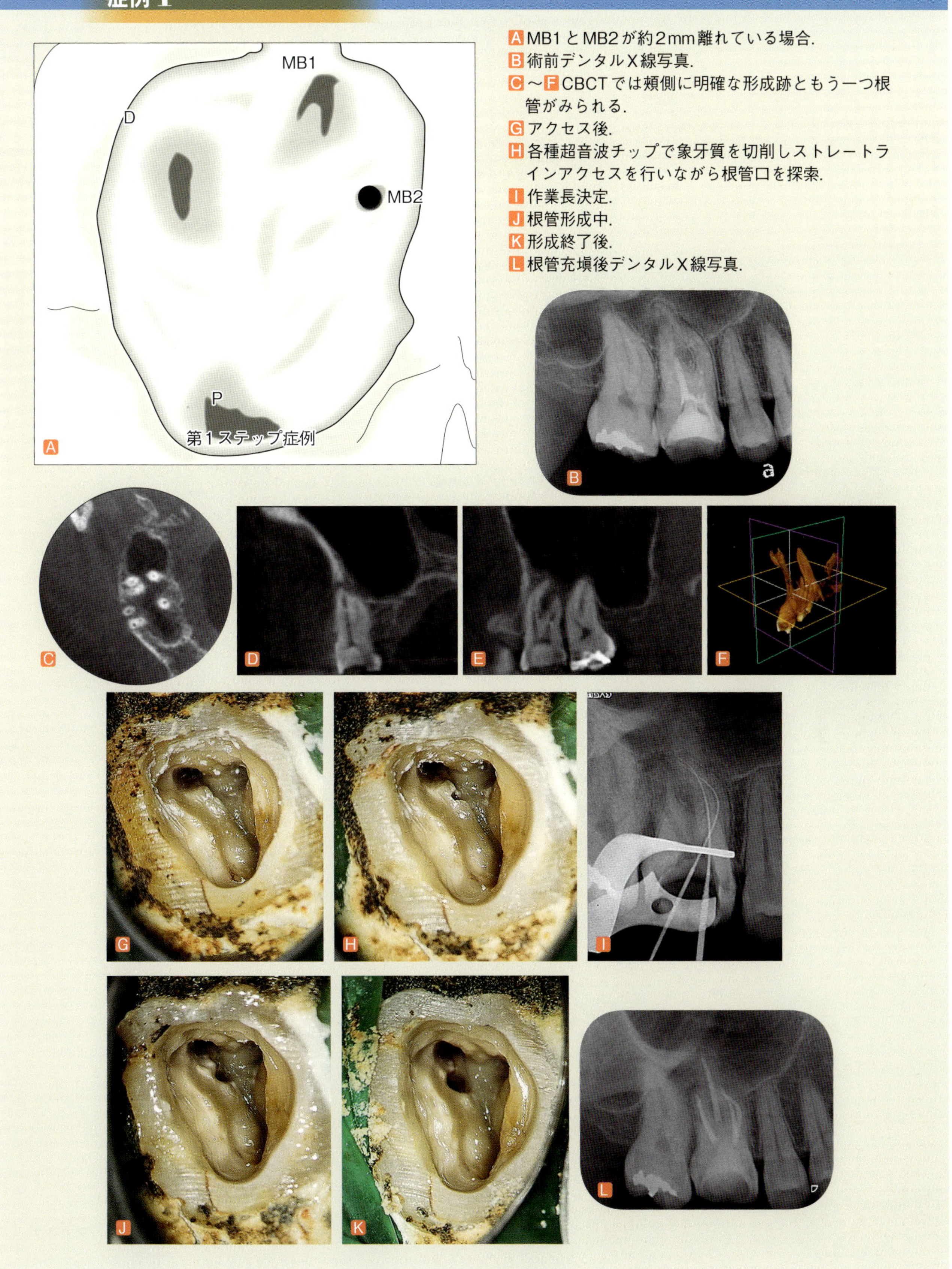

A MB1とMB2が約2mm離れている場合.
B 術前デンタルX線写真.
C～F CBCTでは頬側に明確な形成跡ともう一つ根管がみられる.
G アクセス後.
H 各種超音波チップで象牙質を切削しストレートラインアクセスを行いながら根管口を探索.
I 作業長決定.
J 根管形成中.
K 形成終了後.
L 根管充填後デンタルX線写真.

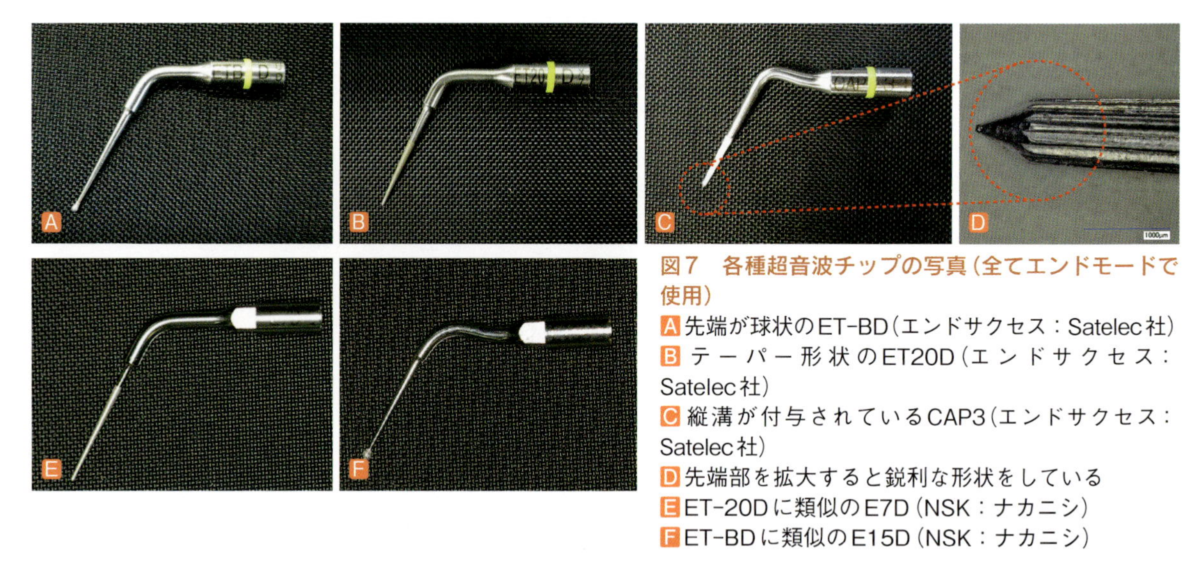

図7　各種超音波チップの写真（全てエンドモードで使用）
A 先端が球状のET-BD（エンドサクセス：Satelec社）
B テーパー形状のET20D（エンドサクセス：Satelec社）
C 縦溝が付与されているCAP3（エンドサクセス：Satelec社）
D 先端部を拡大すると鋭利な形状をしている
E ET-20Dに類似のE7D（NSK：ナカニシ）
F ET-BDに類似のE15D（NSK：ナカニシ）

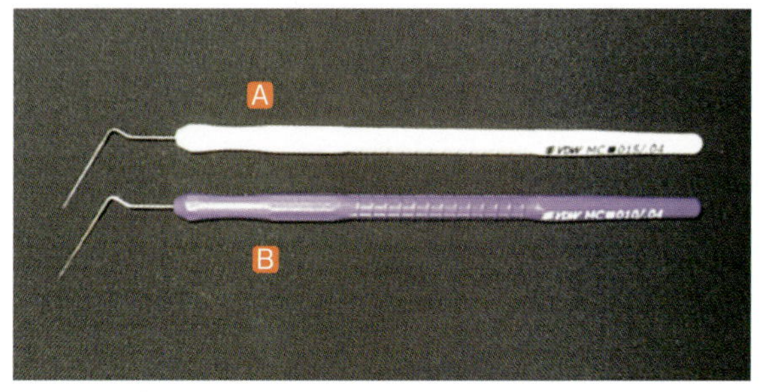

図8　マイクロファイル
マイクロファイル#15（A）と#10（B）

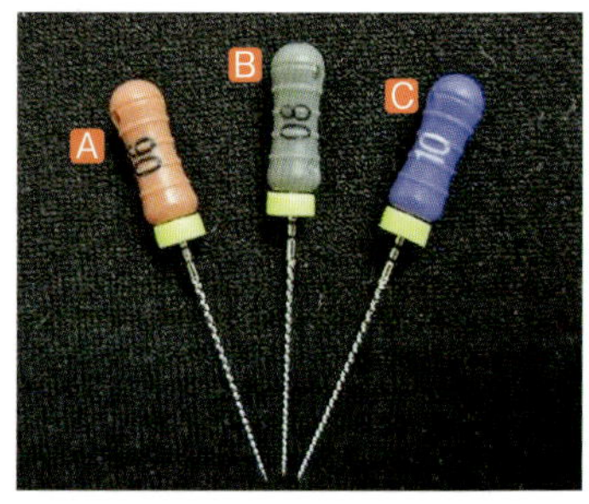

図9　C+ファイル
C+ファイル#6（A 5％）#8（B 4.5％）#10（C 4％）

（**症例1**）．決して直線的には動かさない．用いるチップは先端が球状やテーパー状のタイプをエンドモードで使用する．筆者はSatelec社のET-BDチップ・ET20D・CAP3またはNSKのE7DやE15Dを用いる（**図7**）．第一ステップでみつからなければ第二ステップに進み，MB1の口蓋側寄りにフィンのようなものがないかCAP3の先端で探索する（**症例2**）．フィンの部分にマイクロファイル（**図8**）が少しでも挿入できれば，根管口の可能性がある．マイクロファイルで探索後に，手用のC+ファイル#06（**図9**）でキリモミ操作のウォッチワインディングモーションを行い，ファイルが根尖方向に食い込み進んでいくのかを確認する．進んでいく感覚があれば，C+ファイル#06→Kファイル#06→C+ファイル#08→Kファイル#08，そしてC+ファイル#10からKファイル#10を同じ器具操作で行い根尖方向に進めていく．ファイルの食い込み抵抗感（スティッキー感）がなければその位置で終了し，最も深く入った長さを作業長とし根管形成を行う．次にそれでもみつからなければ，第三ステップでの口蓋根の少し近心頬側寄りの部分に発育溝の見落としがないかをCAP3で確認する（**症例3**）．またMB1とMB2の2根管探索ができた場合，この2根管の間にイスムスが存在することが多く，できる限りファイル形状の超音波チップや最終仕上げ用ニッケルチタンファイル（**図10**）等を用いて仕上げ形成する．どの段階までイスムスの形成を行うかは，C+ファイル#06が食い込むポイントが残存しているか否かで決定している．やはりそれでも根管治療には限界があり，外科的歯内療法はその部分を補うために必要である．上顎第二大臼歯でのMB2の探索は第一大臼歯と同じであるが，不規則な形態が多く

症例2

MB1
MB2
D
P
第2ステップ症例

A MB1の口蓋側よりにフィンが存在している場合
B 術前のデンタルX線写真では3根が綺麗に充填されている
C～F CBCTでは根尖部に2根管がみられる
G MB1の近心口蓋側にフィンがみられる
H フィンを形成し2根管がみられた
I 根管充填後デンタルX線

フィン
MB1
D
MB1
MB2
D

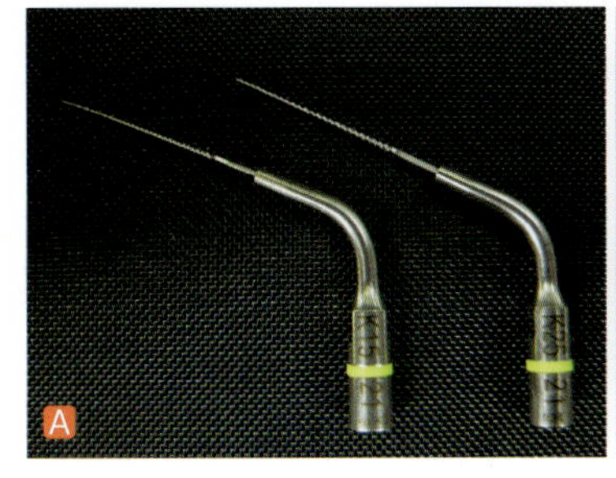
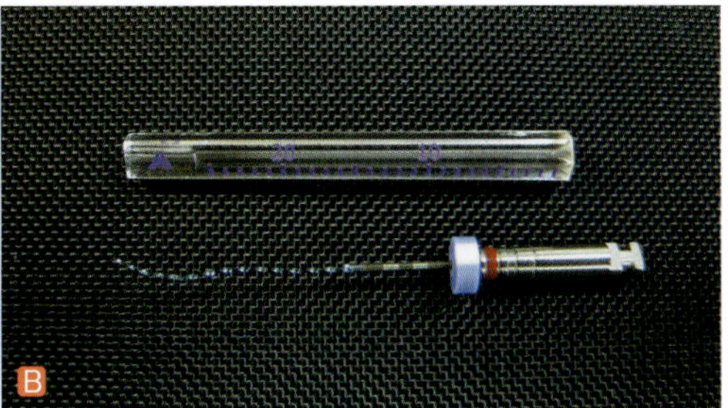
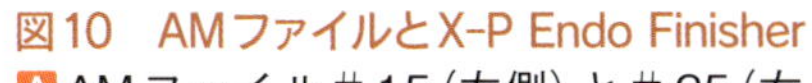

図10 AMファイルとX-P Endo Finisher
A AMファイル＃15（左側）と＃25（右側）はペリオモードで使用
B X-P Endo Finisherは800rpmでトルクは1Nで使用

症例3

A 口蓋根の少し近心頬側よりの部分に根管口が存在する場合
B 術前のデンタルX線写真では形態がよくわからない
C～F CBCTでは根尖付近に口蓋側から1根管が頬側方向にみられる
G 近心の口蓋側よりに象牙質の色の違いがみられる
H かなり口蓋側に寄った位置に根管充填されたガッタパーチャがみられる
I 根管充填後デンタルX線

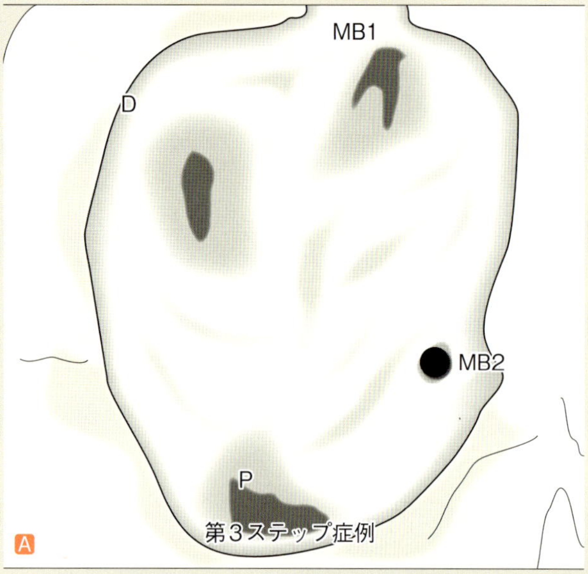

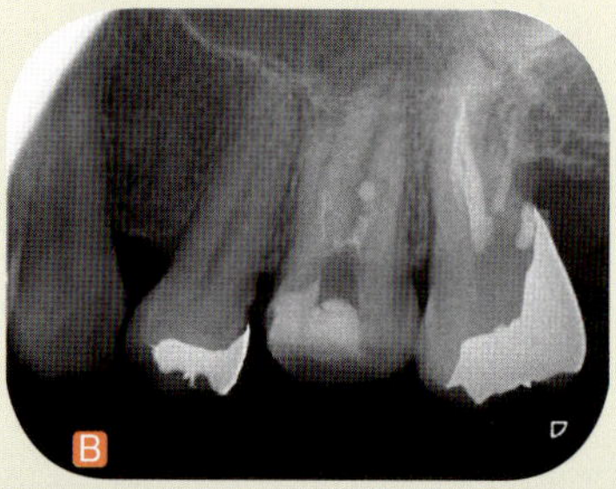

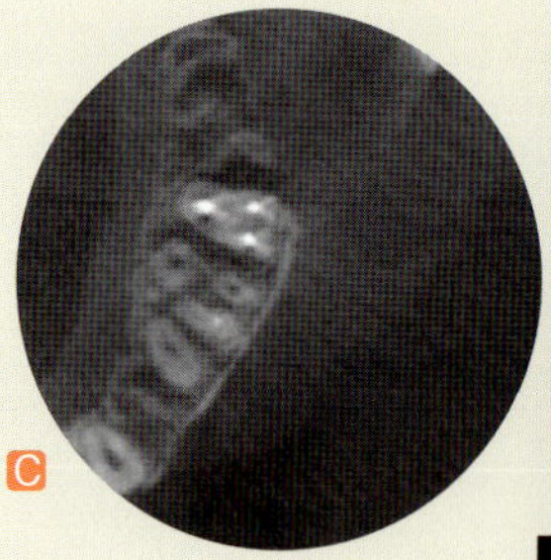

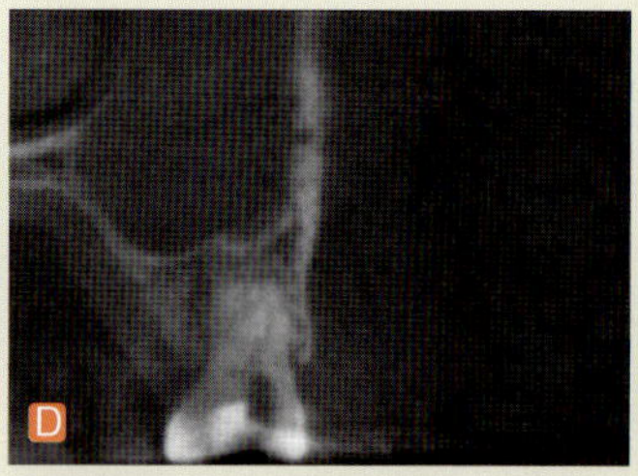

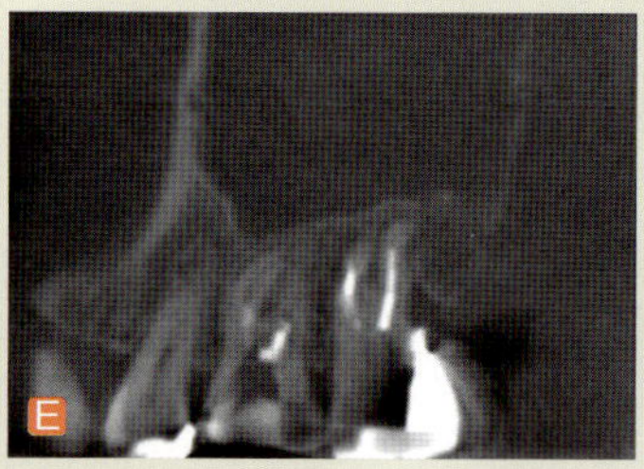

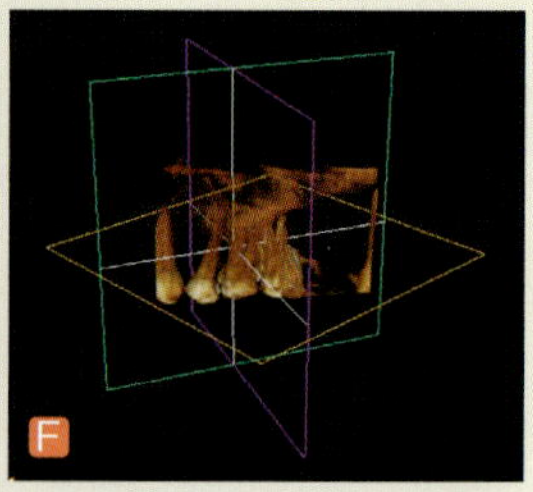

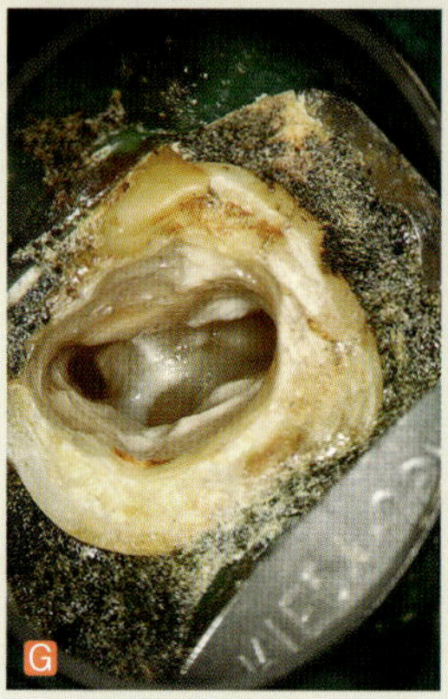

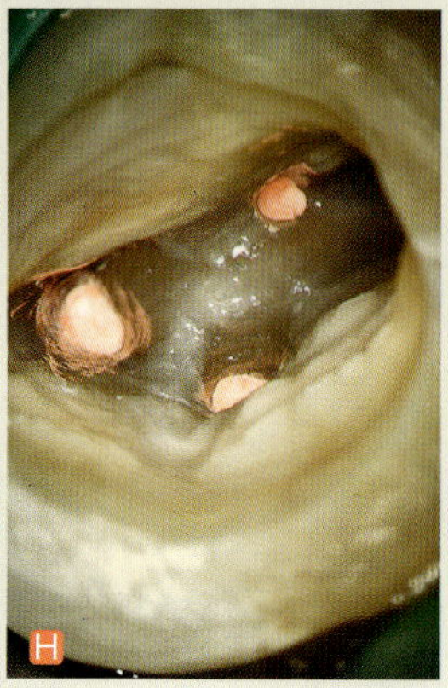

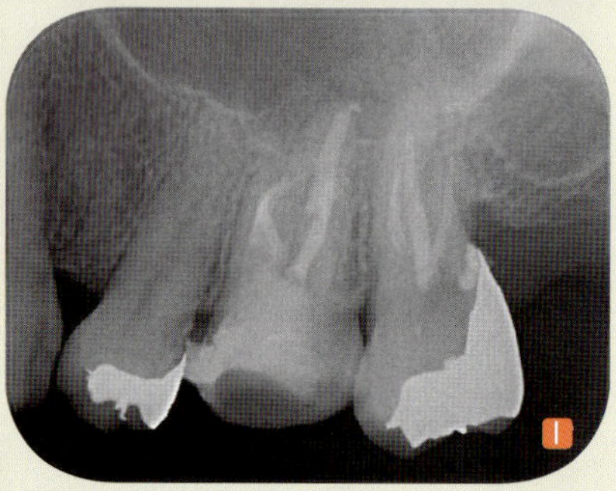

注意が必要である．Peikoffら[24]のレビュー論文では，3根で3根管が最も多いと報告しており，LibfeldとRotstein[25]は1,200本の上顎第二大臼歯のデンタルX線写真を調べたところ90.6%が3根管であったと報告している．しかし，Stropko[8]のように近心頬側根の2根管性は60%と非常に高い頻度を報告している研究もあるので，安易に3根と決めつけてはいけない．アジア人に関する報告では，Kimら[26]はCBCTによる検査でも75%は3根3根管であり次いで2根管が9.3%と多かったと述べている．また3根や2根に癒合している歯も7%と存在していた．つまり多くは3根管であるが，この癒合歯が要注意である．このような症例では特に発育癒合線(発育溝)を参考に，超音波チップで象牙質を切削し探索する．

文 献

1) Vertucci FJ：Root canal morphology and its relationship to endodontic procedures. ENDODONTIC TOPICS, 1601-1538, 2005.
2) Kulild JC, Peters DD：Incidence and configuration of canal systems in the mesiobuccal root of maxillary first and second molars.J Endod, 16：311-317, 1990.
3) Hsu Y, Kim S：The resected root surface：the issue of canal isthmuses. Dent Clin N Am, 3：529-540, 1997.
4) Thomas RP, Moule AJ, Bryant R：Root canal morphology of maxillary permanent first molar teeth at various ages. Int Endod J, 26(5)：257-267, 1993.
5) Buhrley LJ, Barrows MJ, BeGole EA, Wenckus CS. Effect of magnification on locating the MB2 canal in maxillary molars. J Endod, 28：324-327, 2002.
6) Baldassari-Cruz LA, Lilly JP, Rivera EM：The influence of dental operating microscopes in locating the mesiolingual canal orifices. Oral Surg Oral Med Oral Pathol Oral Radiol Endod, 93：190-194, 2002.
7) Schwarze T, Baethge C, Stecher T, Geurtsen W：Identification of second canals in the mesiobuccal root of maxillary first and second molars using magnifying loupes or an operating microscope. Aust Endod J, 28：57-60, 2002.
8) Stropko JJ：Canal morphology of maxillary molars：clinical observations of canal configurations. J Endod, 25：446-450, 1999.
9) Cleghorn BM, Christie WH, Dong CC：Root and root canal morphology of the human permanent maxillary first molar：a literature review.J Endod, 32：813-821, 2006.
10) Weine FS, Hayami S, Hata G, Toda T：Canal configuration of the mesiobuccal root of the maxillary first molar of a Japanese sub-population. Int Endod J, 32：79 - 87, 1999.
11) Hoen MM, Pink FE：Contemporary endodontic retreatments：an analysis based on clinical treatment findings. J Endod, 28：834-836, 2002.
12) Tachibana H, Matsumoto K：Applicability of X-ray computerized tomography in endodontics. Dental Traumatol, 6：16-20, 1990.
13) Scarfe WC, Farman AG, Sukovic P：Clinical applica- tions of cone-beam computed tomography in dental prac- tice. Journal of Canadian Dental Association, 72：75-80, 2006.
14) Patel S, Dawood A, Ford TP, Whaites E：The potential applications of cone beam computed tomography in the management of endodontic problems. Int Endod J, 40：818-830, 2009.
15) Liedke GS, da Silveira HE, da Silveira HL, et al.：Influence of voxel size in the diagnostic ability of cone beam tomography to evaluate simulated external root resorption. J Endod, 35：233-235, 2009.
16) da Silveira PF, Vizzotto MB, Liedke GS, et al.：Detection of vertical root fractures by conventional radiographic examination and cone beam computed tomography-an in vitro analysis. Dental Traumatology, 29：41-46, 2013.
17) Zhang Y, Xu H, Wang D, et al.：Assessment of the Second Mesiobuccal Root Canal in Maxillary First Molars：A Cone-beam Computed Tomographic Study. J Endod, 43：1990-1996, 2017.
18) Hiebert BM, Abramovitch K, Rice D, et al.：Prevalence of Second Mesiobuccal Canals in Maxillary First Molars Detected Using Cone-beam Computed Tomography, Direct Occlusal Access, and Coronal Plane Grinding. J Endod, 43：1711-1715, 2017.
19) Vizzotto MB, Silveira PF, Arus NA, et al.：CBCT for the assessment of second mesio- buccal (MB2) canals in maxillary molar teeth：effect of voxel size and presence of root filling. Int Endod J, 46：870-876, 2013.
20) Karabucak B, Bunes A, Chehoud C, et al.：Prevalence of apical periodontitis in end- odontic premolars and molars with untreated canal：a cone-beam computed tomog-raphy study. J Endod, 42：538-541, 2016.
21) AAE and AAOMR Joint Position statement：Use of Cone Beam Computed Tomography in Endodontics 2015 Update. J Endod, 41：1393-1396, 2015.
22) Acosta Vigouroux SA, Trugeda Bosaans SA：Anatomy of the pulp chamber floor of the permanent maxillary first molar. J Endod, 4：214-219, 1978.
23) Görduysus MO, Görduysus M, Friedman S：Operating microscope improves negotiation of second mesiobuccal canals in maxillary molars. J Endod, 27：683-686, 2001.
24) Peikoff MD, Christie WH, Fogel HM：The maxillary second molar：variations in the number of roots and canals. Int Endod J, 29：365-369, 1996.
25) Libfeld H, Rotstein I. Incidence of four-rooted maxillary second molars：literature review and radiographic survey of 1,200 teeth. J Endod, 15：129-131, 1989.
26) Kim Y, Lee SJ, Woo J. Morphology of maxillary first and second molars analyzed by cone-beam computed tomography in a korean population：variations in the number of roots and canals and the incidence of fusion. J Endod, 38：1063-1068, 2012.

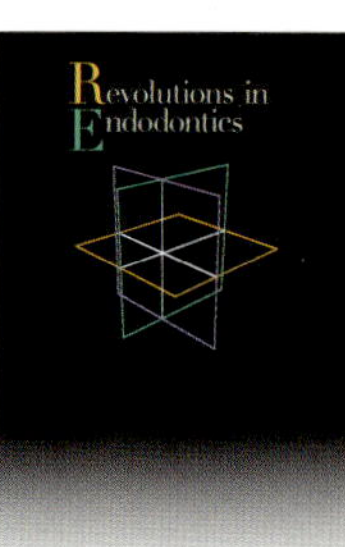

私の使用機器

私が使用しているCBCTはトロフィーパンプラス(**図1**)で，パルス照射により被曝量が抑えられ，ソフトも迅速に計測等を行えるようになっている点が最も気に入っている．デジタルX線写真はビスタスキャン(**図2**)でこちらもエンドには最適のデジタルX線写真システムと考えている．IPフィルムも厚くなく柔軟性に富んでおり患者さんに苦痛を与えることはほとんどないない．マイクロスコープはカールツァイスのPROergo(**図3**)を用いて日々の臨床に役立てている．デンタルチェアは歯科医師の生命線であり，こだわりの一品ともいえる．私のデンタルチェアはスタンウェバー(**図4**)で，デザインはもちろん，内部ホースの洗浄や滅菌精製水の供給等日常臨床になくてはならない必要装備が組み込まれている．根管形成にはBioRace(**図5**)をトライオートZX2(**図6**)に装着して使用しフルレングス法で形成を行っている．超音波装置はSatelec社のP-max(**図7**)で超音

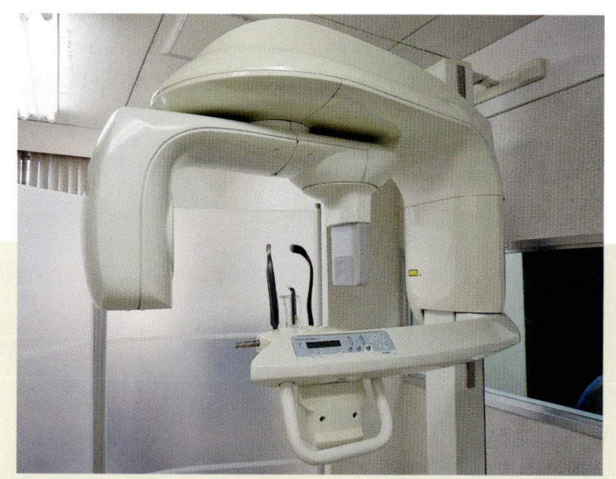

図1　トロフィーパンプラス：(ヨシダ)

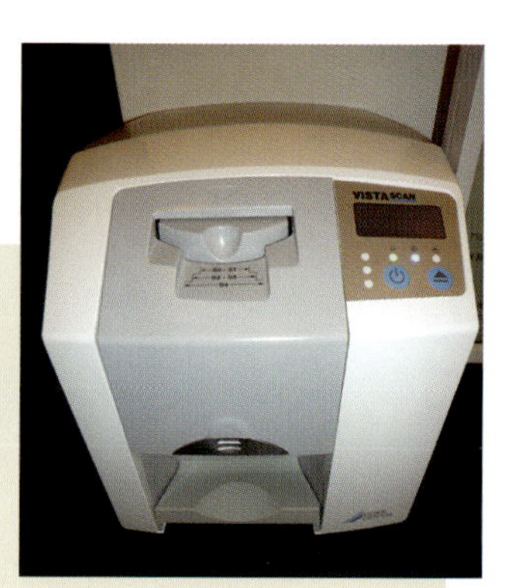

図2　ビスタスキャン：(ヨシダ)

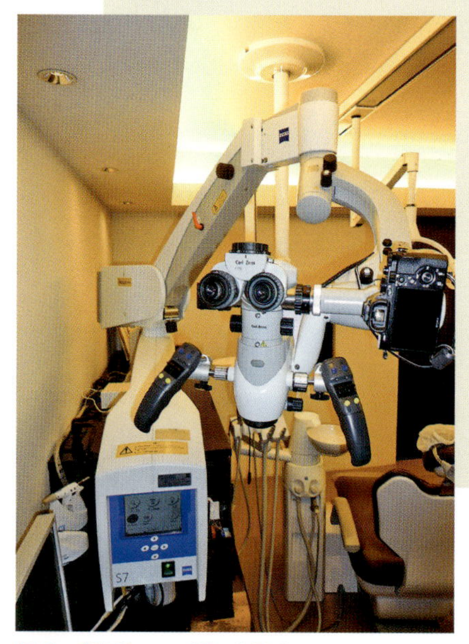

図3　PROergo(Carl Zeiss,
白水貿易)

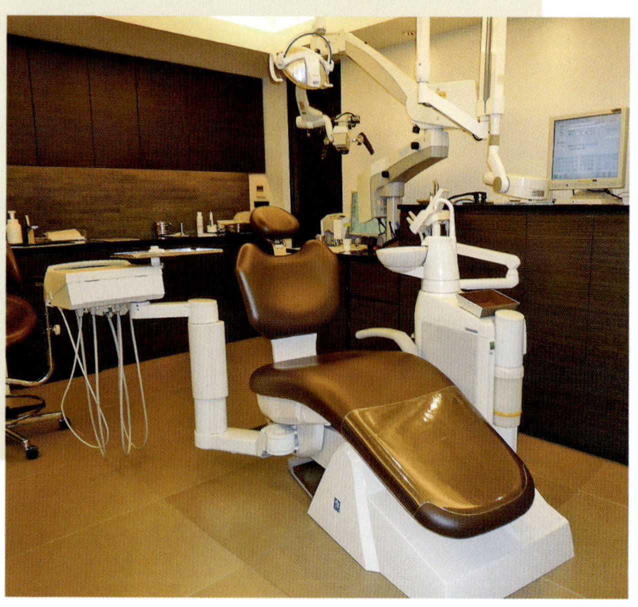

図4　スタンウェバー(白水貿易)

波チップはエンドサクセスキット（**図8**）を主に使用している．また根管充塡にはスーパーエンドアルファ（**図9**）とベータ（**図10**）を用いた垂直加圧根管充塡法のContinuous Wave Condensation Techniqueを採用している．

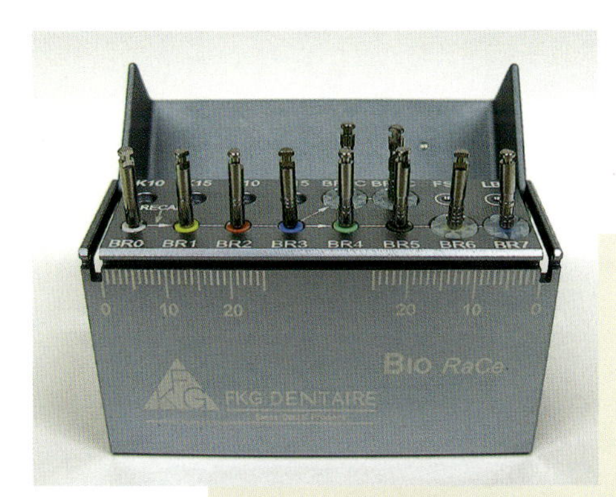

図5　BioRace（FKG，白水貿易）

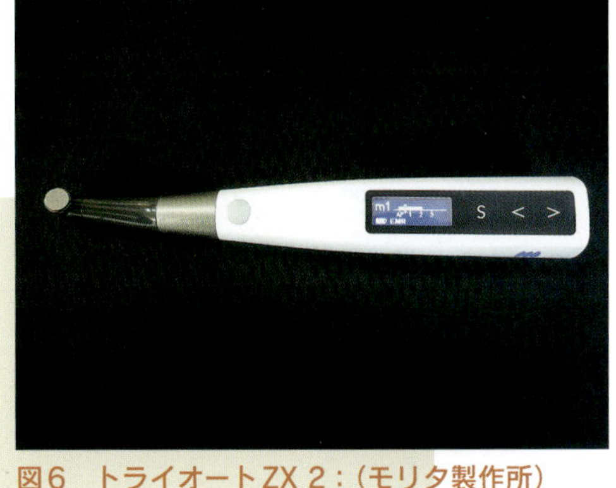

図6　トライオートZX 2：（モリタ製作所）

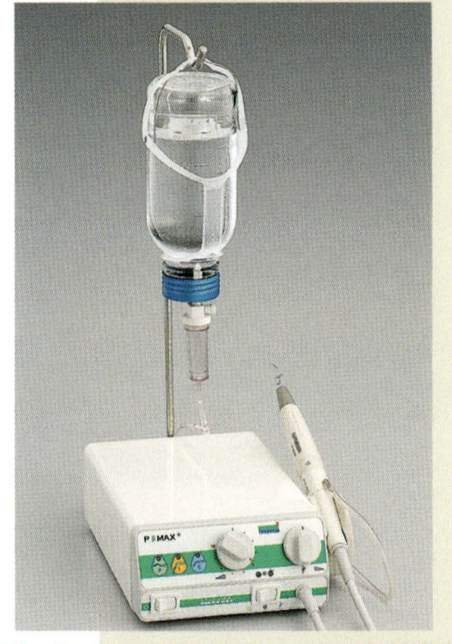

図7　P-MAX（Satelec，白水貿易）

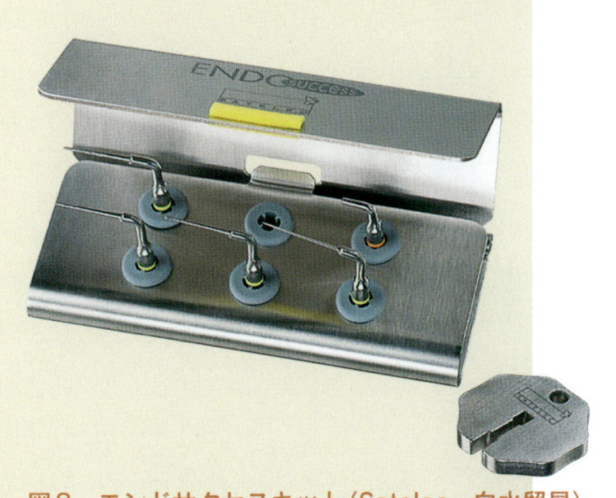

図8　エンドサクセスキット（Satelec，白水貿易）

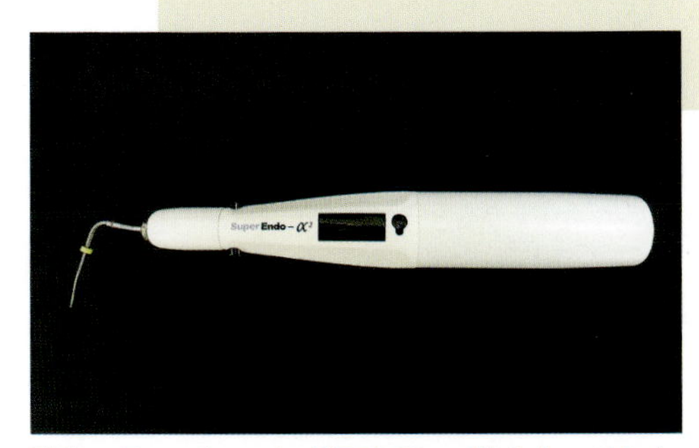

図9　スーパーエンドアルファ（B＆L，ペントロンジャパン）

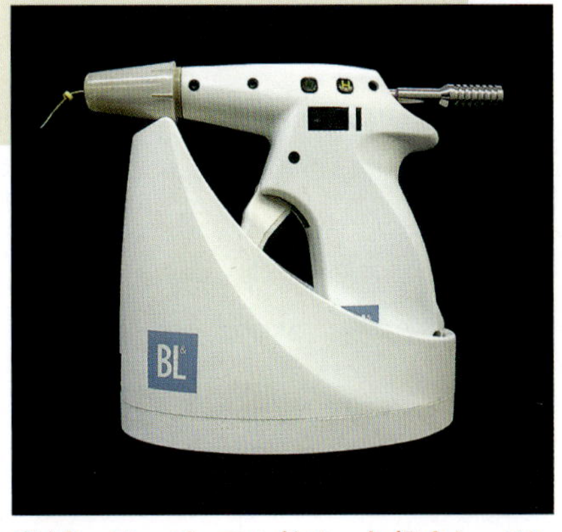

図10　スーパーエンドベータ（B＆L，ペントロンジャパン）

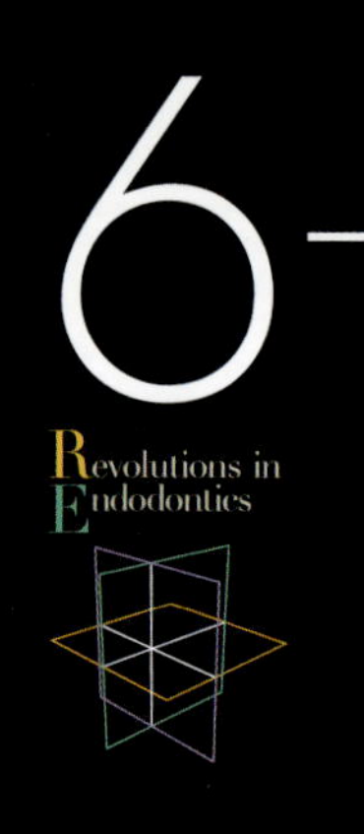

複雑な根管形態を有する歯内歯の非外科的歯内療法
―Oehlers Type Ⅲの歯内歯への対応―

金子　友厚，興地　隆史

1 歯内歯

歯内歯は，歯の発育異常によって生じた形態学的な異常歯である．発生過程において，エナメル器が歯乳頭に陥入したために生じたと考えられており，歯冠部の象牙質がエナメル質とともに歯髄腔へ深く陥入している．19世紀中頃まで，歯内歯は，warty toothと呼ばれ，歯牙腫の一つと考えられていた[1]．しかし，1897年にBuschが2歯の結合による歯の形態異常を分類した際に，2歯胚説を唱え，歯内歯（dens in dent）と命名した[2]．しかし，20世紀初頭に歯内歯が，2歯胚ではなく1歯胚より生じていることが証明されると[3]，1953年にHalletは，“dens in dent”ではなく，“dens invaginatus（陥入歯）”とすべきであると提唱した[4]．本報告後，欧米においては，“dens invaginatus”を用いることが一般となっている．しかし，日本では，歯内歯としての診断名を用いることが，現在においても一般的である．

2 歯内歯の分類

歯内歯の分類は，Oehlersの分類[5]が一般的に広く用いられている[6]．この分類は，陥入がどれだけ深く歯冠から歯根へ向けて伸びているのかをX線画像を用いて診断する分類法であり，以下の三つに大別される．

Type Ⅰ：陥入が歯冠部に限局しており，エナメル-セメント境を超えていない．

Type Ⅱ：陥入がエナメル-セメント境を超えているが，陥入は歯根内部に留まっており，歯根膜とはつながっていない．

Type Ⅲ：陥入が，歯根を貫通し，歯根膜に達している．陥入と歯髄は，多くの場合，交通していない．

3 歯内歯に対する歯内療法

近年の歯科医療は，医療機器および材料などの目覚ましい進歩や知見の集積により，一層高度化している．こうした技術や知見を活用することで，これまで難症例とされてきた症例にも適切な処置を行うことが可能となってきている．このような技術的な進歩は歯内療法領域においても著しく，たとえば，歯科用コーンビームCT（CBCT）では，歯および周囲の硬組織の状態を三次元的に正確に捉えることが可能であり，また，歯科用実体顕微鏡（マイクロスコープ）は，拡大された明るい視野下において歯内治療を実施することを可能とする．さらには，マイクロスコープとCBCTを併用することで，一層，高精度の

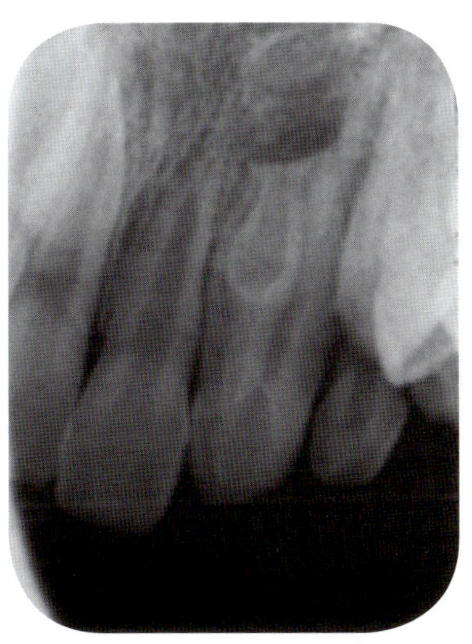

図1　術前のデンタルX線写真（2008年6月当院口腔外科において撮影）
径およそ15mmの根尖部透過像を認める．

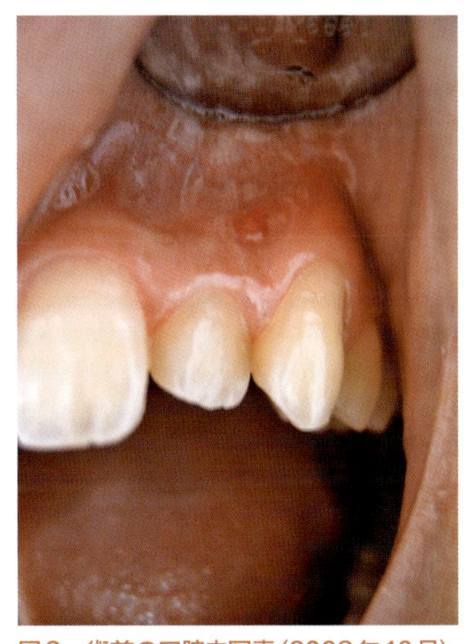

図2　術前の口腔内写真（2008年10月）
唇側歯肉に発赤腫脹を伴う瘻孔を認める．

診断と治療が実施でき，治療成績の向上が期待できる．

歯内歯に対する非外科的歯内療法は，その狭小かつ複雑な歯髄腔，加えて陥入を有する複雑な根管形態のため，一般的な歯内療法と比較して，とくに陥入が歯根を貫通し歯根膜に達しているOehlersの分類Type Ⅲにおいては，その治療成績は決して良好とはいえない[7,8]．しかし，根管や陥入部の形態など，患歯の正確な立体的構造が三次元的に再現できるCBCTと，根管内を明るく照らしながら拡大像で観察することができるマイクロスコープとの併用は，根管内の汚染物質や，確認しにくい根管の探索を可能とし，歯内歯に対する歯内療法の治療成績の向上が期待できる．

そこで，本稿においてはOehlersの分類Type Ⅲと診断された歯内歯の非外科的歯内療法に，マイクロスコープとCBCTを用いた症例を紹介したい．

4-症　例

患者は初診時12歳の男児．約2週間前に，⌊2 の唇側根尖相当部に腫脹と疼痛を自覚し，かかりつけ歯科医院を受診したところ，歯内歯であり，その歯科医院では治療困難とのことで，紹介状を持参し，2008年10月，東京医科歯科大学むし歯外来に来院した．既往歴，家族歴に特記事項はなかった．

⌊2 の歯冠形態は正常で，2⌋との明白な差異は認められなかった．デンタルX線写真からは，⌊2 にエナメル質が歯根中央部まで深く陥入している所見が確認されるとともに，径約15mmの根尖部透過像が認められた（**図1**）．

⌊2 は，打診痛（+）（水平，垂直ともに），根尖部圧痛（+），自発痛はなかった．歯周ポケットは全周2mm以下，そして動揺度は0であった．上顎左側側切歯の根尖相当部に発赤，腫脹を伴った瘻孔が認められた（**図2**）．電気歯髄診（Analytic Pulp Tester；Analytic Technology Corp）には反応はなかった．う蝕は認められず，修復処置もされていな

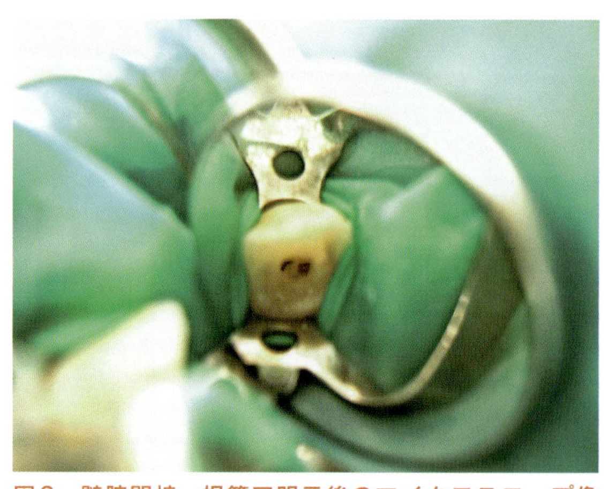

図3　髄腔開拡，根管口明示後のマイクロスコープ像（2008年12月）
主根管と陥入部が確認できる．

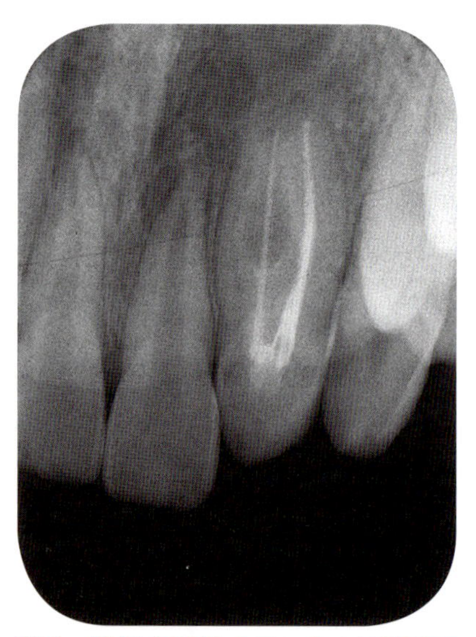

図4　根管充填後のデンタルX線写真（2009年1月）

かった．歯冠部のマイクロスコープ観察では破折線は認めらなかった．

Oehlersの分類におけるType Ⅲの歯内歯に生じた慢性根尖性歯周炎と診断し，根管治療を開始した．

ダイヤモンドポイント（F102R，松風）を用いて髄腔開拡後，マイクロスコープ（OPMI Pico, Carl Zeiss）下において，エンドドンティックエクスプローラー（Roydent Dental Products）と#10Kファイル（Zipperer）を用いて主根管と陥入部の2根管口を確認した（**図3**）．次いで主根管の根管形成を行ったが，この際，ニッケルチタンロータリーファイル（テーパー0.04 プロファイル シリーズ29，Dentsply/Maillefer）をトライオートZX（モリタ）に装着し，ファイル先端位置をモニタしながらクラウンダウンテックニックを用いて形成を行った．陥入部の形成には，ニッケルチタンロータリーファイルによる形成だけでなく，ゲーツグリッデンドリルと手用Kファイルも併用した．根管洗浄は，次亜塩素酸ナトリウム溶液（歯科用アンチホルミン，日本歯科薬品）を用いて，いわゆるスプレダー型の超音波チップ（ST21，長田電機工業）を超音波装置（エナック長田電機工業）に装着してpassive ultrasonic irrigation（振動針を象牙質に直接触れずに行う受動的超音波洗浄法）により行った．次亜塩素酸ナトリウム溶液と14% EDTA（モルホニン歯科用液，昭和薬品化工）を併用し最終洗浄を行ったのち，水酸化カルシウム製剤（カルシペックスII，日本歯科薬品）を用いて根管貼薬を行った．

およそ3週間の間隔を置き，根管貼薬処置を2回行った．その後，瘻孔の消失を確認したため，ガッタパーチャポイントとシーラー（キャナルスN，昭和薬品化工）で側方加圧根管充填を行った（**図4**）．

しかし，根管充填後のデンタルX線写真において，未処置の根管あるいは陥入と思われる像が確認された．そこで，さらなる処置が必要であるかを診断するために，歯科用CBCT装置（ファインキューブ，ヨシダ）によりCBCT撮影が実施された．

CBCT画像により，デンタルX線写真から未処置と思われた陥入と，根管充填した主

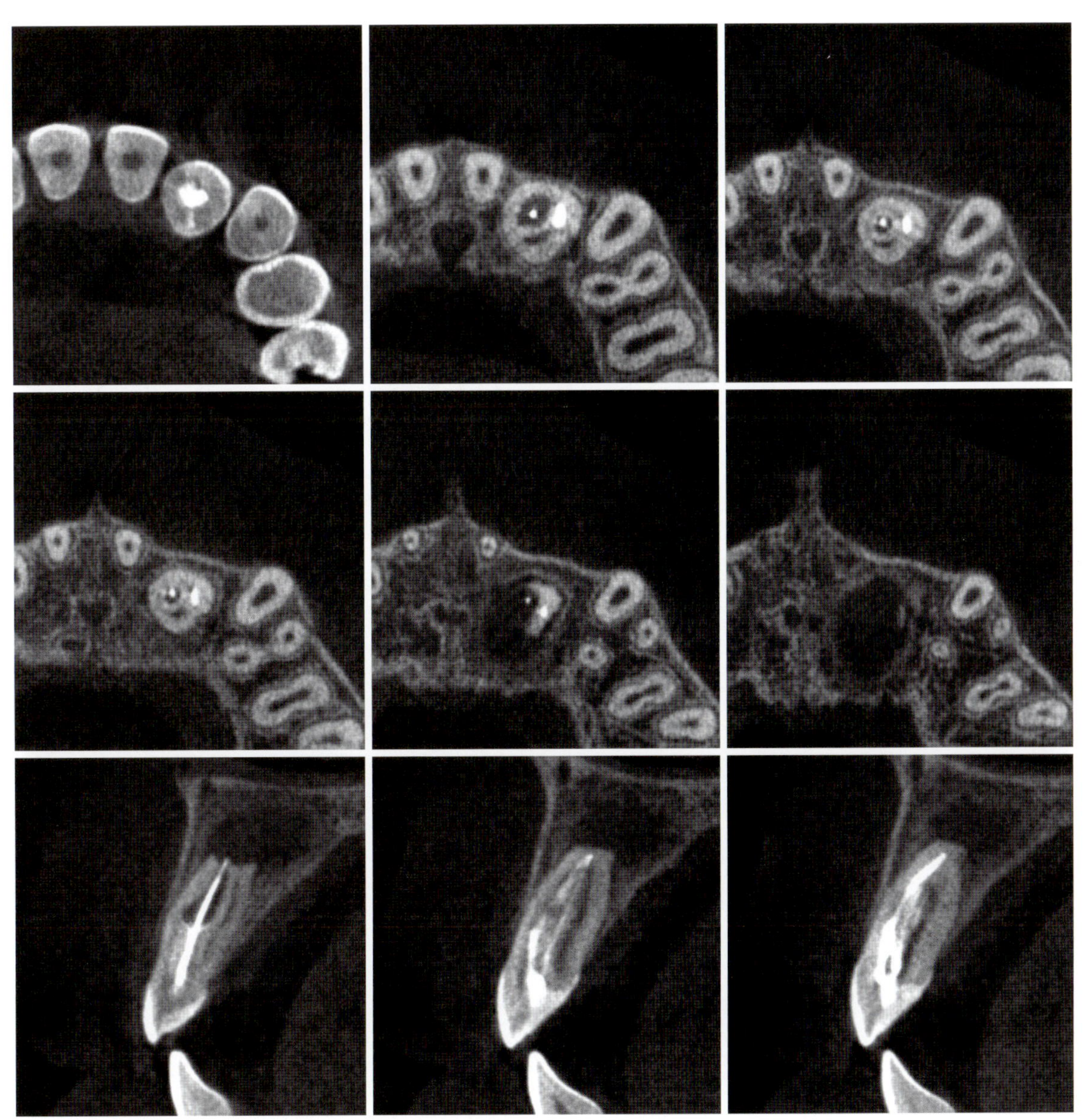

図5　CBCT画像（水平断と矢状断）（2009年3月）
根管充塡部と口蓋側の未処置の陥入部には明白な交通は認められない．

根管および陥入部との間で，明らかな交通が認められなかった（**図5**）．また，打診，自発痛，および根尖部圧痛などの臨床症状は消失しており，歯周ポケットは全周2mm以下であった．以上の所見より，細菌感染は根管治療を実施した主根管と陥入部に限局して生じたものと考えられた．そこで，これ以上の処置は不要と判断し，経過観察へと移行した．

根管充塡2年2か月経過後，臨床症状はなく，根尖部透過像も消失しており，経過良好である（**図6**）．

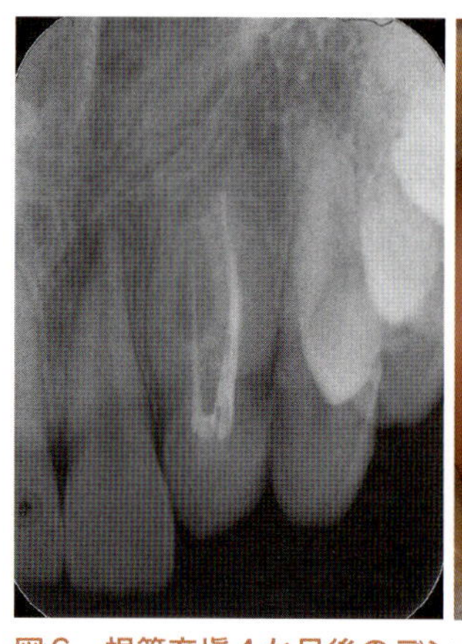
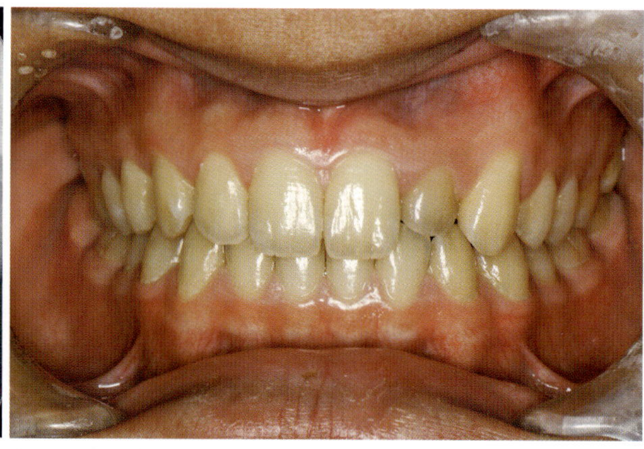

図6　根管充塡4か月後のデンタルX線写真と口腔内写真（2011年3月）
根尖部透過像は認められない．唇側歯肉に発赤，腫脹，瘻孔は認められない．

5- おわりに

本症例も，他の歯内歯の症例と同様に，狭小で複雑な根管および陥入形態を有していた．本症例で最も注意を払った点は，主根管と陥入部の位置関係を明確にし，歯髄腔と交通しており感染していると考えられる陥入部分を的確に診断し，処置することであった．マイクロスコープを用いて拡大明視野下で処置した結果，陥入部全体を大きく削除することなく，歯髄腔と交通していると考えられる陥入部分のみに根管処置を施すことで，根管歯質の過大な削除を防止し，象牙質の希薄化を防ぐことができた．さらに根管充塡後に，CBCTを撮影したことにより根管処置部位と未処置部位の区別が三次元的に容易に把握できたことも，根管充塡後の治療方針（再根管治療，外科的歯内療法，あるいは経過観察）を決定するうえで，有効であったと考えられた．

注：本症例は，著者らが，2011年に英文誌に発表した報告[11]と同一症例である．写真はすべて未発表のものを使用した．

文　献

1) Salter SJA：Warty Tooth. Trans Path Soc Lond, 6：173-177, 1855.
2) Busch F：Uber Verschmelzung und Verwachsung der Zahne des Milchgebisses und des Bleibenden Gebisses. Dytsch Mschr Zahnheilk, 15：469-486, 1897.
3) Moral H：Eine seltene Zahnmissbildung (dens in dente). Vjschr Zahnh, 34：1-11, 1918.
4) Hallett GEM：The incidence nature and clinical significance of palatal invaginations in the maxillary incisor teeth. Proc Roy Soc Med, 46：491-499, 1953.
5) Oehlers FA：Dens invaginatus. I. Variations of the invagination process and associated anterior crown forms. Oral Surg Oral Med Oral Pathol, 10：1204-1218, 1957.
6) Alani A, Bishop K：Dens invaginatus. Part 1：classification, prevalence and aetiology. Int Endod J, 41 (12)：1123-1136, 2008.
7) Holtzman L, Lezion R：Endodontic treatment of maxillary canine with dens invaginatus and immature root. Oral Surg Oral Med Oral Pathol Oral Radiol Endod, 82：452-455, 1996.
8) Bishop K, Alani A：Dens invaginatus. Part 2：clinical, radiographic features and management options. Int Endod J, 41：1137-1154, 2008.
9) Thompson SA, Dummer PM：Shaping ability of ProFile.04 Taper Series 29 rotary nickel-titanium instruments in simulated root canals. Part 1. Int Endod J, 30 (1)：8-15, 1997.
10) Thompson SA, Dummer PM：Shaping ability of ProFile.04 Taper Series 29 rotary nickel-titanium instruments in simulated root canals. Part 2. Int Endod J, 30 (1)：1-7, 1997.
11) Kaneko T, Sakaue H, Okiji T, Suda H：Clinical management of dens invaginatus in a maxillary lateral incisor with the aid of cone-beam computed tomography—a case report. Dent Traumatol, 27 (6)：478-483, 2011.

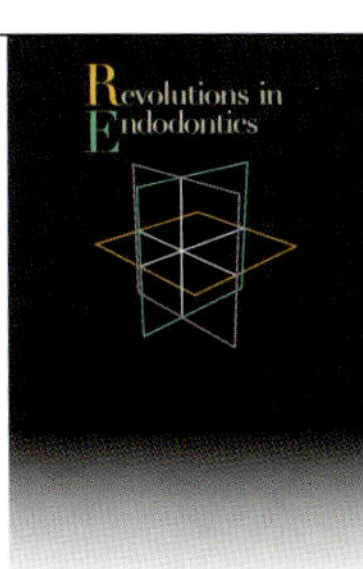

私の使用機器（本症例で用いた機器）

CBCT：ファインキューブ，ヨシダ製作所（**図7**）
マイクロスコープ：OPMI pico，Carl Zeiss
リコメンドマテリアル：トライオートZX，モリタ（**図8**）

本症例で使用したProFileは，1990年代後半に登場した最も初期（第一世代）のNi-Tiロータリーファイルの一つである[9,10]．本症例では，ファイル破折防止のため，ゲル状EDTA-2Na（RC-Prep，Premier）をファイル刃部につけて，クラウンダウン法により根管形成した（**図9**）．

また，本症例では根管洗浄に，次亜塩素酸ナトリウム溶液とEDTAを併用するとともに，いわゆるスプレダー型超音波チップ（ST21）を用いてpassive ultrasonic irrigationを行った．本処置の行われた2008年当時において，まだ一般的とはいえなかったこの洗浄法も，現在では趨勢となりつつあることは興味深い．

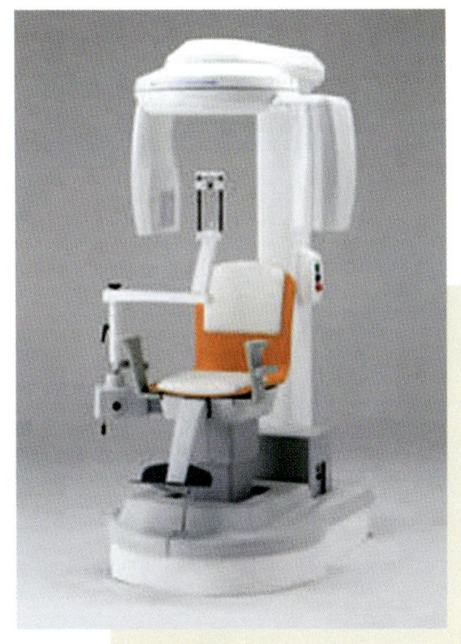

図7　CBCT装置
（ファインキューブ，ヨシダ製作所）

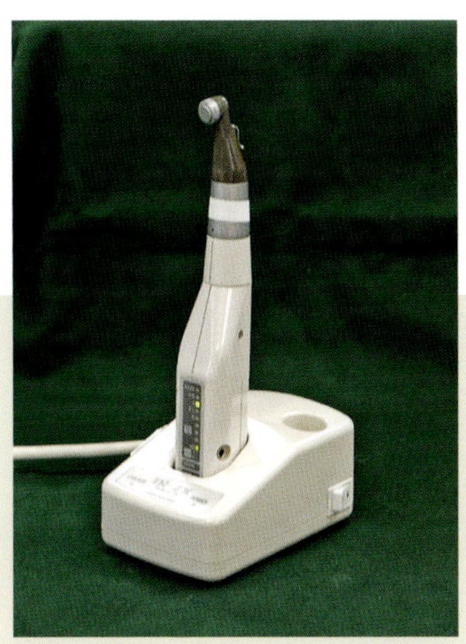

図8　根管長測定機能付き・根管治療用コードレスモーター
（トライオートZX，モリタ）

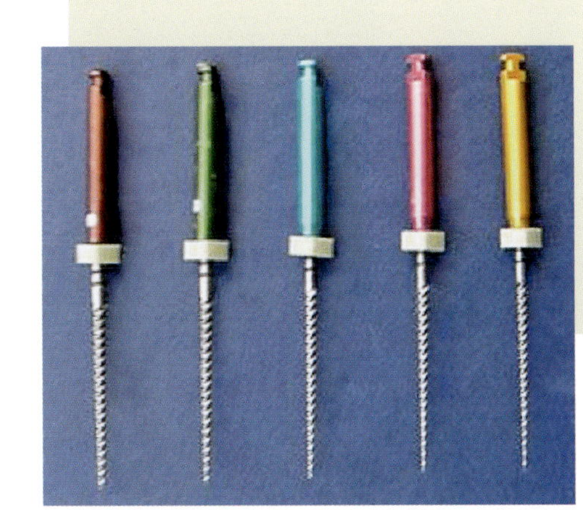

図9　ProFile 0.06 Series 29 Ni-Ti ロータリーファイル
本症例では，狭小な根管のため0.04テーパーのファイルを使用した．

7 Revolutions in Endodontics

7 ― 内部吸収への応用

田中　利典

1 ― 歯根吸収の分類と内部吸収（内部炎症性歯根吸収）

歯根吸収は大きく内部吸収と外部吸収に分けられ，吸収部位でさらに細かく分類される．歯根吸収は，古くは1970年のAndreasenによる分類（**表1**）にまで遡ることができるが[1]，外傷の研究とともに新たな歯根吸収の様子が追加されるようになった．具体的には一過性根尖部内部吸収や侵襲性歯頸部吸収がある．現在は，Heithersayによる分類（**表2**）がわかりやすい[2]．この分類では，考えられる原因を三つに大別し，さらにそのなかに吸収様式を整理している．

外部吸収は比較的よく遭遇するが，内部吸収は稀であり，その病因論や発症機序については完全には明らかにされていない．内部吸収は，根尖側2分の1や3分の1において根管側の象牙質が進行性に破壊される炎症状態で，米国歯内療法学会（AAE）用語集においては「歯髄腔において始まり，象牙質の喪失と，場合によってはセメント質の喪失を伴う病的過程で，歯根表面にまで吸収が到達している場合としていない場合がある」とされている[3]．吸収窩には肉芽組織のみや，骨様あるいはセメント質様の硬組織が混ざって存在している[4]．この吸収は女性よりも男性に認められることが多い[5]．また，上顎前歯でよく症例報告がされている[6]．

歯根吸収を引き起こす破歯細胞は，形態学的に多核巨細胞である破骨細胞に類似している（**図1**）[7, 8]．破骨細胞は骨基質に接着し，非ミネラル性，非コラーゲン性の構成要素には接着しないことがわかっている[9]．破歯細胞も同様に，非ミネラル性，非コラーゲン性の構成要素である象牙芽細胞層や象牙前質には接着しないとされている（**図2**）[10]．したがって，内部吸収が起こるためには，防御層になっている根管壁側の象牙芽細胞層や象牙前質が破壊され，ミネラルとコラーゲンで構成されている象牙質が露出していなくてはなら

表1　Andreasenの分類

外部吸収	表面吸収
	炎症性吸収
	置換性吸収
内部吸収	炎症性吸収
	置換性吸収

表2　Heithersayの分類

外傷誘発型	表面吸収
	一過性根尖部内部吸収
	外力・矯正力由来の吸収
	置換性吸収
炎症誘発型	内部炎症性歯根吸収
	外部炎症性歯根吸収
	内部・外部が交通した炎症性吸収
増殖侵襲型	内部置換型吸収
	侵襲性歯冠吸収
	侵襲性歯頸部吸収

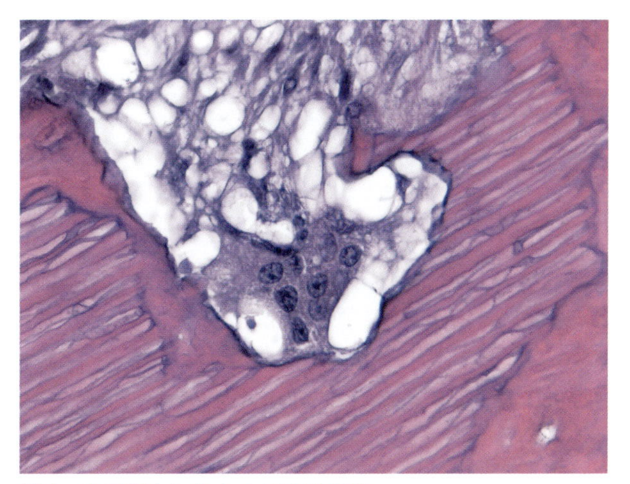

図1　象牙質内に存在する破歯細胞
細胞核が複数存在している．写真はDr. Domenico Ricucciのご厚意による．

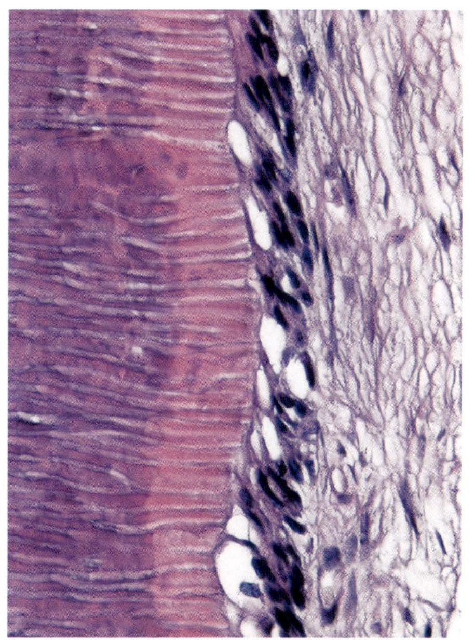

図2　歯髄側の組織学的配列の様子
右が歯髄側，左が象牙質側である．境界部分には象牙芽細胞の配列と象牙前質が認められる．写真はDr. Domenico Ricucciのご厚意による．

ない[9, 11]．象牙前質の喪失には，外傷，う蝕や歯周病による感染，生活歯の修復処置における過度な熱，アンキローシス，矯正治療，歯の亀裂（cracked teeth），生活歯における原因不明の異栄養性変化，が挙げられる[1, 12~15]．なかでも，外傷が内部吸収の原因として強く疑われており，CaliskanとTurkunらの報告によると内部吸収の45％の症例において外傷の既往があったとしている[6]．

しかし，象牙前質の喪失だけで内部吸収が進行するわけではない．WedenbergとLindskogは，サルを用いた研究でこの様子を報告している[11]．32本の前歯に髄腔開拡を行い象牙前質に意図的にダメージを加え，半数は緊密な仮封を，半数はそのまま口腔内に露出した状態で経過観察とした．その後組織学的に評価したところ，緊密に仮封した群では一時的な破歯細胞の集積が認められたが，持続的な内部吸収は認められなかった．一方，開放状態とした群では歯髄と象牙細管への感染が認められ，持続的な内部吸収の様子が確認された．臨床において、細菌感染は象牙細管やう窩，歯の亀裂や破折から歯髄腔へと侵入する．細菌感染による刺激がなければ，内部吸収は一過性のものになる[10]．

さらに，持続的な内部吸収が起こるには，吸収部位への血液供給が必要である[16]．たとえば前歯の場合、太い側枝が炎症部分に血流を供給している二次的な役割を担っていると想像される．Adornoらによる抜去歯を根管充塡して側枝が認められた前歯の観察によると，根尖3mmよりも歯冠側に存在した側枝は中切歯では16%，側切歯，犬歯では19%以上認められており，6本に1本は根尖3mmよりも上方に側枝がある[17]．このような前歯の解剖学的特徴が内部吸収との関連性があると推測できるのは大変興味深い（**図3，4**）．

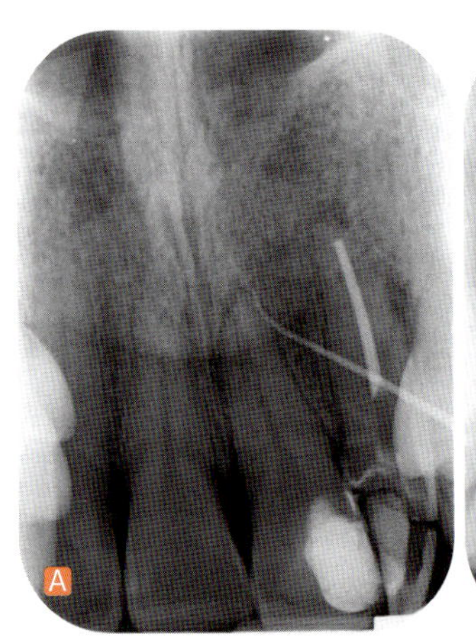

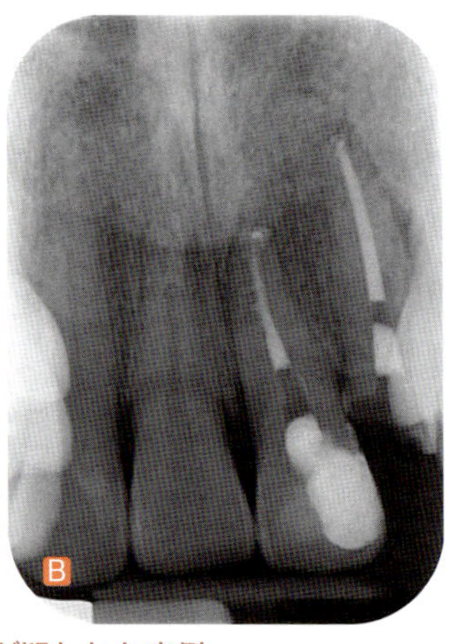

図3　術前X線写真から，側枝が疑われた症例
A 瘻孔のトレースから |1 が原因であるが，歯根近心側にも透過像が広がっている．B 根管充塡．近心側に側枝が認められた．

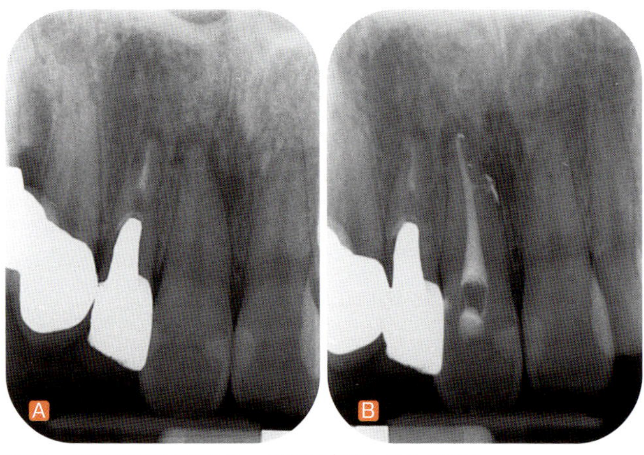

図4　術前X線写真から，側枝が疑われた症例
A 1| の根尖および近心側に透過像が認められる．B 根管充塡．側枝が近心側に認められた．

2- 内部吸収の診査診断

内部吸収といえば，ピンクスポットが診断の手がかりとしてよく取り上げられる．歯冠側寄りに内部吸収が進行した場合，歯冠の一部が赤みを帯びるとされているが，侵襲性歯頸部吸収でも歯冠部分がピンク色にみえることがあるため，口腔内所見のみでは診断がつかない．また，歯根側に生じた内部吸収では口腔内所見に異常は認められず，自覚症状もないことが一般的なため，視診のみでは病状の把握も難しい．そのためX線写真での診査は極めて重要で，臨床においては他の歯の診査や初診時のスクリーニング診査におけるX線写真撮影で内部吸収が発見される場合が一般的である[11]．発見が遅れた場合，パーフォレーションや歯周ポケットとの交通により急性・慢性根尖性歯周炎を生じる場合もある[18]．

X線写真で異常所見が認められた場合，追加のX線写真撮影を行う．たとえば前歯では偏遠心投影を追加し，2方向から観察する．内部吸収では円形や楕円形の透過像が特徴的で，2方向から観察してもこの円形・楕円形の透過像が根管を含んだまま位置が変化しない．SLOB (Same Lingual Opposite Buccal) の法則から，偏遠心投影を行うと舌側の病変はフィルム上位置が変化せず頰側の病変が近心側へと移動する．そのため外部吸収の場合は2方向のX線写真で透過像の位置が変化するが，内部吸収の場合は正方線投影でも偏遠心投影でも透過像は位置がほぼ変わらない．そのため，内部吸収の確定診断には2方向からのX線写真撮影が有効である．

なお，内部吸収が歯根表面まで達しているかどうかや，頰舌側方向の広がりを観察したいときは，CBCTによる撮影を行うと立体的に把握しやすい．一方で，内部吸収の場合は治療法が確立されており，歯周組織に問題がなければ，吸収が歯根表面にまで達していても治療方法が変わるわけではない．そのため，内部吸収の場合はALARA (as low as reasonably achievable) の原則に基づきCBCTを習慣的に撮影する必要はないと思われる．

以上をまとめると，内部吸収は患歯の口腔内診査と合わせて2方向のX線写真撮影で診断が可能であり，パーフォレーションなどが疑われる場合は精査のためのCBCT撮影を行う．

3－治療法および治療における留意点

内部吸収のある歯に対して，残存歯質量や歯周組織検査から保存可能と判断された場合，根管治療が治療の選択肢となる（症例1；**図5～10**，症例2；**図11～15**）．その目的は，吸収部位に血流を供給している生活歯髄組織と，内部吸収を持続させている感染を取り除き，最後に根管内部を緊密に充填することである．このとき，アクセスキャビティから先の処置では，吸収部位に対して配慮が必要である．特に吸収部位への直接の機械的デブライドメントは困難である．そのため，化学的デブライドメントに十分な時間を確保する必要がある．

1）根管洗浄

根管内の洗浄には，超音波装置による撹拌が効果的である[19]．これにより壊死組織や削片を取り除きやすい．なお，超音波装置による洗浄効果はチップ先端から2mmほど先までしか及ばないことがわかっている[20]．また，洗浄効率そのものにおいても，あまりに細い根管では適切に洗浄ができない[21]．したがって，上部から拡大していきながら作業長を確認し，根管形成が整ったところでよく撹拌すると，洗浄剤が吸収部位や根尖側に行き届きやすい．

2）根管貼薬

根管貼薬により根管内細菌数を減らせると報告されている[22,23]ため，1回法による根管

症例1

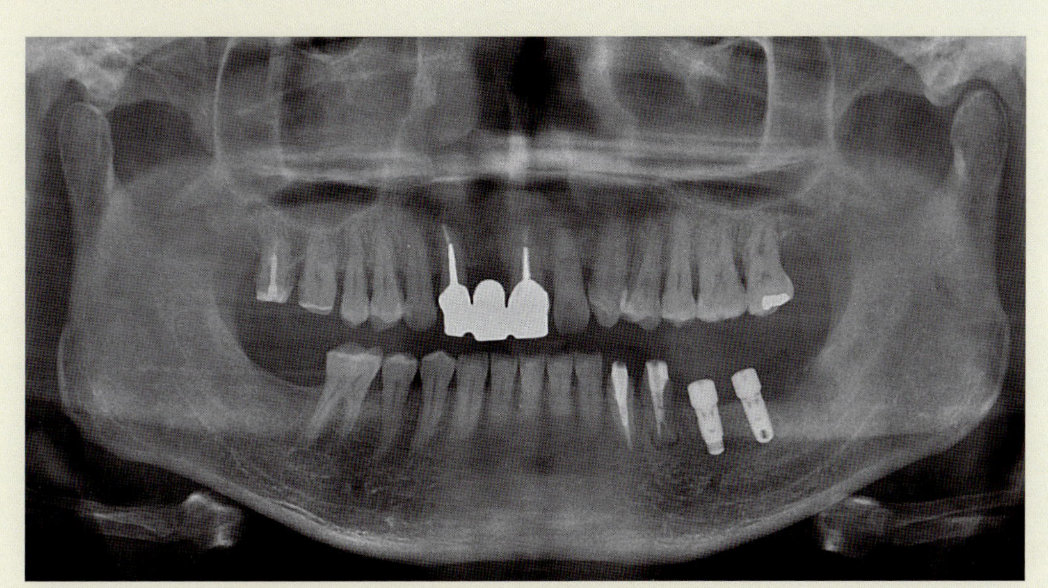

図5　スクリーニング検査で|2 に根尖部透過像および内部吸収が認められた

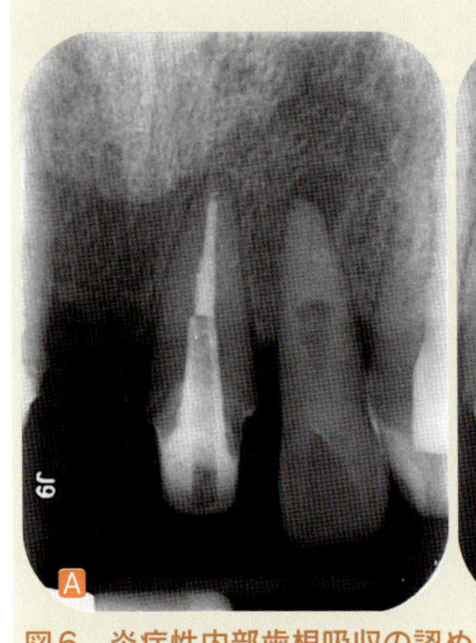
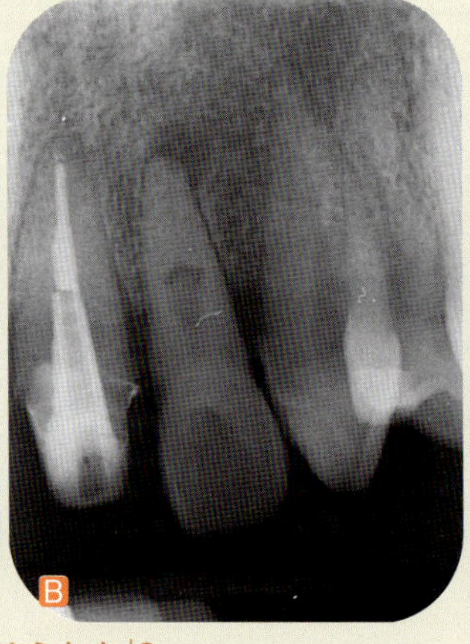

図6　炎症性内部歯根吸収の認められた$\lfloor 2$
A 正方線投影．B 偏遠心投影．

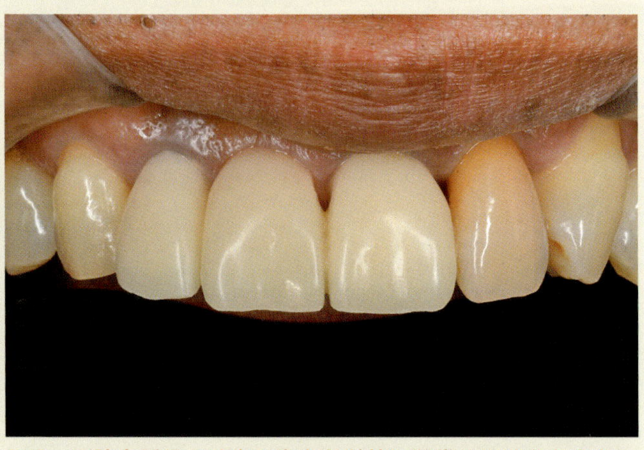

図7　口腔内所見では歯の変色など特に異常は認められなかった．なお，歯周ポケットも正常の範囲内であった

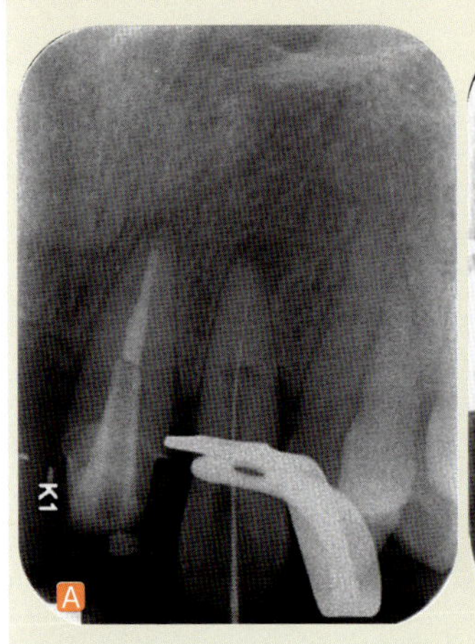
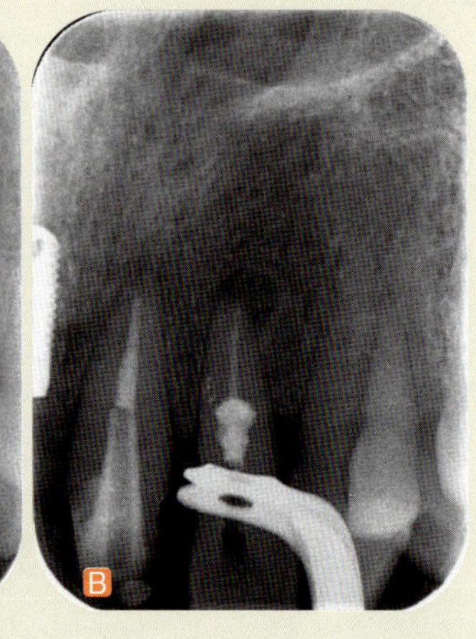

図8
A 作業長の確認．B 根管充塡．根尖側3分の1にシーラーの逸出が点状に確認された．

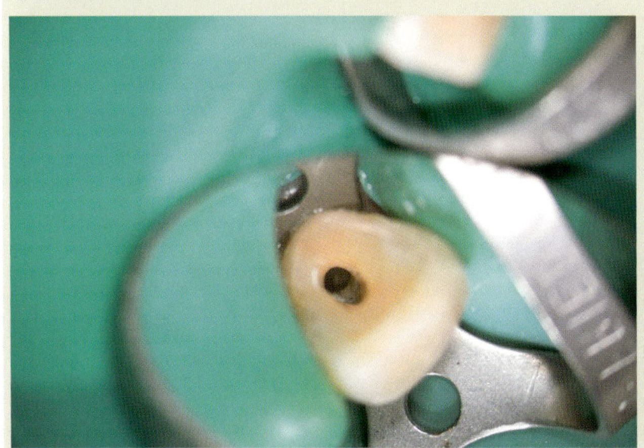

図9　根管充塡前

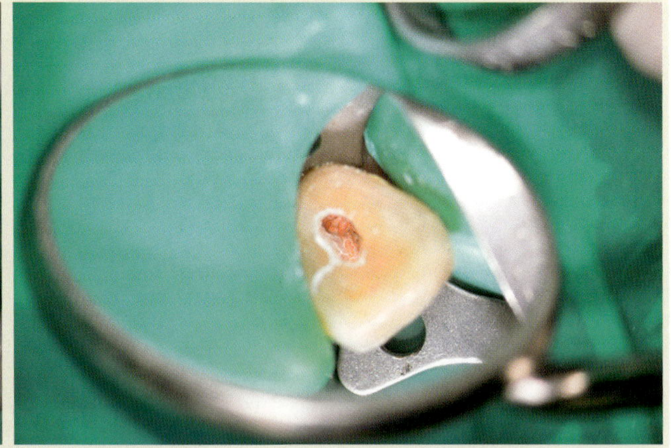

図10　根管充塡後
ガッタパーチャとシーラーによる垂直加圧充塡を行った．

症例2

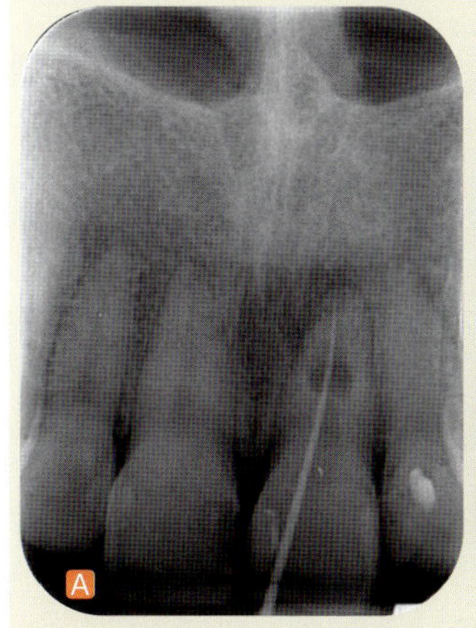
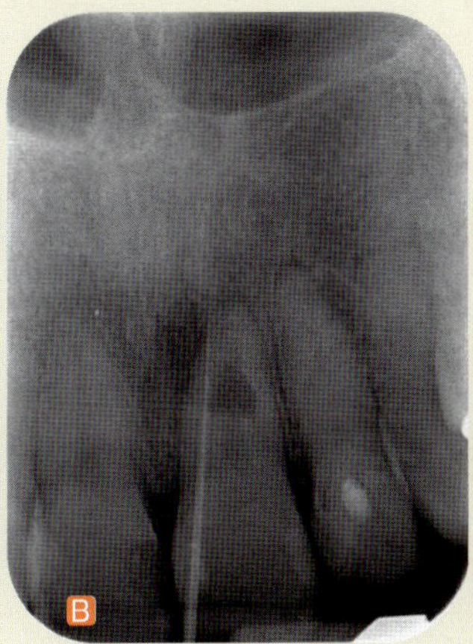

図11　初診時
A 正方線投影．B 偏遠心投影．

図12　唇側に存在していた瘻孔
歯の変色はなく，歯周ポケットは正常の範囲内であった．

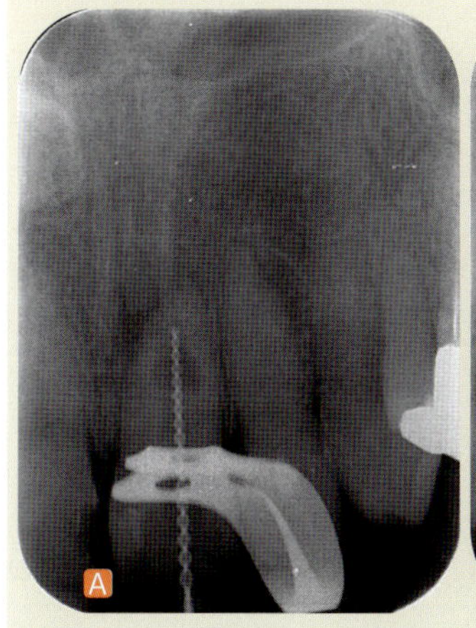
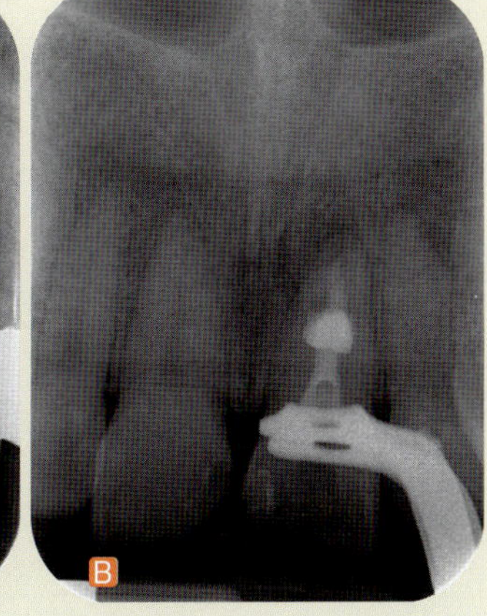

図13
A 作業長の確認．B 根管充塡．根尖孔が太かったため，MTAにて根管充塡を行い，内部吸収から歯冠側はガッタパーチャとシーラーによる垂直加圧充塡を行った．

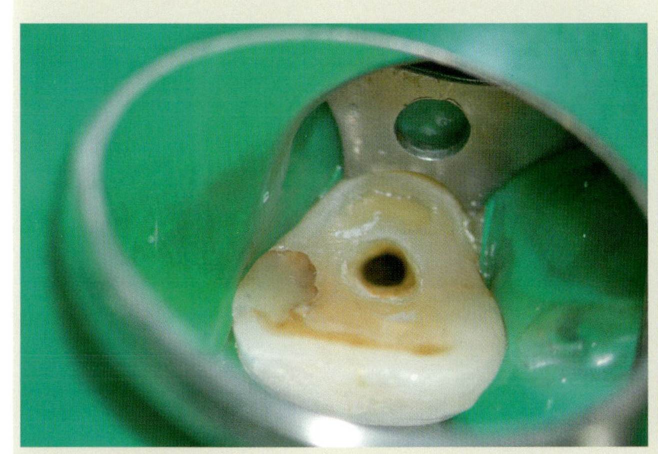

図14　根管充塡前

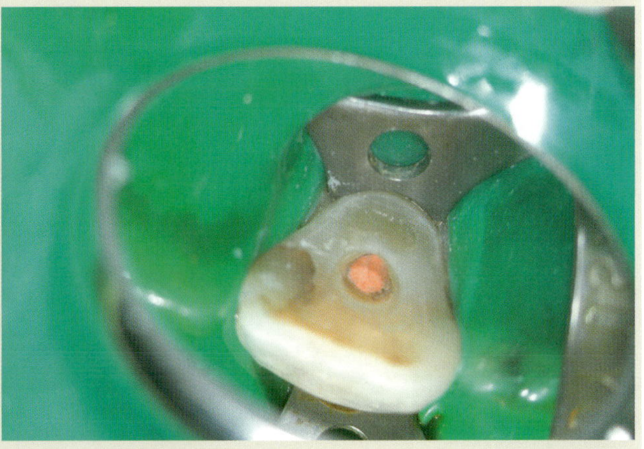

図15　根管充塡後

治療でなく多回法として根管貼薬のステップを入れることが望ましい．貼薬剤としては水酸化カルシウムがゴールドスタンダードである[24,25]．水酸化カルシウムでの細菌感染除去に否定的な見解[26]もあるが，次亜塩素酸ナトリウムとの相乗効果も報告されている[27]．内部吸収の部分は機械的に触れることができないことを考えると，化学的デブライドメントとして十分な根管洗浄と水酸化カルシウム貼薬は重要な役割を担っているため，チェアサイドの時間や診察回数を確保することが望ましい．もちろん顕微鏡下にて，視野を明るくして拡大観察することは必須である．

3）根管充塡

根管充塡においては，側方加圧充塡法では内部吸収を緊密に充塡することができない．Gencogluらは，根管に人工的な内部吸収を付与して様々な根管充塡法で根管充塡し，その緊密さを比較している[28]．その結果，サーマフィルや側方加圧充塡による根管充塡よりも，垂直加圧充塡法で緊密な根管充塡が得られた．特に側方加圧充塡法では，内部吸収の部分はほとんどシーラーのみでの根管充塡となってしまい，シーラーの厚みを薄くすることはできなかった．他の報告でもシーラーとObtura IIによる垂直加圧充塡法で緊密な根管充塡が行えたとしている[29]．診療環境にそのような医療機器がない場合，患者利益を考えて専門外来・専門医への紹介が望ましい．

4）MTA

内部吸収が歯根表面まで達している，すなわちパーフォレーションが存在している場合は，パーフォレーションリペアと同じアプローチでMTAを使用する．ただしこの使用法は日本では適応外なので，患者の同意が事前に必要である．また，MTAの商品によっては歯の変色を来たし，術後に審美的な問題を引き起こす場合がある．変色に影響するとされている酸化ビスマスが含まれていないものを使用することが望ましい[30]．パーフォレーション部位ではMTAが直接歯根外の歯周組織と接することになるが，MTAは生体親和性が高く[31]歯根膜再生が期待でき[32]，封鎖性も良好である[33]．根管充塡の手順としては，根尖側をまずガッタパーチャとシーラーにて通法に従って根管充塡し，パーフォレーションのある内部吸収窩をパーフォレーションリペアとしてMTAにて充塡する[34,35]．なお，パーフォレーション周辺に歯槽骨が存在していればリペア後はそのまま骨も再生され問題ないが，パーフォレーションが歯周ポケットと交通している場合は術後の予後は不安である．その場合は，矯正による挺出やクラウンレングスニングといった保存処置のための追加処置，あるいは抜歯が治療法となる．

4－まとめ

数ある歯根吸収において，内部吸収は症例として稀ではあるが，比較的マネジメントしやすい．歯根表面まで達して歯周ポケットと交通している場合を除き，根管洗浄・根管充塡が難しい点を考慮して適切な術式を選べば保存処置が可能で，なおかつ長期的な予後も期待できる．そのための要点は以下の三つである．

① 内部吸収が疑われる場合，2方向のデンタルX線写真でまず評価する．

② 化学的デブライドメントを重視し，洗浄効率を高める方法や根管貼薬による多回法を考慮する．

③ 根管充填では垂直加圧充填法を使用し，パーフォレーションが想定される場合はMTAを併用する（ただしMTAによるパーフォレーションリペアは日本の保険適応外）．

内部吸収症例においてCBCTは必ずしも必要ではなく，また，手術用顕微鏡（マイクロスコープ）があれば治療できるという訳でもない．適切な診査診断とそれに応じた治療術式の選択が求められる．あくまで正しい知識が基礎にあり，その上で治療精度を高めるためにCBCTやマイクロスコープを上手に活用したい．

文　献

1) Andreasen JO：Luxation of permanent teeth due to trauma. A clinical and radiographic follow-up study of 189 injured teeth. Scand J Dent Res, 78 (3)：273-286, 1970.
2) Heithersay GS：Management of tooth resorption. Aust Dent J, 52 (1 Suppl)：S105-121, 2007.
3) AAE：Glossary of Endodontic Terms. American Association of Endodontists, 2003.
4) Lyroudia, KM, et al.：Internal root resorption studied by radiography, stereomicroscope, scanning electron microscope and computerized 3D reconstructive method. Dent Traumatol, 18 (3)：148-152, 2007.
5) Goultschin J, Nitzan D, Azaz B：Root resorption. Review and discussion. Oral Surg Oral Med Oral Pathol, 54 (5)：586-590, 1982.
6) Caliskan MK, Türkün M：Prognosis of permanent teeth with internal resorption：a clinical review. Endod Dent Traumatol, 13 (2)：75-81, 1997.
7) Lindskog S, Blomlöf L, Hammarström L：Repair of periodontal tissues in vivo and in vitro. J Clin Periodontol, 10 (2)：188-205, 1983..
8) Pierce AM：Experimental basis for the management of dental resorption. Endod Dent Traumatol, **5**(6)：255-265, 1989.
9) Trope M：Root resorption of dental and traumatic origin：classification based on etiology. Pract Periodontics Aesthet Dent, 10 (4)：515-522, 1998.
10) Wedenberg C, Lindskog S：Evidence for a resorption inhibitor in dentin. Scand J Dent Res, **95** (3)：205-211, 1987.
11) Wedenberg C, Lindskog S：Experimental internal resorption in monkey teeth. Endod Dent Traumatol, **1** (6)：221-227, 1985.
12) Cabrini RL, EE Manfredi：Internal resorption of dentine；histopathologic control of eight cases after pulp amputation and capping with calcium hydroxide. Oral Surg Oral Med Oral Pathol, 10 (1)：90-96, 1957.
13) Brooks JK：An unusual case of idiopathic internal root resorption beginning in an unerupted permanent tooth. J Endod, 12 (7)：309-310, 1986.
14) Walton RE, Leonard LA：Cracked tooth：an etiology for "idiopathic" internal resorption? J Endod, 12 (4)：167-169, 1986.
15) Brady J, Lewis DH：Internal resorption complicating orthodontic tooth movement. Br J Orthod, **11** (3)：155-157, 1984.
16) Tronstad L：Root resorption--etiology, terminology and clinical manifestations. Endod Dent Traumatol, 4 (6)：241-252, 1988.
17) Adorno CG, Yoshioka T, Suda H：Incidence of accessory canals in Japanese anterior maxillary teeth following root canal filling ex vivo. Int Endod J, 43 (5)：370-376, 2010.
18) Frank AL, Weine FS：Nonsurgical therapy for the perforative defect of internal resorption. J Am Dent Assoc, 87 (4)：863-868, 1973.
19) Burleson A, et al.：The in vivo evaluation of hand/rotary/ultrasound instrumentation in necrotic, human mandibular molars. J Endod, 33 (7)：782-787, 2007.
20) Koch JD, et al.：Irrigant flow during photon-induced photoacoustic streaming (PIPS) using Particle Image Velocimetry (PIV). Clin Oral Investig, 20 (2)：381-386, 2016.
21) Zehnder M：Root canal irrigants. J Endod, 32 (5)：389-398, 2006.

22) Shuping GB, et al. : Reduction of intracanal bacteria using nickel-titanium rotary instrumentation and various medications. J Endod, 26 (12) : 751-755, 2000.
23) Siqueira JF Jr, et al. : Efficacy of instrumentation techniques and irrigation regimens in reducing the bacterial population within root canals. J Endod, 28 (3) : 181-184, 2002.
24) Bystrom A, Sundqvist G : The antibacterial action of sodium hypochlorite and EDTA in 60 cases of endodontic therapy. Int Endod J, 18 (1) : 35-40, 1985.
25) Sjogren U, et al. : The antimicrobial effect of calcium hydroxide as a short-term intracanal dressing. Int Endod J, 24 (3) : 119-125, 1991.
26) Ricucci D, Siqueira JF Jr : Apical actinomycosis as a continuum of intraradicular and extraradicular infection : case report and critical review on its involvement with treatment failure. J Endod, 34 (9) : 1124-1129, 2008.
27) Turkun M, Cengiz T : The effects of sodium hypochlorite and calcium hydroxide on tissue dissolution and root canal cleanliness. Int Endod J, 30 (5) : 335-342, 1997.
28) Gencoglu N, et al. : Effectiveness of different gutta-percha techniques when filling experimental internal resorptive cavities. Int Endod J, 41 (10) : 836-842, 2008.
29) Goldberg F, et al. : Comparison of different techniques for obturating experimental internal resorptive cavities. Endod Dent Traumatol, 16 (3) : 116-121, 2000.
30) Kang SH, et al. : Color changes of teeth after treatment with various mineral trioxide aggregate-based materials : an ex vivo study. J Endod, 41 (5) : 737-741, 2015.
31) Torabinejad M, et al. : Tissue reaction to implanted super-EBA and mineral trioxide aggregate in the mandible of guinea pigs : a preliminary report. J Endod, 21 (11) : 569-571, 1995.
32) Regan JD, Gutmann JL, Witherspoon DE : Comparison of Diaket and MTA when used as root-end filling materials to support regeneration of the periradicular tissues. Int Endod J, 35 (10) : 840-847, 2002.
33) Jacobovitz M, et al. : Root canal filling with cements based on mineral aggregates : an in vitro analysis of bacterial microleakage. Oral Surg Oral Med Oral Pathol Oral Radiol Endod, 108 (1) : 140-144, 2009..
34) Hsien HC, et al. : Repair of perforating internal resorption with mineral trioxide aggregate : a case report. J Endod, 29 (8) : 538-539, 2003.
35) Jacobovitz M, de Lima RK : Treatment of inflammatory internal root resorption with mineral trioxide aggregate : a case report. Int Endod J, 41 (10) : 905-912, 2008.

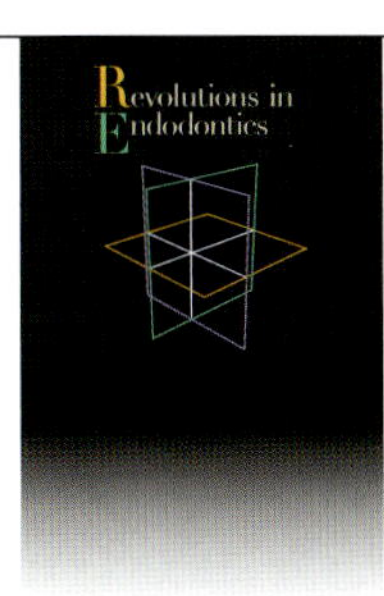

私の使用機器

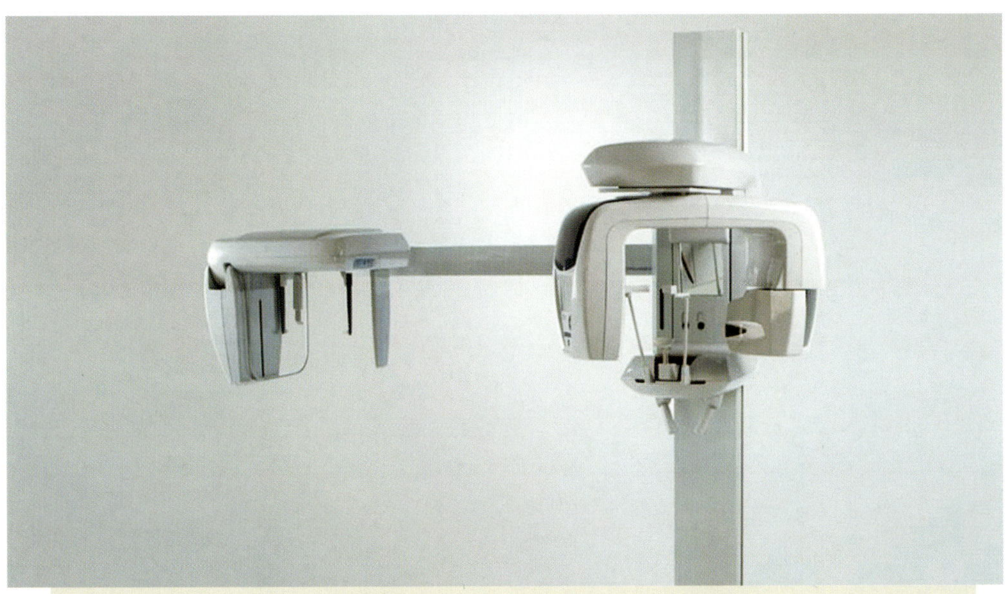

図16　Veraviewepocs 3Df（モリタ製作所）

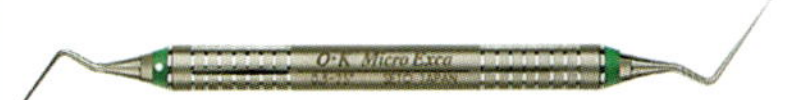

図18　OKマイクロエキスカ（瀬戸製作所）

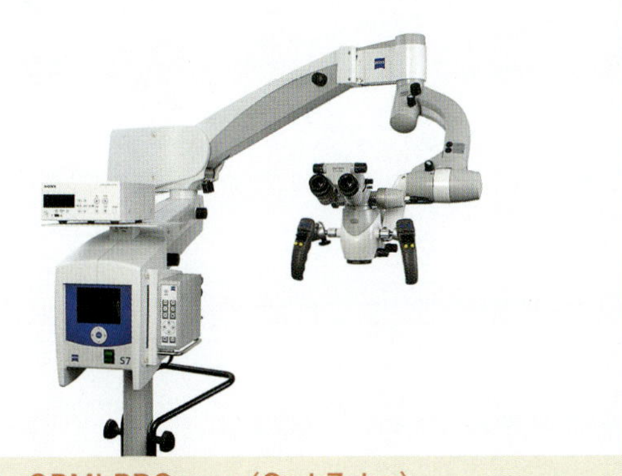

図17　OPMI PROergo（Carl Zeiss）

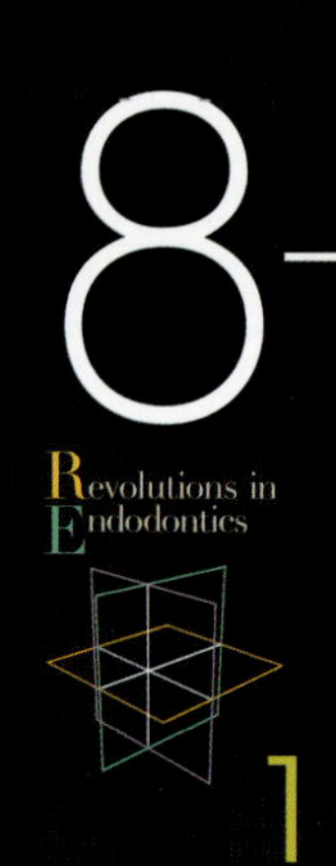

8—歯頸部外部吸収への応用

吉岡　俊彦

1—はじめに

歯頸部外部吸収は稀な疾患である，と多くの先生が認識されていると思う．以前は筆者もそう考えていたが，最近は発見・診断が困難なだけで実際は多くの歯頸部外部吸収が存在するのではないかと考えている．筆者が歯内療法専門医であることから歯頸部外部吸収の症例が集まっている可能性もあるが，主訴と異なる部位で発見されることも少なくない．後述するが，歯頸部外部吸収は進行とともに歯の保存が困難となってくる．早期発見と早期治療が歯の長期保存のためには望ましい．本稿では歯頸部外部吸収の診断と治療を中心に解説を行い，いくつか実際の症例で対応を提示していく．

表1　歯頸部外部吸収の進行度によるクラス分けとクラス分けに応じた治療方針(Heithersay, 1999.[1])

クラス	進行度	治療
クラス1	歯髄に近接しない表層の吸収	外科的な掻爬充填
クラス2	歯髄に近接する程度の吸収	外科的な掻爬充填・抜髄
クラス3	歯髄を取り囲む程度の吸収 歯根1/3以内	抜髄・吸収窩の掻爬充填 (補綴)
クラス4	歯根部の象牙質が大きく吸収 歯根1/3以上	経過観察・抜歯

※抜髄は患歯が生活歯の場合

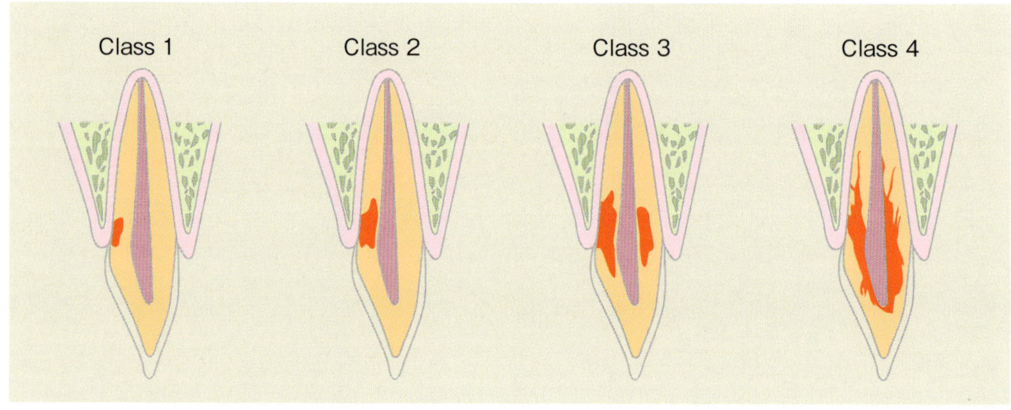

図1　外部吸収の進行度による分類

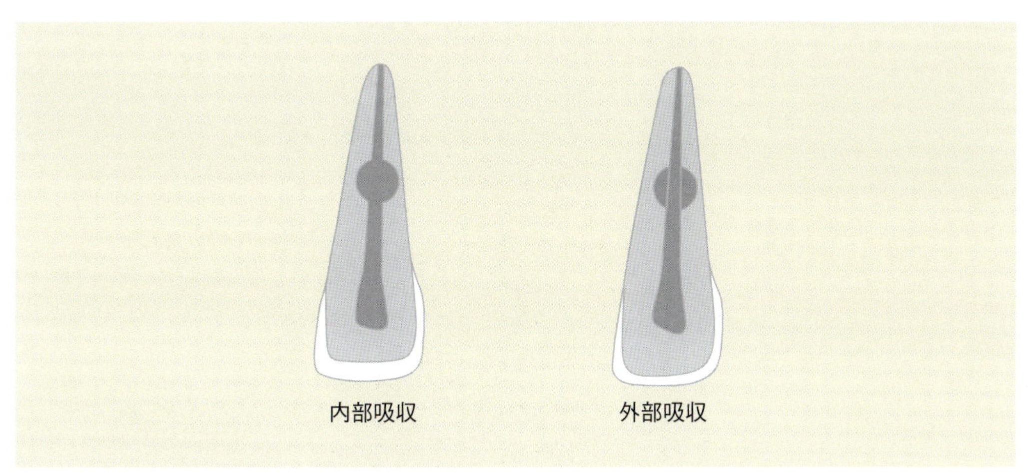

図2　外部吸収の特徴

2- 外部吸収の診断

1) 診断のポイント

歯頸部外部吸収の診断に際し，最初に注意しなくてはいけないのが，単独歯に発症しているか，複数歯（多数歯）に発症しているかである．歯頸部外部吸収を発見した場合，患歯の対側同名歯や全顎的な診査を行い同じような吸収が起きていないかを確認するべきである．

外部吸収は歯肉縁下で発生しているため，診断に関してマイクロスコープはあまり効果を発揮できない．高解像度のCBCTが非常に有用である．口腔内所見・デンタルX線所見で異常がなくても歯頸部外部吸収が発生しているケース（症例1参照）もあるので，診断には細心の注意が必要となる．

2) 内部吸収との鑑別

内部吸収は歯髄腔内の組織が歯根を吸収する疾患である．内部吸収の発症は生活歯に限られるが，外部吸収は根管治療の既往は無関係である．デンタルX線写真で根管が膨らんでみえるのが内部吸収で，根管壁が一層残った状態が確認できるのが外部吸収である（**図2**）．

診断が困難な場合は偏心撮影やCBCT撮影を行う．

3) 臨床症状

多くの場合，生理的に起こる骨のリモデリングと同じように強い炎症反応や重篤な細菌感染を伴わないので，無症状で進行してしまう．吸収が歯冠方向へ進むと，歯頸部付近のピンクスポットが確認される．遊離エナメルとなったエナメル質がチップすることもある．吸収部歯肉に違和感や腫脹が出る（吸収部のバクテリアによるものと想像される）（症例1参照）．

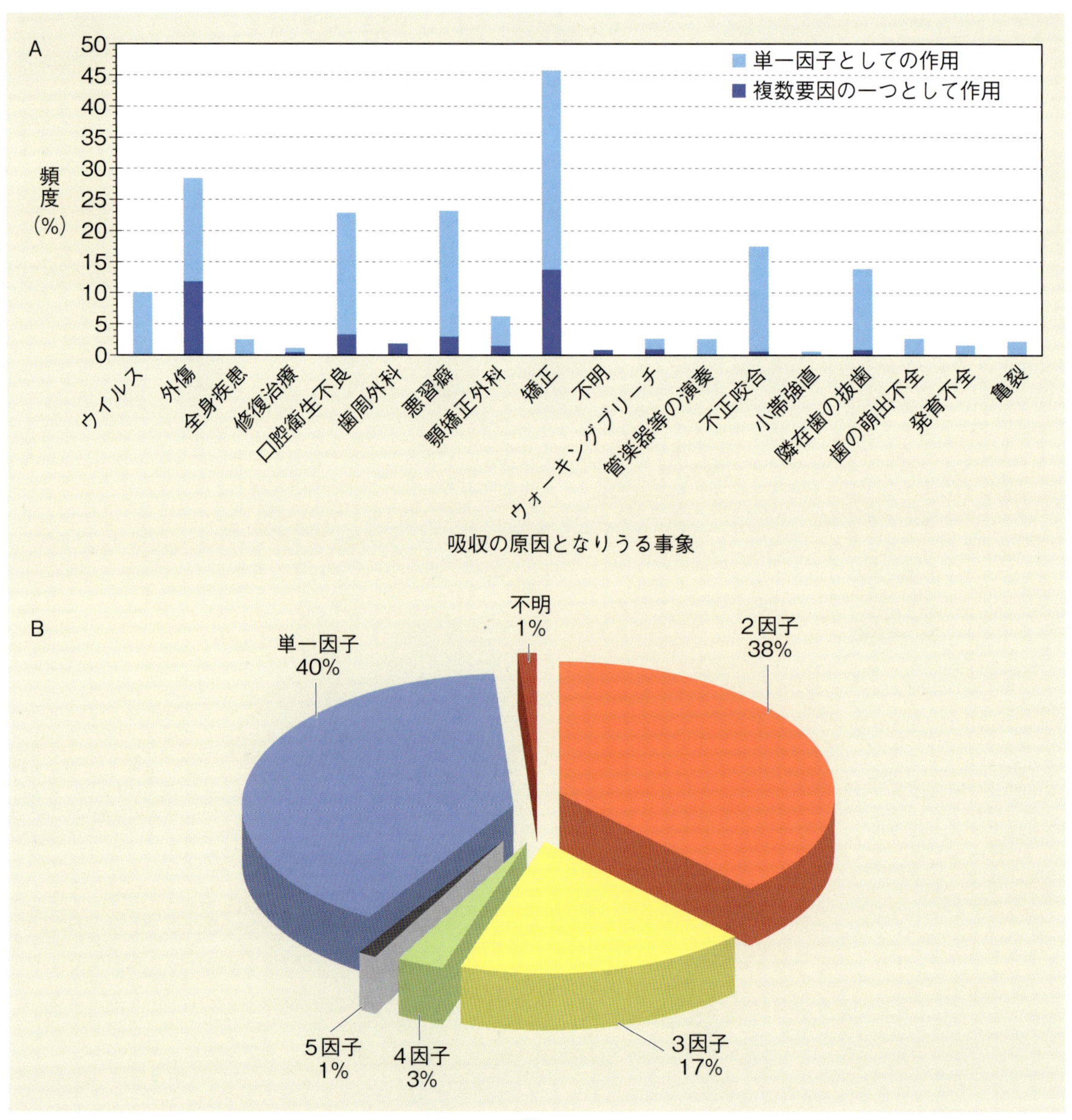

図3　歯頸部外部吸収の原因（Mavridou, et al., 2016.[2]より作成）

外部吸収と診断できずに根管治療を開始した場合，髄腔開拡時に根管以外からの出血を認めるため，穿孔を起こしたように感じてしまう．吸収の場合，吸収窩に象牙質・骨様の硬組織・肉芽組織が混在する組織が存在する（**症例2参照**）．

3- 歯頸部外部吸収の原因

発症が単独歯か多数歯かで原因が異なると考えられる．ただし，どちらの場合にしても未だに原因が完全には解明されていない．吸収から象牙質を守っているセメント質が何らかの原因で消失し，吸収が開始されると考えられている[2,3]．

単独歯の場合，矯正・外傷・歯周治療・ウォーキングブリーチなどが挙げられる．単独要因の場合もあるし，複数の要因が関与する場合もある（**図3**）．

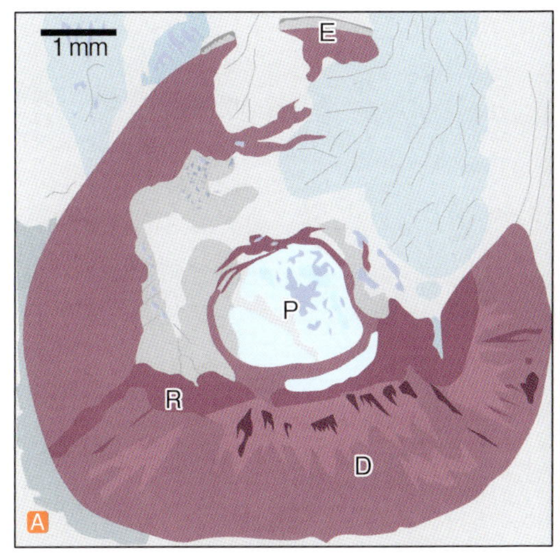

組織切片

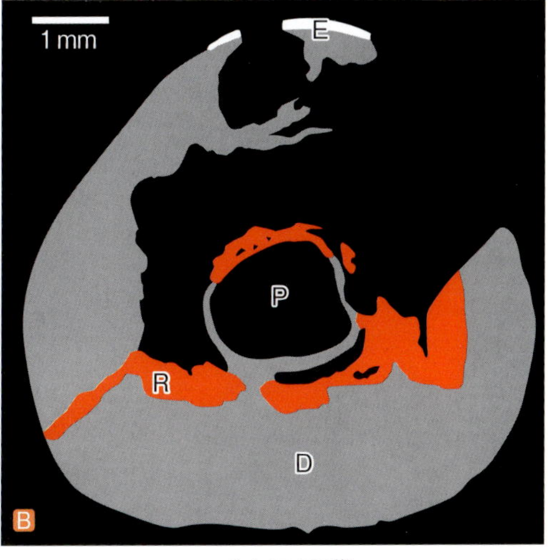

マイクロCT像

図4　吸収窩の組織像イラスト（Mavridou, et al., 2016.[8]を参考に作成）
P：歯髄腔，D：象牙質，R：骨様硬組織，E：エナメル質

多数歯の場合，全身性強皮症などの膠原病[4]や，遺伝的要因による歯の形成不全，若年期〜青年期の抗がん剤・ステロイド薬などの投薬による影響[5]，猫からのウイルスによるもの[6]が考えられている．

4– 吸収窩の組織像

切片やマイクロCTを用いた報告では，窩洞内では象牙質の吸収だけでなく骨様組織の添加も起きていること，歯髄の周囲の象牙質は吸収されず輪状に残っていること（その厚みの平均は210 μm），進行が進むと象牙質と歯槽骨が癒合している部位が出てくること，などがわかっている（**図4**）．

吸収窩洞内には，肉芽組織・上皮組織・骨様組織・破歯細胞・骨芽細胞・細菌などが確認されている[7,8]．

5– 搔爬および充填材料の選択について

1999年に，Heithersayは吸収窩の搔爬の際に90％トリクロロ酢酸水溶液を用いる術式を提唱した[1]．しかしながら，トリクロロ酢酸は「劇物」に指定されている薬剤なので，日本の一般歯科臨床での使用は困難である．また，吸収部以外の軟組織に付着してしまうと，化学的な損傷により治癒が遅延してしまう．拡大視野下で軟組織を残さないように搔爬できればそのような薬剤は不必要であると考えてよいだろう．

充填材料としては，グラスアイオノマーセメント，コンポジットレジン，水硬性ケイ酸カルシウムセメント（MTA系セメント）が考えられる．搔爬後の窩洞が防湿可能か，歯肉縁との位置関係（ポケット形成のリスク），審美的な問題，などを考慮して術者が決定する．

6- 外部吸収の治療

1) クラス1

外科的に吸収窩の軟組織・硬組織を確実に取り除く必要があるが，不必要な歯質の切削および露髄は避けたいという非常に細かく正確な処置が求められる．また，歯肉を下げないように注意を払わなくてはいけない．

2) クラス2

クラス1と2の違いは，吸収が歯髄にどれだけ近接しているかどうかである．吸収窩の掻爬の際に露髄した場合，これまでは抜髄が必要とされてきた．しかしながら，歯髄の診断としては正常歯髄であることが多いことから，無菌的な環境下でMTAを用いた直覆や断髄を行うことで歯髄が保存できる可能性もあるのではないかと推測している．もちろん窩洞の大きさや形態によっては歯髄保存処置が困難な場合もあるだろうし，短時間で硬化する種類のMTAを用いないと歯周外科中の最終充填が困難であろう．

3) クラス3

吸収が歯髄を取り囲むように進行しているため，抜髄が必要となる．抜髄，非外科的な吸収窩の掻爬，欠損部の充填補綴．縁下歯質となっている部分は穿孔と同様にMTAなどで充填したり挺出を行って縁上歯質とする処置が必要となる．

4) クラス4

経過観察もしくは抜歯が適応とされる．吸収の拡がりによっては保存的な処置の報告[9]もあるが，未処置での経過観察と比較して長期保存が可能なのか，に関してはハッキリしていない．

症例1（図5～16）

3|の辺縁歯肉の違和感を主訴に紹介元歯科医院を受診，CBCTの撮影を行ったところ，歯頸部外部吸収を発見したとのことで当院を紹介され来院．口腔内診査およびデンタルX

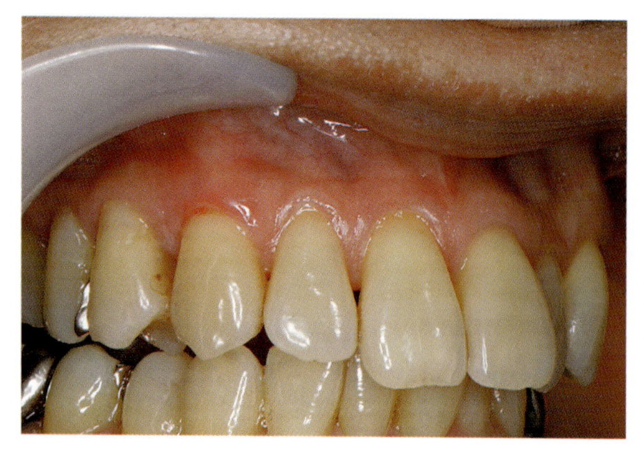

図5　初診時口腔内写真
3|近心辺縁歯肉に少しだけ腫脹が存在する．

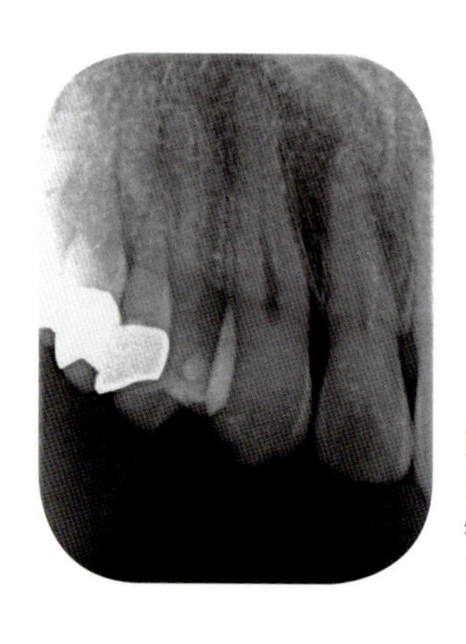

図6　初診時デンタルX線写真
特に異常所見は認められない．

線写真では異常所見はないが，CBCTの頬舌断面画像を確認すると頬側歯頸部直下に歯髄に近接している歯根吸収部が存在した．歯頸部外部吸収クラス1〜2と診断し，外科的な掻爬充填処置を行なった．吸収窩の掻爬を行い，露髄がないことを確認，しっかりと防湿できると判断しコンポジットレジンにて窩洞充填を行った．

臨床症状は改善し，歯髄の生活性も維持されている．術後6か月時に，吸収の再発や進行がないことをCBCTで確認した．

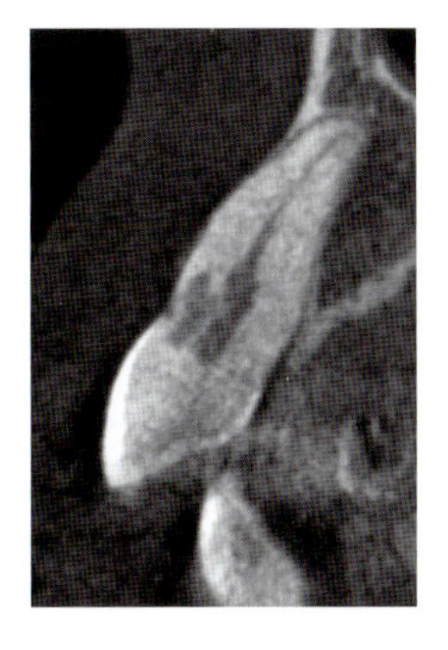

図7　CBCT画像
頬側歯頸部から外部吸収を認める．歯髄に近接している．

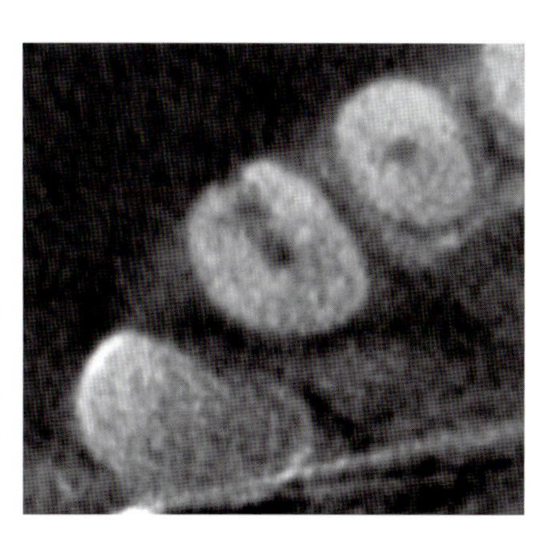

図8　CBCT画像（水平断面画像）
吸収は歯髄に近接しているが歯髄を取り囲んではいない．

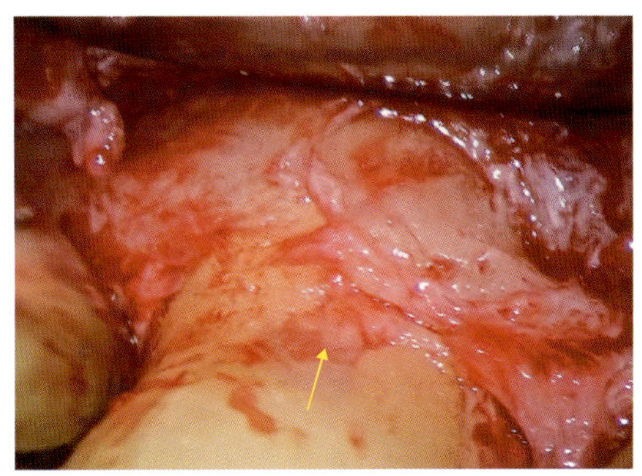

図9　フラップ挙上後
吸収部軟組織が確認できる（黄色矢印）．

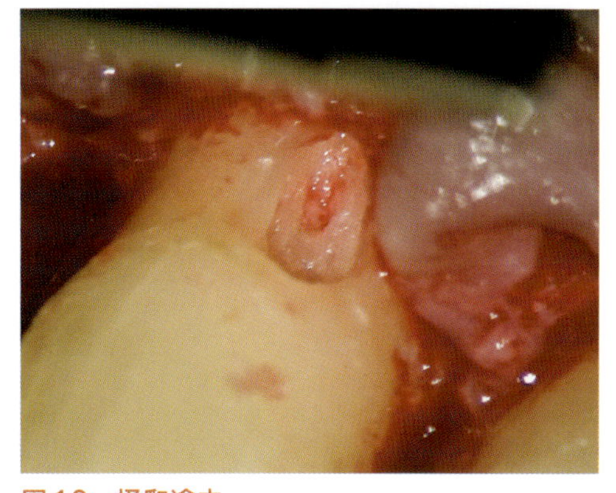

図10　掻爬途中
鋭匙および回転切削器具で吸収窩の軟組織と硬組織の掻爬を進めている最中．

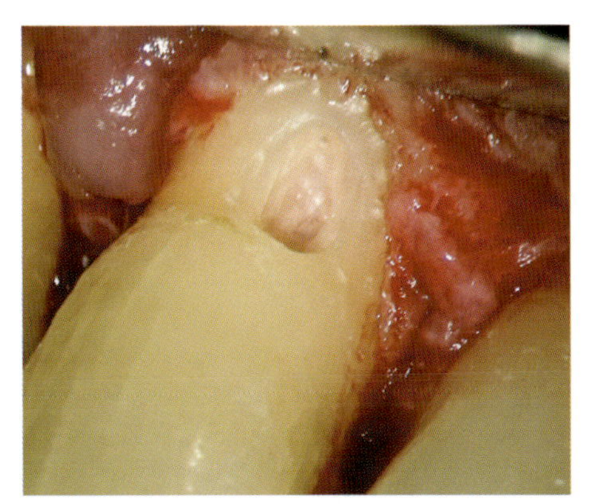

図11　掻爬終了時
吸収窩のマージンをはっきりと明示し，防湿が可能であることを確認．
歯髄が透けているのが確認された．

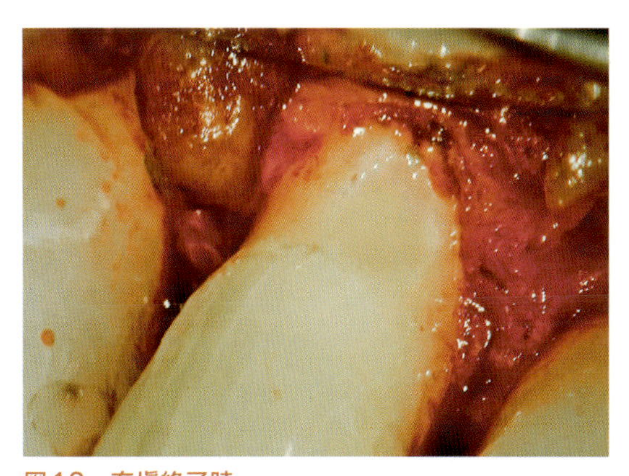

図12　充填終了時
光重合コンポジットレジンにて吸収窩の充填を行った．

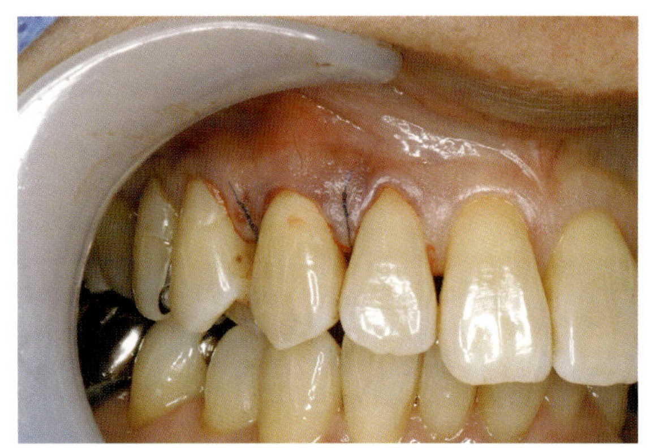

図13　術直後の口腔内写真

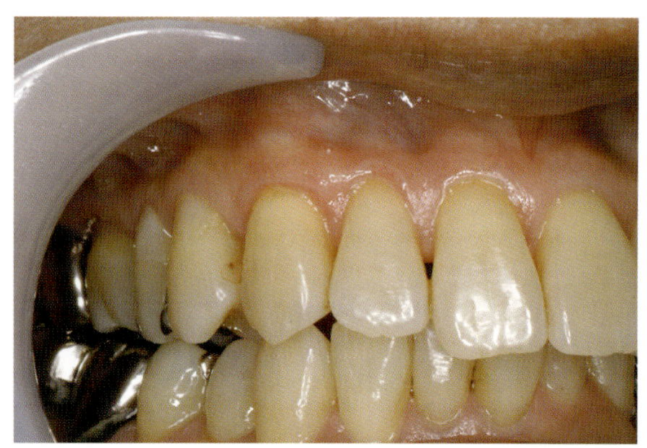

図14　術後半年の口腔内写真
歯肉の退縮などはない．

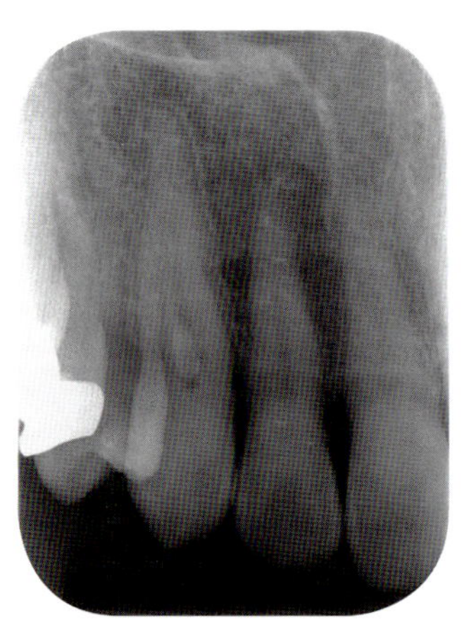

図15　術後半年のデンタルX線写真
吸収窩のコンポジットレジンの不透過性が確認できる．

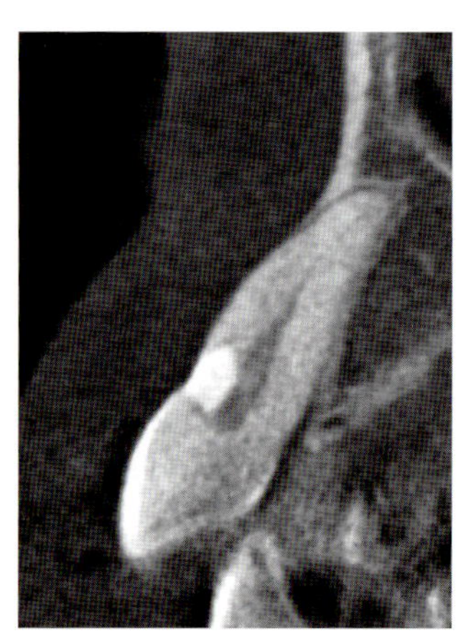

図16　術後半年のCBCT画像
吸収の再発・進行などは確認できない．

症例2（図17～26）

かかりつけ医にて再根管治療を開始したが，髄腔内に肉芽が存在するとのことで当院を紹介．

仮封を除去すると口蓋側遠心に肉芽組織が存在した．最初は穿孔を疑ったが，不定形の窩洞であり，軟組織と硬組織が混在しているような組織で満たされていたため，歯頸部外部吸収と診断した．

初回治療時に，消炎および吸収窩の軟組織除去を期待し，水酸化カルシウムを貼薬した．2回目来院時には吸収窩の軟組織はなくなり，骨梁様の硬組織が確認された．臨床症状も改善しており，吸収窩をMTAにて充填した．

3回目来院時にMTAの硬化を確認し，フロアブルレジンにて表面を保護し，根管治療を通法どおり行った．4か月後の予後観察時には吸収窩とポケットが交通していたためか，軽度だが歯肉の発赤が存在した．

症例3（図25～26）

かかりつけ医より|6，|7の根管治療および5|，6|，7|の診断の依頼を受け，当院を初診来院した．5|に外部吸収を疑う透過像が確認された．CBCT撮影を行うと歯根の1/2を超える深さまで進展している外部吸収を認めた．保存的な処置は困難と判断し，経過観察・必要に応じて抜歯と診断した．

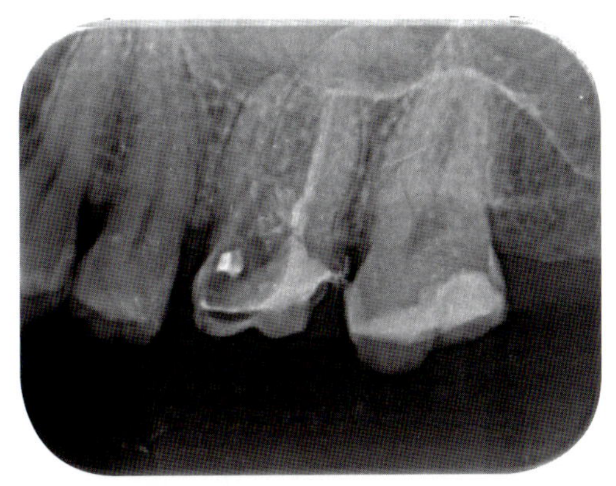

図17　初診時デンタルX線
歯冠部近心に透過性の強い部位が確認される．

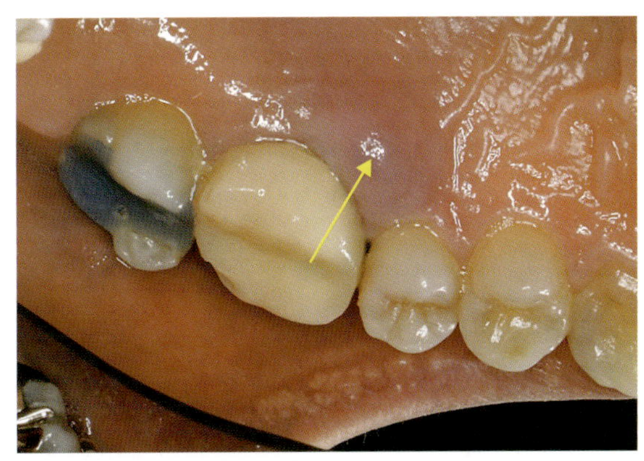

図18　初診時口腔内写真
近心口蓋側の辺縁歯肉が腫脹している．

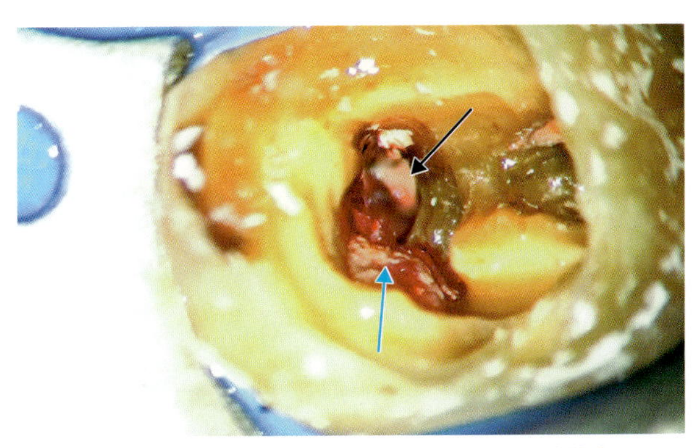

図19　初回治療時．仮封・貼薬材を除去した髄腔内
近心口蓋部に肉芽の存在が確認される（青矢印）．黒矢印が口蓋根管．

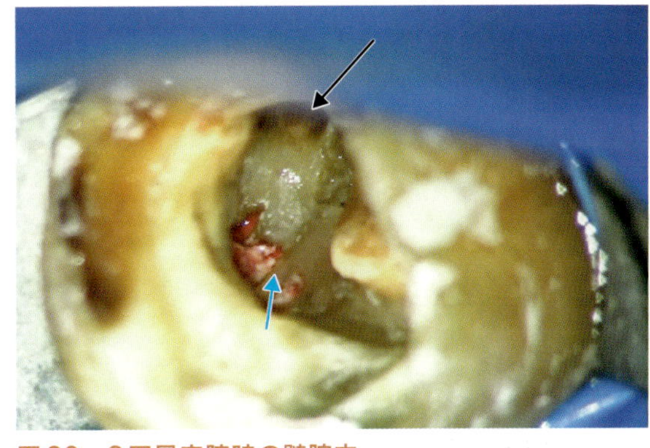

図20　2回目来院時の髄腔内
歯冠部に迷入していた肉芽はなくなり，骨梁のような構造物が確認される．黒矢印が口蓋根管．

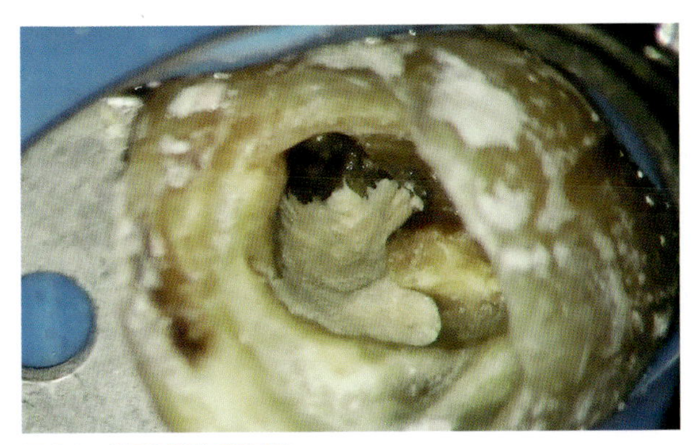

図21　MTA硬化確認時

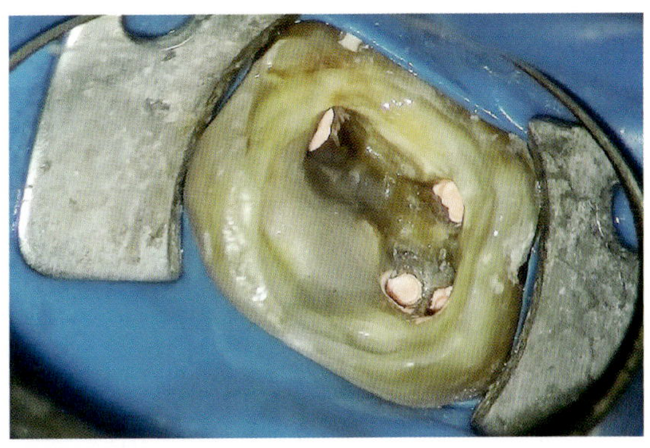

図22　根管充填時

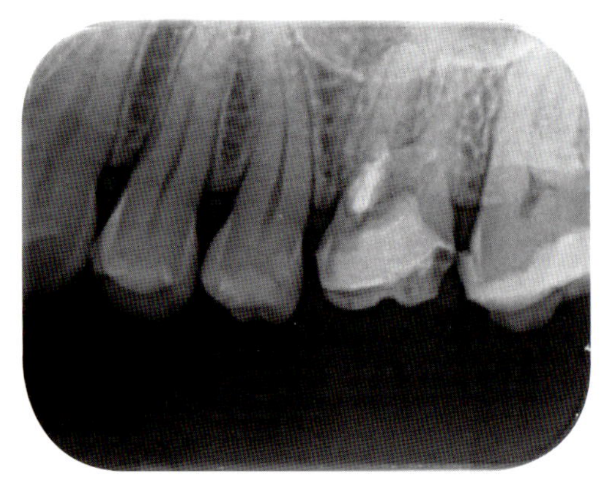

図23　MTAにて吸収窩充塡時

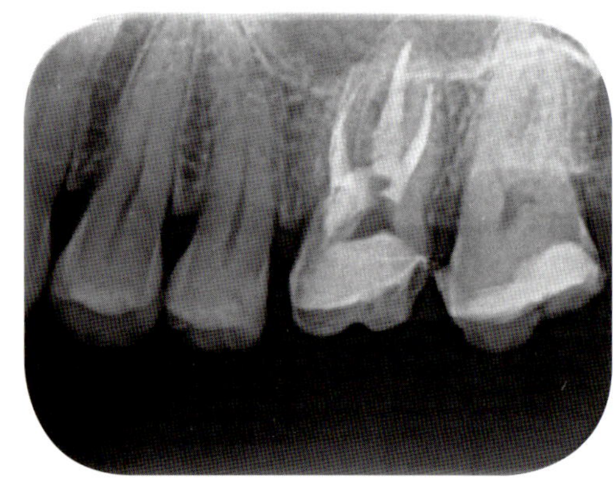

図24　根管充塡時

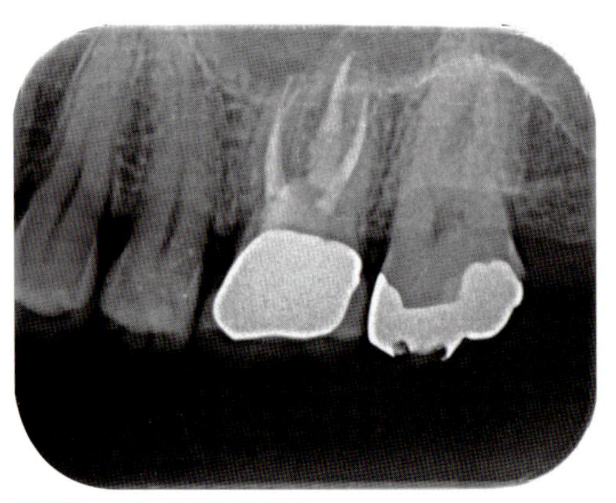

図25　4か月予後観察時

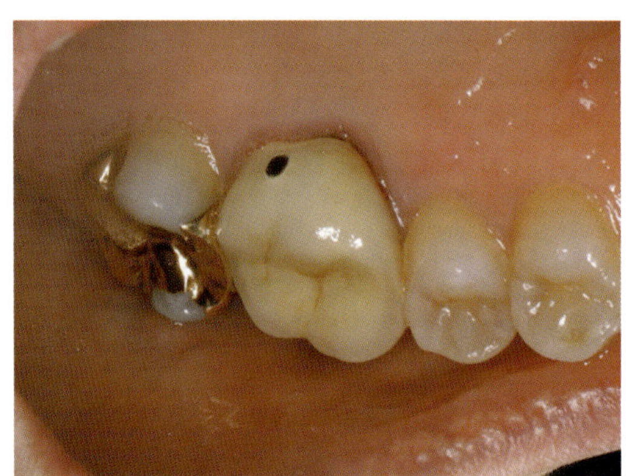

図26　4か月予後観察時

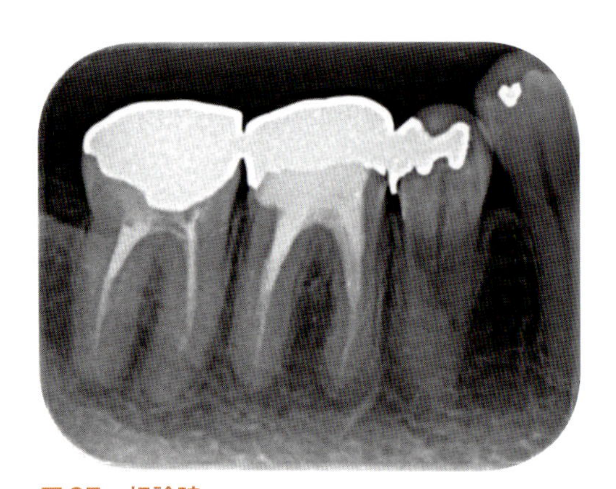

図27　初診時

5|に外部吸収を疑う透過像が確認される（根管はみえているので外部吸収が疑われる）.

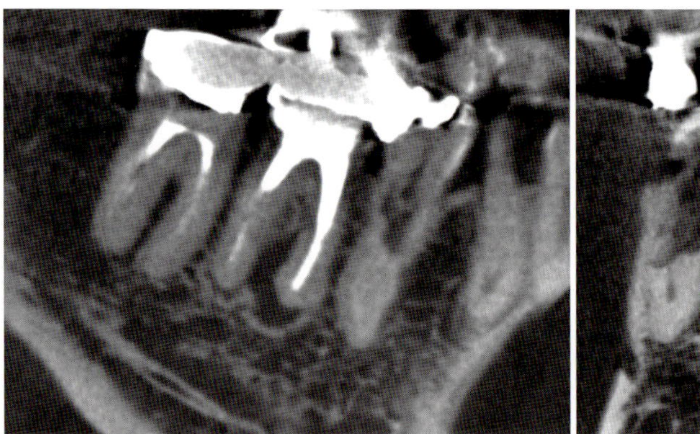

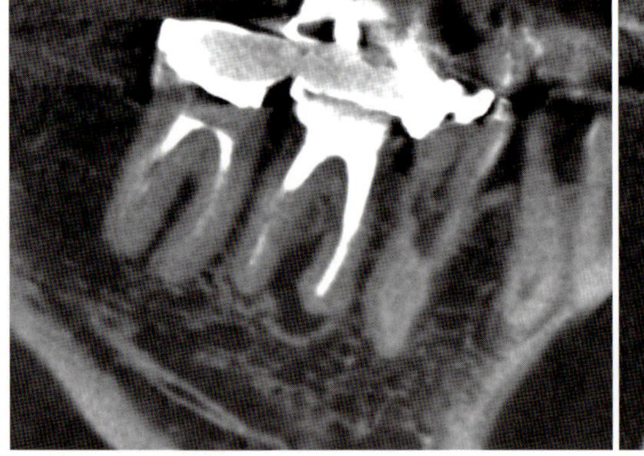

図28　CBCT画像

歯根の1/2を超える吸収が確認される（今回の内容とは関係ないが，6|の根尖部骨欠損はデンタルX線では確認できないが，CBCT画像では明らかに存在している）.

7─ おわりに

歯頸部外部吸収の進行のスピードは症例毎に異なるとは思うが，放置してクラス4になってしまうと保存的な処置が困難となる．いかにしてその前に発見し治療を行うか，また，再発を見逃さずに経過観察を行うかが重要となるだろう．視診での診断は難しく，デンタルX線写真やCBCTでの診断が必要となる．適切な撮影を行い，撮影範囲内のすべての歯に歯頸部外部吸収が疑われる像がないかを確認する習慣をつけていただきたい．

文献

1）Heithersay GS：Invasive cervical resorption：an analysis of potential predisposing factors. Quintessence, 30：83-95, 1999.
2）Mavridou AM, Bergmans L, Barendregt D, Lambrechts P：Descriptive Analysis of Factors Associated with External Cervical Resorption. J Endod, 43：1602-1610, 2017.
3）Patel S, Kanagasingam S, Ford TP：External Cervical Resorption：a review. J Endod, 35：616-625, 2009.
4）Arroyo-Bote S, Bucchi C, Manzanares MC：External Cervical Resorption：a new oral manifestation of systemic sclerosis. J Endod, 43：1740-1743, 2017.
5）Patel S, Saberi N：External Cervical Resorption Associated with the Use of Bisphosphonates：A Case Series. J Endod, 41：742-748, 2015.
6）von Arx T, Schawalder P, Ackermann M, Bosshardt DD：Human and Feline Invasive Cervical Resorptions：the missing link？ -presentation of four cases. J Endod, 35：904-913, 2009.
7）Mavridou AM, et al.：Understanding external cervical resorption in vital teeth. J Endod, 42：1737-1751, 2016.
8）Mavridou AM, et al.：A novel multimodular methodology to investigate external cervical tooth resorption. Int Endod J, 49：287-300, 2016.
9）Shemesh A, Ben Itzhak J, Solomonov M：Minimally Invasive Treatment of Class 4 Invasive Cervical Resorption with internal approach：a case series. J Endod, 43：1901-1908, 2017.

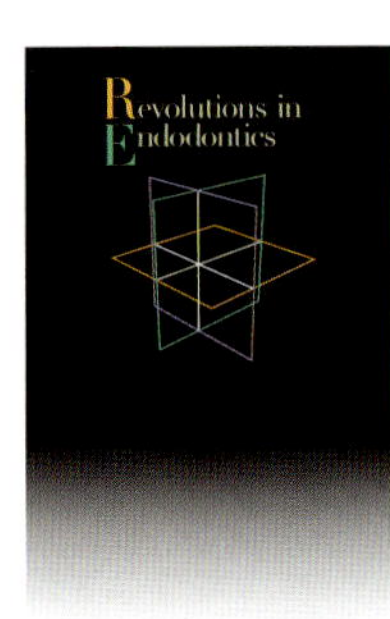

私の使用機器

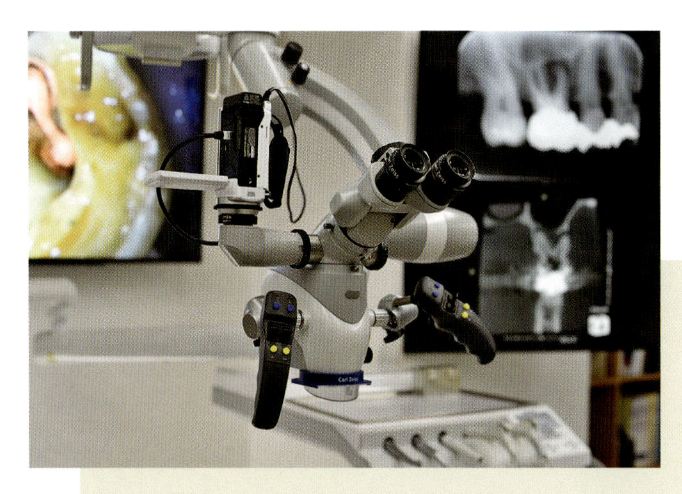

マイクロスコープ
OPMI PROergo（Carl Zeiss）

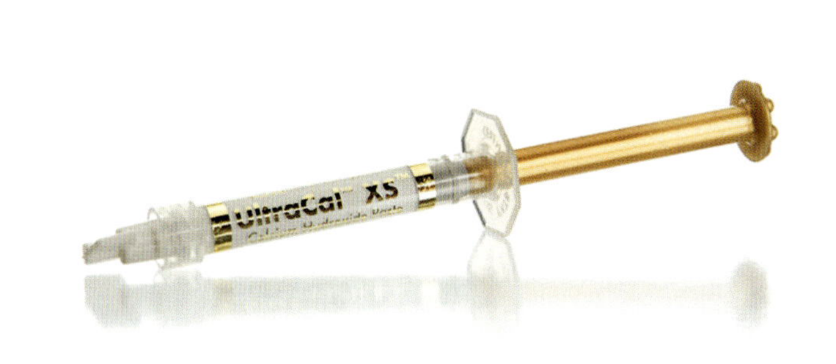

水酸化カルシウム製剤
ウルトラカルSXJ（ウルトラデントジャパン）

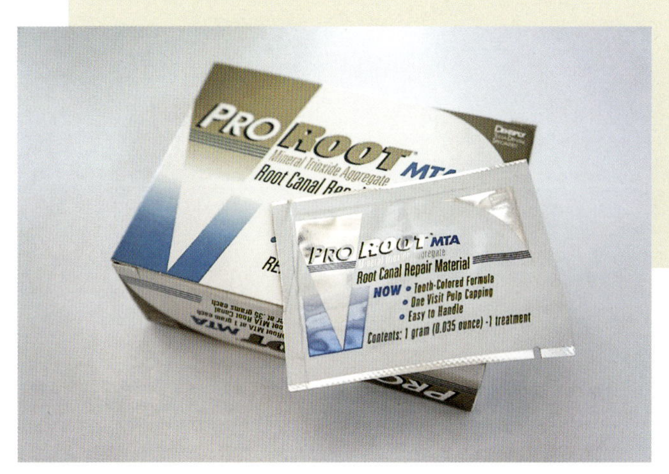

水硬性ケイ酸カルシウムセメント
Pro Root MTA（デンツプライシロナ）

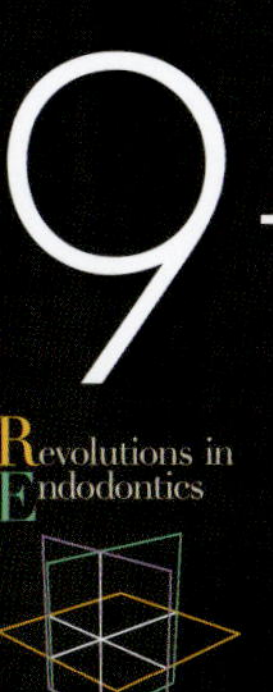

9—Internal Apicoectomy
—外科と非外科，二つの要素を併せ持つ新たな術式

長尾　大輔

1—Internal Apicoectomyとは？

通常の根管経由の根管治療では治癒が困難な場合[1,2]，外科的に対応しなければならないこともある．外科的歯内療法の代表例に，歯根端切除術と意図的再植術の二つがある．前者は，マイクロスコープの使用によって成功率が大きく向上するとされる[3,4]．また，後者も術野や患歯の精密な観察ができるため，非常に有効である．しかし，マイクロスコープ使用の有無に関わらず，両者とも大きな外科的侵襲を加える必要があり，有病者や高齢者などに行いにくい場合もある．そこで筆者は，切開・剝離・抜歯などを行わず，問題を抱えた根尖孔外に低侵襲でアプローチできないものかと考え，抜去歯を用いて，マイクロスコープ下で器具を駆使し，検証を繰り返した．そして根尖を根管内部から短くしつつ，根尖孔外にアプローチすることに成功した．その術式から，「Internal Apicoectomy（以下，IA）」と名づけた．詳細は文献[5~7]を参照してもらいたいが，術中の写真（**図1**）を用い，IAの概略を説明する．根尖孔外にガッタパーチャが溢出しているなどの問題を抱えた|6の口蓋根（**図1A**）に対し，ロングシャンクのラウンドバーなどで，根管内の感染歯質を徹底的に除去したあと，根尖部をプルストロークで短く切削しながら広げる（**図1B**）．決して健全歯質を必要以上に切削しているわけではない．根尖孔外を確認しながら，マイクロエキスカ（**図1C**）などを用いて，溢出しているガッタパーチャや病変を除去していく（**図1D**）．後日，症状がないことを確認し，根尖孔外にはアテロコラーゲンを（**図1E**），根管内にはMTAセメントを（**図1F**）緊密に充塡する．このようにIAは，終始根管経由で根尖を短く切削し，根尖孔外にアプローチするため，外科と非外科，二つの要素を併せ持つ，低侵襲で画期的な術式である．

筆者はこれまでに，複雑な問題を抱えていた41歳女性の|7に施したIAについて，日本顕微鏡歯科学会や関東歯内療法学会，そのほか，論文や書籍などで症例報告してきた[5~7]．本稿では，ページの関係上，CBCTを用いたIAの予後を，この症例に絞り報告する．また，IAをより安全に施すための，CBCTの活用についても記載する．

2—IAの予後をCBCTで検証

主訴：約1年前から左上奥の舌側の歯茎が腫れている．

X線所見：近心頰側根にはパーフォレーションおよびファイルの破折片を認める．また，大きな病変のなかに遊離した多量のガッタパーチャの溢出を認め，上顎洞の洞底線は不明瞭である．歯冠補綴物は不適合である（**図2**）．

それまで受診したすべての歯科医院では，「即抜歯」と判断されたようだ．しかし，どうしてもこの歯を残したいという患者からの強い要望があり，術中の歯の破折は絶対に避

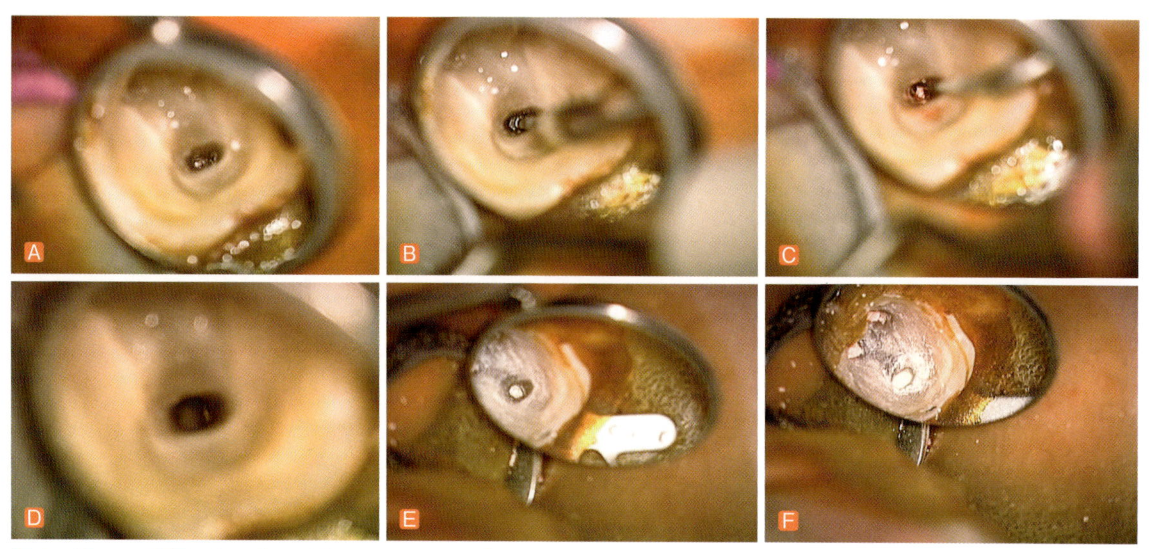

図1 |6 の口蓋根に行ったIA（動画からのキャプチャー像）
A 根尖孔外にガッタパーチャが溢出している．
B ロングシャンクのラウンドバーなどで，根尖部をプルストロークで短く切削しながら広げる．
C マイクロエキスカなどを用いて，オーバーしているガッタパーチャや病変を除去していく．
D 根管内から根尖孔外まできれいになった．
E 根尖孔外にはアテロコラーゲンを緊密に充塡する．
F 根管内にはMTAセメントを緊密に充塡する．

けたかった．また，多くの問題を抱えていたため，これらすべてを短時間でクリアできるかなど[8]，術中・術後のさまざまなリスクを回避するため，本症例は意図的再植術ではなく，IAを選択した．

1）処置内容

①感染歯質除去
②近心頬側根のパーフォレーションリペア
③遠心頬側根と口蓋根にIA
④近心頬側根の破折ファイル除去
⑤感染根管治療＆根管充塡
⑥歯冠補綴

2）デンタルX線写真による予後の確認

IA後3年9か月のデンタルX線写真では，根尖部のX線不透過性はかなり増しており，周囲組織と変わらないようにみえる（**図3**）．

3）CBCT画像による予後の確認

隣在歯の根管治療のためにCBCT撮影し，一緒に写った同歯について，予後の確認を行った（**図4〜6**）．なお，このCBCT画像は**図3**のデンタルX線写真とほぼ同時期のものである．

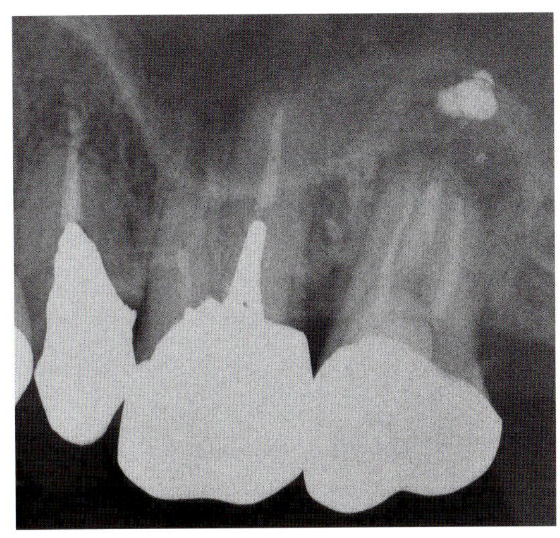

図2　初診時のデンタルX線写真
大きな病変のなかで遊離した多量のガッタパーチャの溢出を認め，上顎洞の洞底線は不明瞭である．

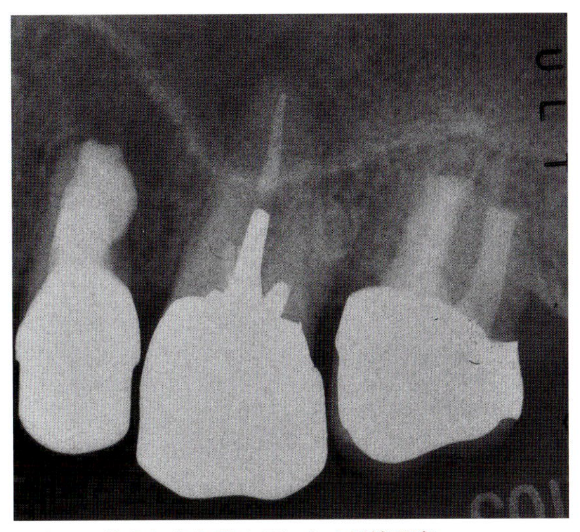

図3　IA後3年9か月のデンタルX線写真
根尖部のX線不透過性はかなり増しており，周囲組織と変わらないようにみえる．

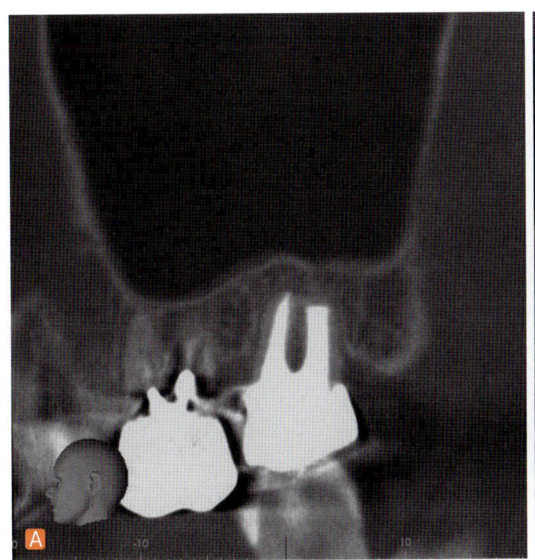

近心頬側根＆遠心頬側根

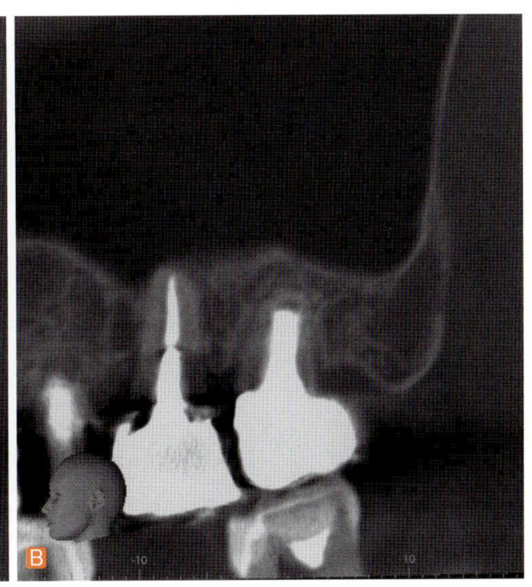

口蓋根

図4　CBCT矢状断面像
A 近心頬側根は通常の根管治療のため漏斗状に，遠心頬側根はIAを施しているので根尖を真横にカットしたような像を呈している．
B 口蓋根もIAを施しているので，遠心頬側根と同様の像を呈している．

①矢状断面像

上顎洞は非常にクリアである．近心頬側根は通常の根管治療のため漏斗状であるが，遠心頬側根はIAを施しているので，根尖を真横にカットしたような像を呈している（**図4A**）．口蓋根もIAを施しているので，遠心頬側根と同様の像を呈している．根尖から上顎洞までの骨密度は周囲と同様にみえる（**図4A，B**）．

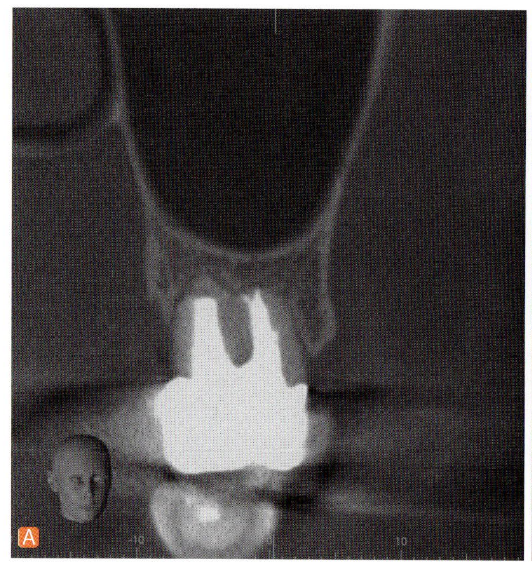

口蓋根＆近心頰側根

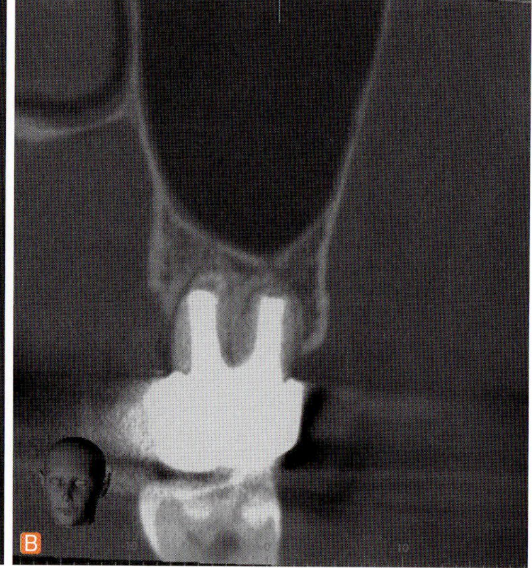

口蓋根＆遠心頰側根

図５　CBCT 前頭断面像
A 口蓋根はIAを施しているので，根尖を真横にカットしたような像を呈している．また，近心頰側根は根尖が二つあることがわかる．
B 口蓋根および遠心頰側根ともにIAを施しているので，根尖を真横にカットしたような像を呈している．

②前額断面像

こちらも，上顎洞は非常にクリアである．近心頰側根は根尖が二つあることがわかる（図５A）．口蓋根および遠心頰側根はIAを施しているので，根尖を真横にカットしたような像を呈している（図５A，B）．根尖から上顎洞までの骨密度は周囲と同様にみえる（図５A，B）．

③ボリュームレンダリング（VolR）像

根管充填材をみやすくするような閾値で調整したVolR像のため，あくまでも大まかな判断でしかないが，頰側からみると近心頰側根は漏斗状に充填されており，遠心頰側根および口蓋根は真横にカットしたような形態で，かつフレアー状[7]に充填されていることがわかる（図６A）．また，根尖側からみると，遠心頰側根ならびに口蓋根は，歯根端切除術後の根尖部のようにフラットであることがわかる（図６B）．

3－三次元的な事前情報を活用したIA

上顎左側臼歯部にさまざまな問題を抱えた患者に，デンタルX線写真（図７）およびCBCT撮影を行った（図８～13）．たとえば，|5 にIAを行うとしたら，どのように三次元情報を活用するのか解説したい．

1）デンタルX線写真では

この歯は，前医で根管治療が行われるたびに，痛みや排膿を繰り返していたようで，当院に来院時もJ-Openのままだった．しかし，このデンタルX線写真からは，それほど強い症状があるようにはみえない（図７）．

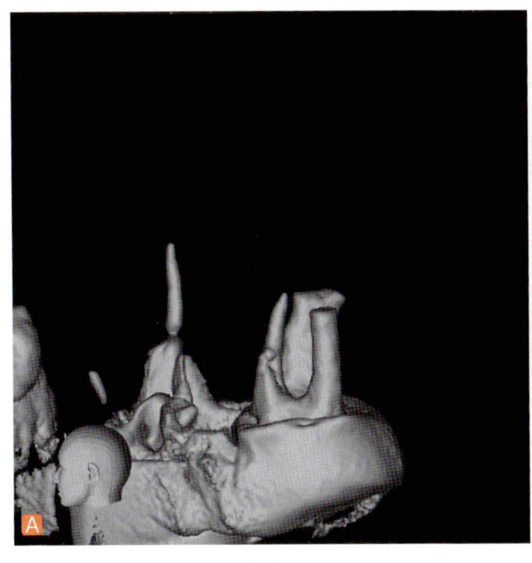

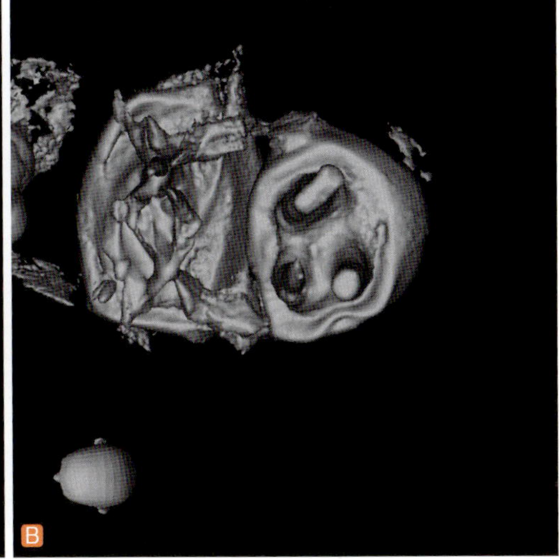

頬側　　　　根尖側

図6　CBCT ボリュームレンダリング像

A 頬側からみると，近心頬側根は漏斗状に，IAを行った遠心頬側根および口蓋根は，真横にカットしたような形態で，かつフレアー状にMTAセメントが充填されていることがわかる．

B 根尖側からみると，IAを行った遠心頬側根ならびに口蓋根はフラットであることがわかる．

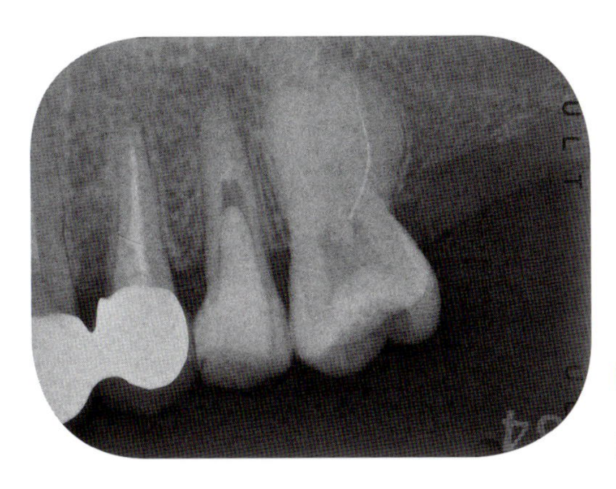

図7　初診時のデンタルX線写真

このデンタルX線写真からは，それほど大きな問題を抱えているようにはみえない．

2) CBCT画像では

患者に三次元情報の必要性を説明し，同意を得てCBCT撮影を行った．すると，大きな根尖病変が確認できた．その長径は，矢状断面・前額断面とも，およそ6mm前後だった（**図8**）．また，幅径は矢状断面で約8.7mm，前額断面で約7.5mm，体軸断面のMB⇔DP，DB⇔MPは，ともに7mm弱だった（**図9**）．

3) 歯を立体的に計測

IAを安全に行うため，できる限り多くのポイントで，立体的に歯を計測している．ここでは必ずおさえておきたい以下に示す3か所の幅径と，歯の全長を計測する．

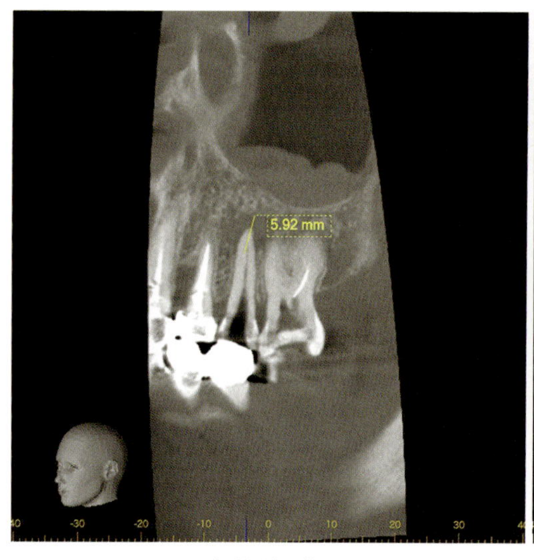

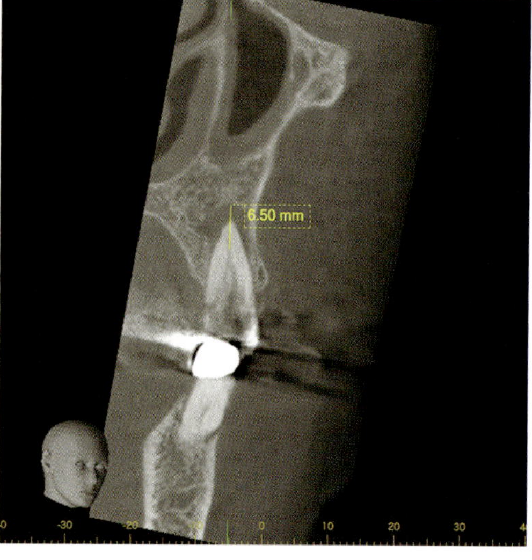

矢状断面像　　前額断面像

図8　CBCT画像による根尖病変の長径

デンタルX線写真からは想像もつかないような大きな根尖病変が確認できた．その長径は，矢状断面・前額断面とも，およそ6mm前後である．

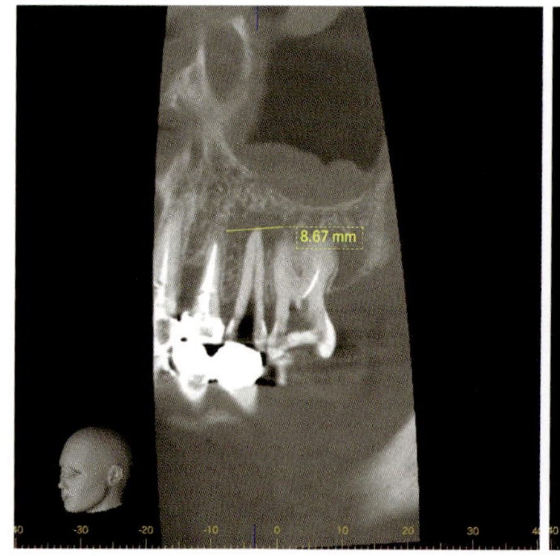

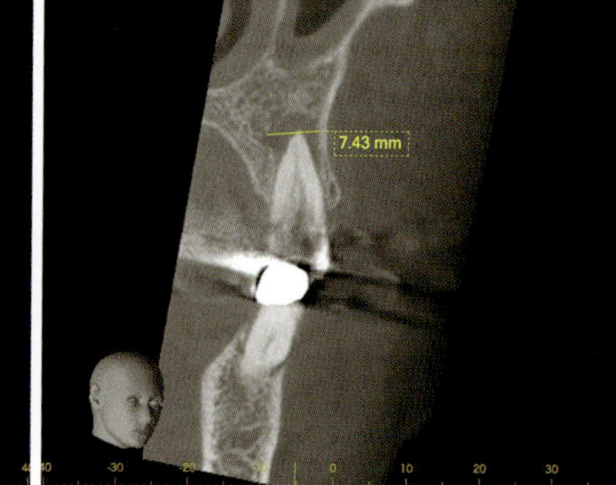

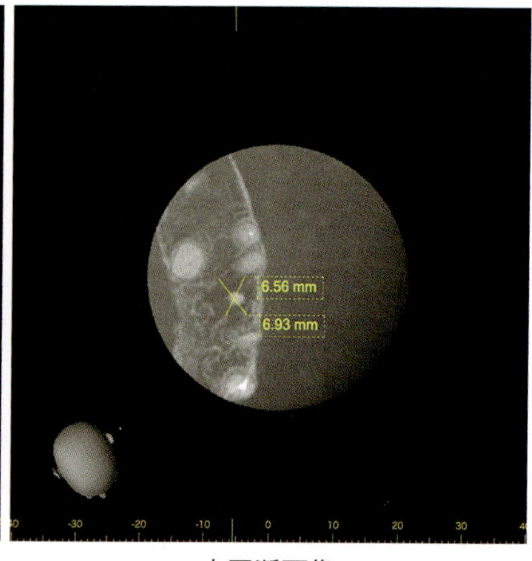

矢状断面像　　前額断面像　　水平断面像

図9　CBCT画像による根尖病変の幅径

根尖病変の幅径は，矢状断面で約8.7mm，前額断面で約7.5mm，水平断面のMB⇔DP，DB⇔MPは，ともに7mm弱だった．

①根の中央部付近の幅径を計測（**図10**）

IAを行う際，さまざまな器具が安全にアクセスできるか，また，コンケイブなどの解剖学的形態を確認するため，この位置を計測している．

矢状断面：約3.4mm

前額断面：約6.7mm

水平断面：近遠心径　約3.3mm，頬舌径　約6.7mm

②根尖から約3mmの位置の幅径を計測（**図11**）

歯根端切除の際に，根尖から約3mmの位置で根尖切除すると，根尖分岐の98%，根管

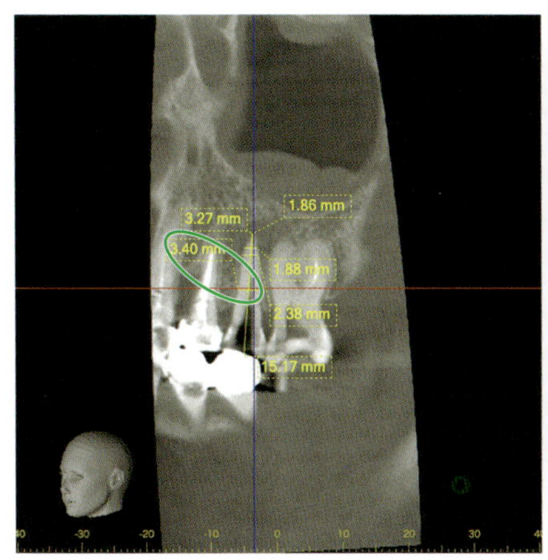

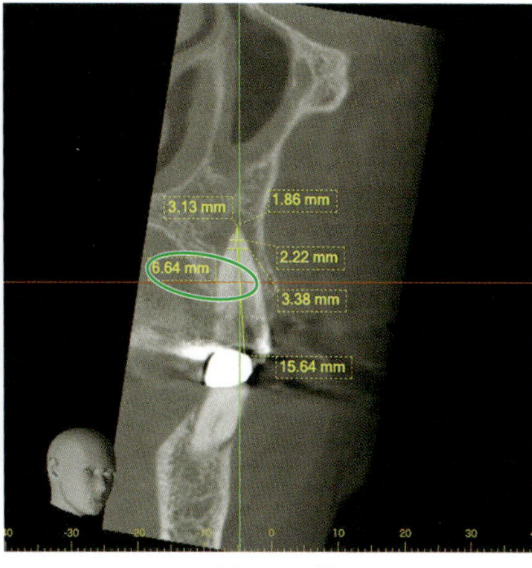

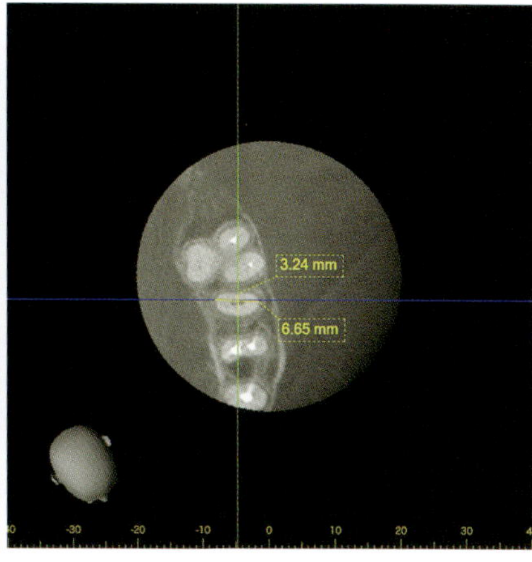

矢状断面像　前額断面像　水平断面像

図10　歯を立体的に計測（根の中央部付近）
歯の幅径は，矢状断面で約3.4mm，前額断面で約6.7mm，水平断面の近遠心径は約3.3mm，頬舌径は約6.7mmだった．

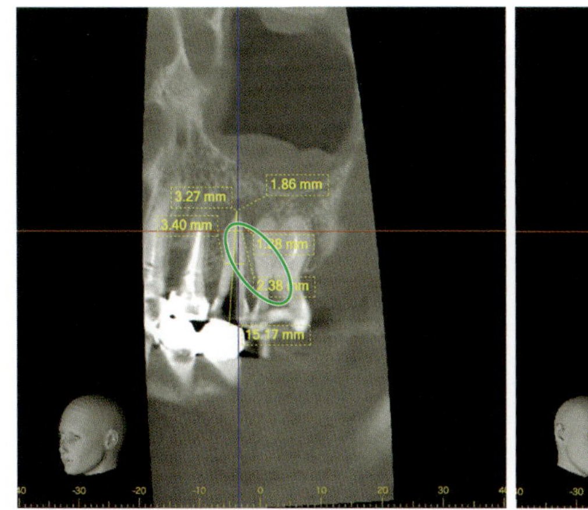

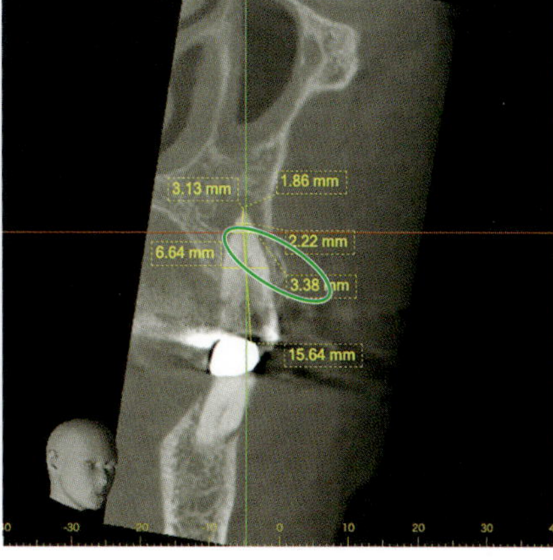

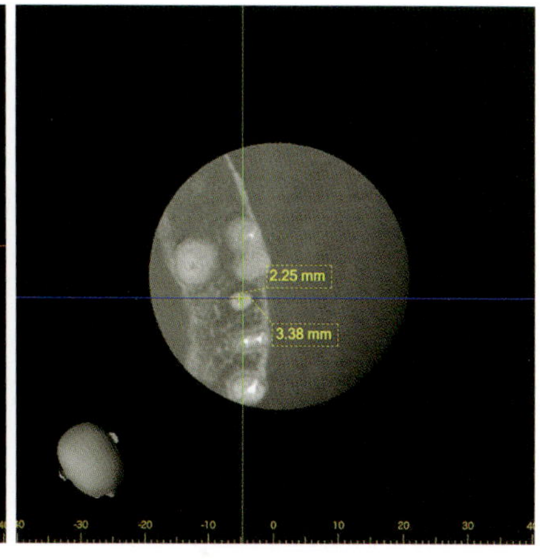

矢状断面像　前額断面像　水平断面像

図11　歯を立体的に計測（根尖から約3mmの位置）
歯の幅径は，矢状断面で約2.4mm，前額断面で約3.4mm，水平断面の近遠心径は約2.3mm，頬舌径は約3.4mmだった．

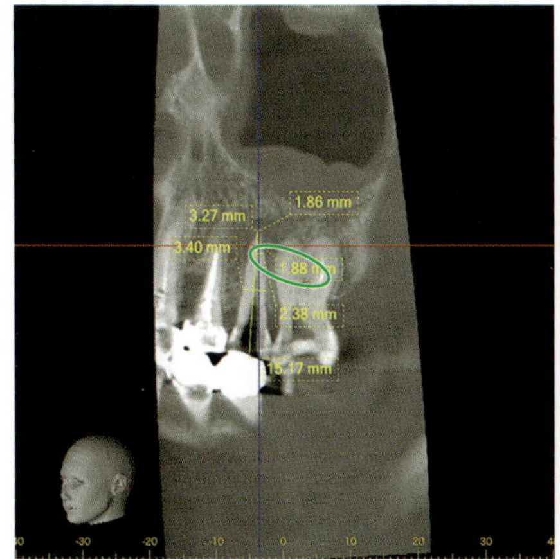

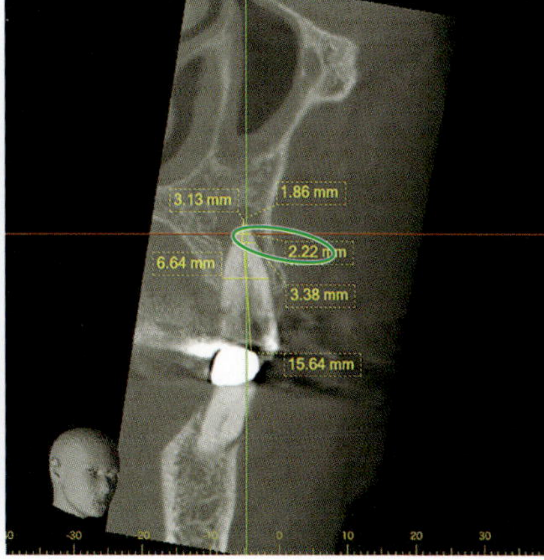

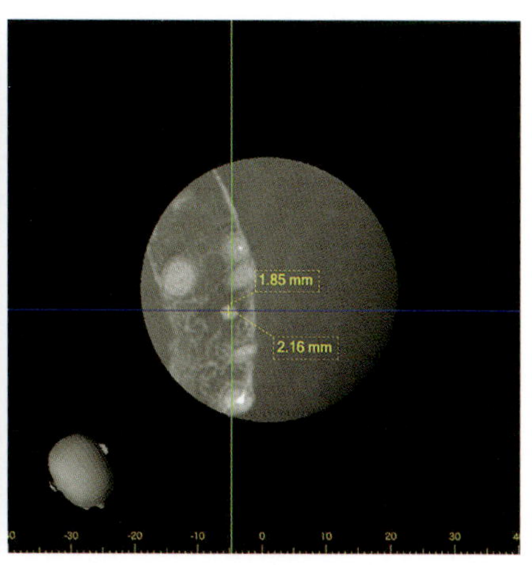

矢状断面像　前額断面像　水平断面像

図12　歯を立体的に計測（根尖から約1.8mmの位置）
歯の幅径は，矢状断面で約1.9mm，前額断面で約2.2mm，水平断面の近遠心径は約1.9mm，頬舌径は約2.2mmだった．

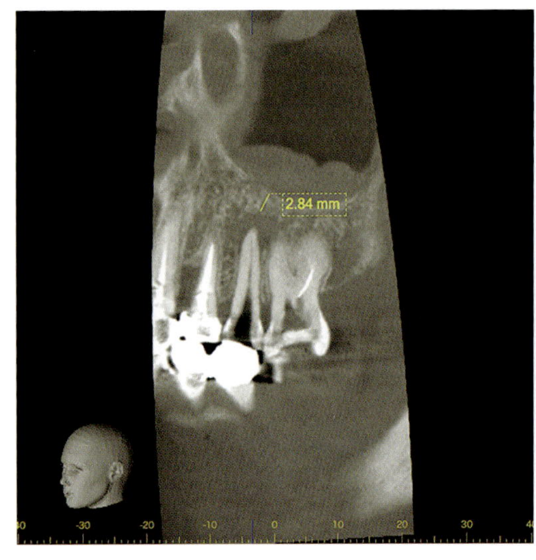

矢状断面像

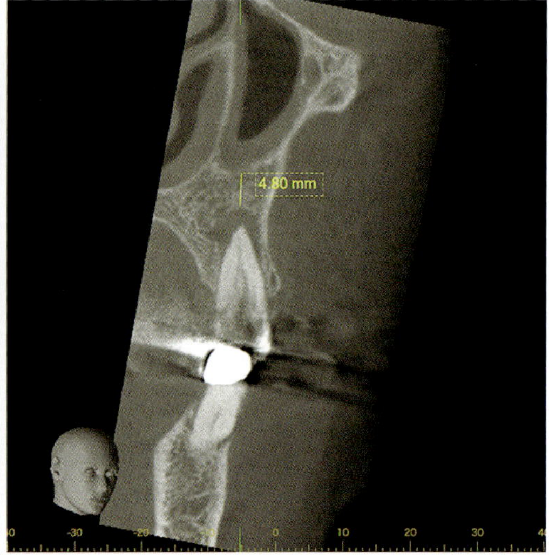

前額断面像

図13　CBCT画像による根尖病変と上顎洞までの距離
根尖病変と上顎洞までの距離は，矢状断面で約2.8mm，前額断面で約4.8mmと，近接していることがわかる．

側枝の93%が除去できるとされる[9]．IAを行う際にも，症状により，この辺りまで短く切削することがあるので計測している．

矢状断面：約2.4mm
前額断面：約3.4mm
水平断面：近遠心径　約2.3mm，頬舌径　約3.4mm

③根尖から約1.8mmの位置の幅径を計測（**図12**）

現在のところ，筆者がIAの際に用いる切削器具のなかで，先端径が最大のものは1.8mmである．したがって，このサイズの切削器具を根尖孔外にアクセスした時点で，根尖部は，長軸・水平方向ともに約1.8mm切除できている可能性がある．しかし，この位置の形態は複雑であり，プルストロークで根尖部を短くしながら，フレアー状に形成していくうえで，より詳細な情報が欲しいために計測している．

矢状断面：約1.9mm
前額断面：約2.2mm
水平断面：近遠心径　約1.9mm，頬舌径　約2.2mm

この歯の全長は，矢状断面・前額断面像より，約19mmであり，根尖孔外までアクセスするためには，少なくとも，それ以上の長さの器具が必要である．また安全にIAを施すためには，マイクロスコープ下での視野をしっかり確保しなければならない．したがって，その分も考慮した，より長い器具が必要である．しかし，**図8**と**図13**のCBCT画像からわかるように，歯冠から根尖病変最深部までは約22mm，そこから上顎洞までは約3mm弱であるため，25mm以上の長さの切削器具を乱雑に扱ってしまえば，思わぬ事故につながってしまう．IAは，患歯のサイズに適した器具を選択し，的確に感染歯質を除去しながら，根尖を短くしつつ，健全歯質を過剰に切削しないように気をつけて実施しなければならない．

4―すばらしい時代に歯科医師として従事

今回，CBCT画像から多くの貴重な情報が得られ，IAを行った歯の予後について，三次元的な検証を行うことができた．これにより，IAについての今回の臨床結果と，これまでの抜去歯を用いて繰り返し行ってきた検証結果[5~7]は，非常に近似していることがわかった．また，IAを行う前にCBCT撮影することによって，歯の立体的な形態・デインジャーゾーン・適正なサイズの器具の選択・適応症など，的確に判断することができるので，より安全に行うためにCBCTは欠かせないのかもしれない．しかし，同時にマイクロスコープ下で繊細に行うスキルがなければ，良好な結果が出せないばかりか，患者に無駄な被曝を負わせるだけになる．当院では患者に対する被曝低減は常々考えており，三次元的な情報把握の必要に迫られた場合に，CBCTを用いている．そのため，拡大明視野で真実をみながら処置が行えるマイクロスコープは，当院が提供する歯科治療において，必要不可欠である．今後も自らが考案したIAを，マイクロスコープやCBCTを用いて，より安全に提供すると同時に真摯に検証を続けていきたい．最後に，筆者は曽祖父・祖父・父らから引き継いだ，四代目の歯科医師であるが，マイクロスコープやCBCTなどを駆使して，日々低侵襲かつ高精度な歯科医療が提供できるようになったすばらしい時代に，現役の歯科医師として従事できることに，幸せを感じずにはいられない．

文　献

1）Ng Y-L, Mann V, Rahbaran S, Lewsey J, Gulabivala K：Outcome of primary root canal treatment：systematic review of the literature-Part 2. Influence of clinical factors. Int Endod J, 41（1）：6-31, 2008.

2）Noguchi N, Noiri Y, Narimatsu M, Ebisu S：Identification and localization of extraradicular biofilm-forming bacteria associated with refractory endodontic pathogens. Appl Environ Microbiol, 71（12）：8738-8743, 2005.

3）Setzer FC, Shah SB, Kohli MR, Karabucak B, Kim S：Outcome of endodontic surgery：a meta-analysis of the literature - Part 1：Comparison of traditional root-end surgery and endodontic microsurgery. J Endod, 36（11）：1757-1765, 2010.

4）Setzer FC, Shah SB, Kohli MR, Karabucak B, Kim S：Outcome of endodontic surgery：a meta-analysis of the literature - Part 2：Comparison of endodontic microsurgical techniques with and without the use of higher magnification. J Endod, 38（1）：1-10, 2012.

5）Daisuke Nagao, Yasuhisa Tujimoto：Internal Apicoectomy：A New Procedure for Molars with Complex Problems. Int J Microdent, 8（1）：6-10, 2017.

6）長尾大輔：Internal Apicoectomy：マイクロスコープを用いた新たなアプローチ．歯内療法のレベル アップ&ヒント，デンタルダイヤモンド，東京，196-199, 2017.

7）長尾 大輔：低侵襲で歯を保存させる新たな選択肢“Internal Apicoectomy”．デンタルダイヤモンド，42（12）：41-51，2017.

8）Andreasen JO：Relationship between surface and inflammatory resorption and changes in the pulp after replantation of permanent incisors in monkeys. J Endod, 7（7）：294-301, 1981.

9）Kim S, Pecora G, Rubinstein R：Color atlas of microsurgery in endodontics. W. B. Saunders, Philadelphia, 2001.

10）長尾大輔：マイクロスコープの活用によって低侵襲化した当院の歯周外科．日本歯科評論別冊2017，こらが決め手！ マイクロスコープの臨床，ヒョーロン・パブリッシャーズ，東京，118-121, 2017.

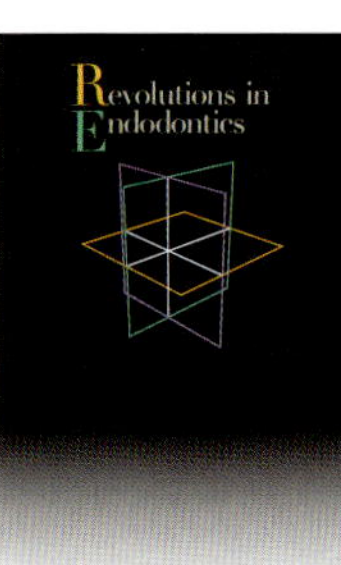

私の使用機器―当院のマイクロスコープとCBCT

1）当院が導入しているマイクロスコープ（図14）

Carl Zeiss OPMI pico MORAを3台導入している．可動域が広いので，術中に直視を多用することができる．

2）当院が導入しているCBCT（図15）

モリタ製作所製Veraview X800を導入している．CT撮影に加えパノラマ撮影を1台で可能にしたAll-in-oneタイプのX線診断装置である．パノラマ撮影時は，硬口蓋などの障害陰影を抑えるため，約5度の打ち上げ角度でX線を照射する．また，CT撮影時には，専用機のようにX線照射方向を水平に切り替えられるため，アーチファクトや歪みを低減できる．さらに，ボクセルサイズ80 μmのCT撮影が可能なので，歯内療法を行う機会が多いため，非常に重宝している．

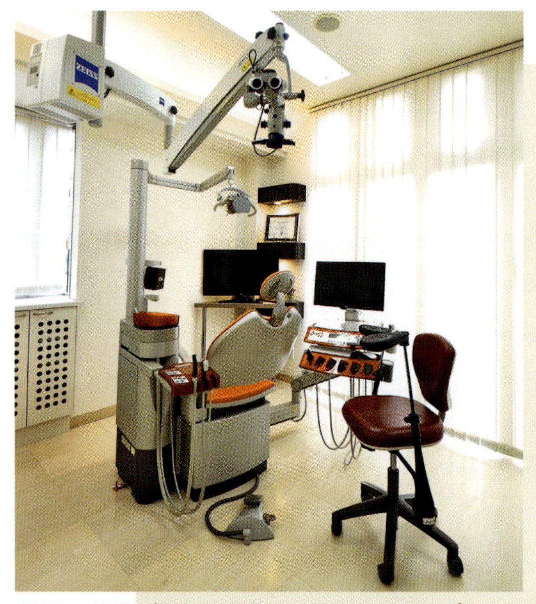

図14　当院が導入しているマイクロスコープ
Carl ZeissのOPMI pico MORAは可動域が広いので，術中に直視を多用することができる．また，天井懸架なので，術者側・アシスタント側ともに十分な空間が確保できている．

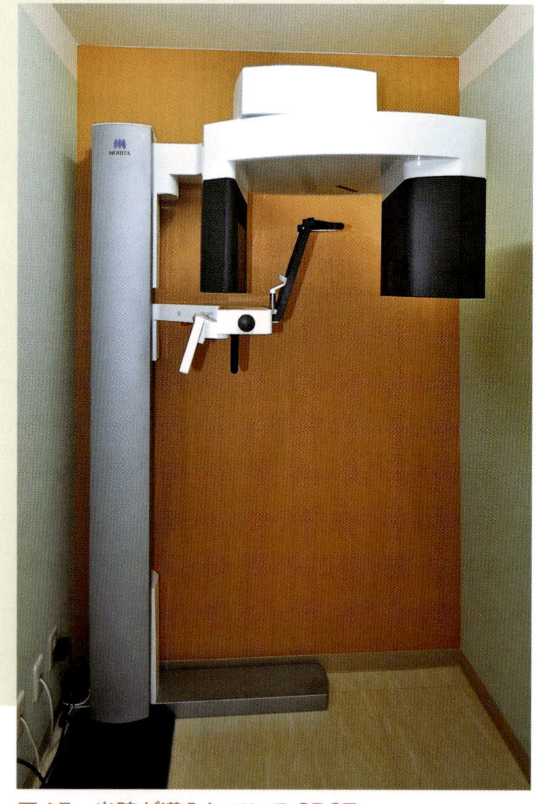

図15　当院が導入しているCBCT
モリタ製作所のVeraview X800は，CT撮影に加えパノラマ撮影を1台で可能にしたAll-in-oneタイプのX線診断装置である．

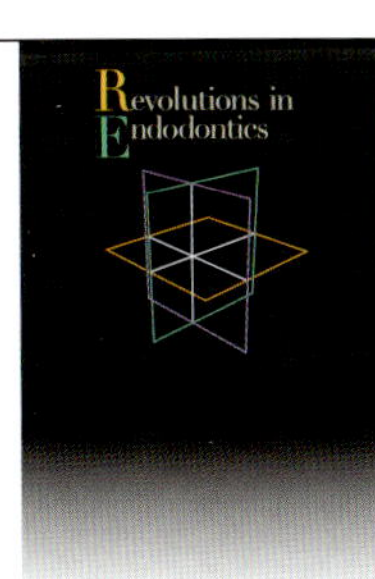

私の使用機器―IAのリコメンドマテリアル

1) MIステンレスバー〈マニー〉(図16)

#1 (28mm)	先端径0.8mm
#2 (28mm, 34mm)	先端径1.0mm
#3 (28mm)	先端径1.2mm
#4 (28mm)	先端径1.4mm
#5 (28mm)	先端径1.6mm
#6 (28mm, 34mm)	先端径1.8mm

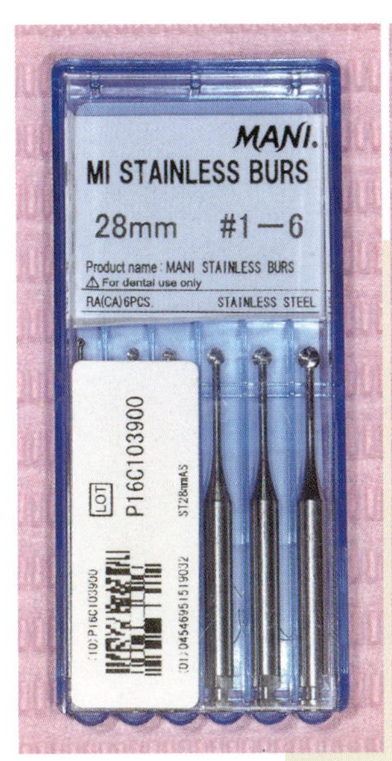

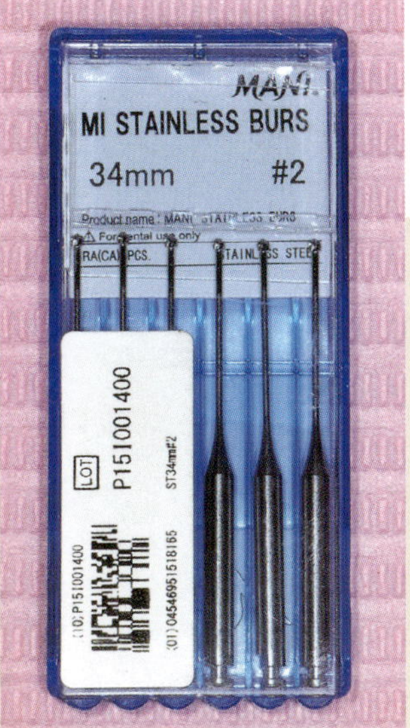

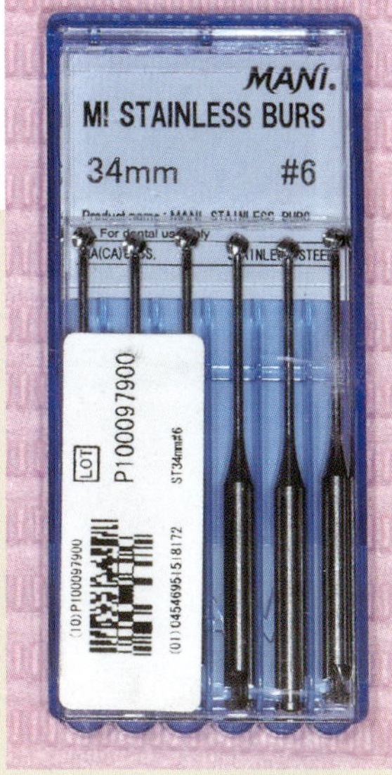

図16　MIステンレスバー(28mm：#1〜#6，34mm：#2と#6のみ)
おもに感染歯質の除去と根尖部をプルストロークで短くしながら，フレアー状に形成していく際に使用するが，34mmは#2と#6の2サイズのみのため，適宜28mmを使わざるを得ない．そのため，筆者は現在IA専用バーを開発中である．

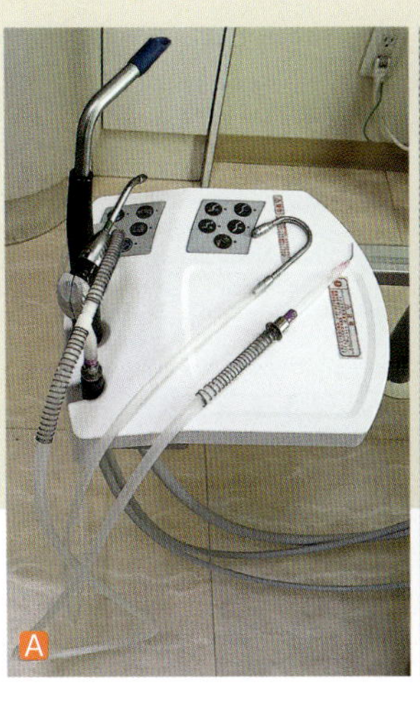

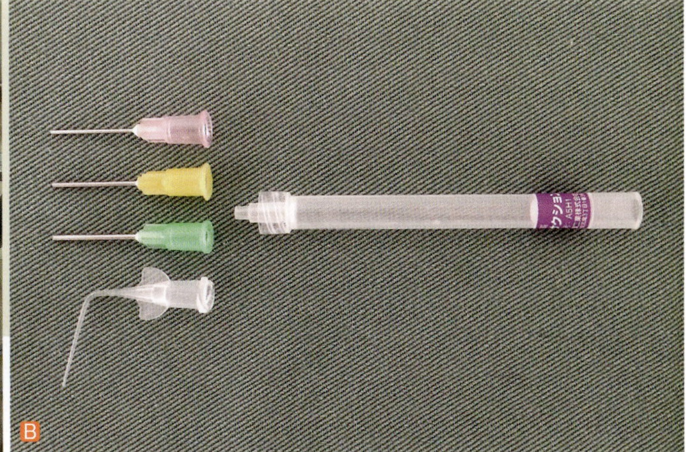

図17A, B　筆者自作のDeN-Tサクション
根管内や歯周ポケットなど，深く・狭い箇所にもアクセス可能で，T型ホース継手により，排唾管を2系統に分配しているので，DeN-T (Deep Narrow-T型) サクションと当院では呼んでいる．

2) 筆者自作のDeN-Tサクション[10)]（図17A，B）

A：排唾管を2系統（口腔内の排唾・根管内の吸引など）に分配し，アシスタントが持つバキュームと合わせて，計3系統のサクションを同時に使うことができる．

B：左上からエンドイーズチップ20G，19G，18G〈ULTRADENT JAPAN〉，およびクリアチップ〈ネオ製薬工業〉である．右側はマルチサクション〈ネオ製薬工業〉である．おもに根管内や根尖孔外の血液，排膿，洗浄液などを吸引するが，エンドイーズチップは根尖孔外のガッタパーチャや病変などを吸引することもできるうえ，屈曲できるので，IA以外のさまざまなシチュエーションでも用いることができ，大変便利である．

3) テルダーミス（コラーゲン単層タイプ）

〈オリンパステルモバイオマテリアル〉（**図18**）

根尖孔外の病変などがあった空間に，小さく裁断して充填するために用いる．テルプラグ〈オリンパステルモバイオマテリアル〉を裁断して用いてもよい．これにより，MTAセメントを根管充填する際に，根尖孔外にオーバーすることなく，緊密な加圧が施せる．

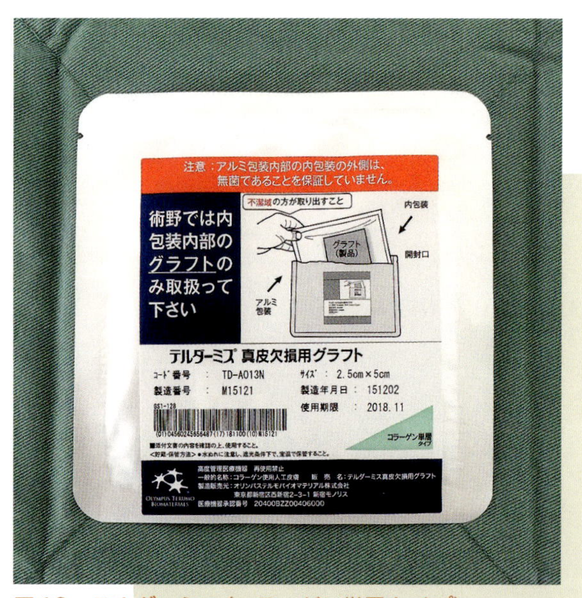

図18　テルダーミス（コラーゲン単層タイプ）
小さく裁断して用いるので，テルプラグやシリコン膜付タイプよりも扱いやすい．

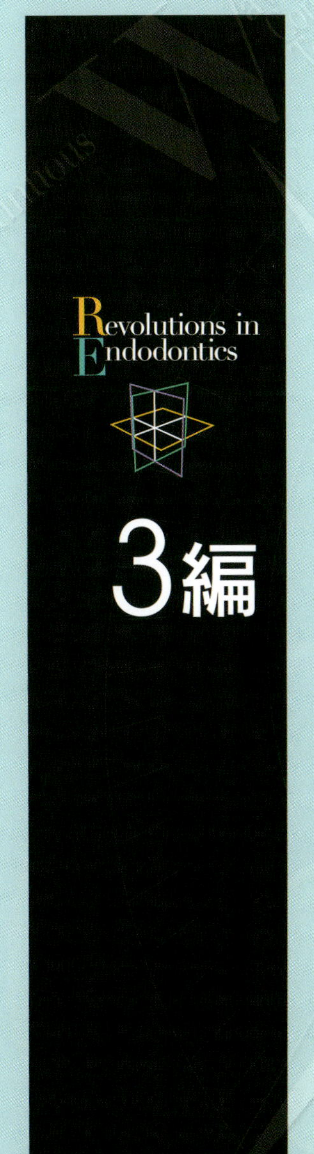

CBCTと マイクロスコープを 用いた 外科的歯内療法

Revolutions in Endodontics

歯根端切除術への応用

三橋　晃

再根管治療の成功率の低さは，多くの論文により既に報告されている．過去に繰り返し行われてきた我々歯科医師の根管治療時の人為的ミス（レッジ形成，除去困難な破折ファイルの存在，症状を伴うオーバー根充，根尖孔の破壊，歯質の過剰削除による脆弱化，穿孔，歯根端切除手術の失敗など）により，根管はより複雑になり難治化していく．それらの難症例を，歯内療法の原理原則を遵守し，マイクロスコープ下にて精密な非外科的歯内療法を遂行したにもかかわらず，歯肉の腫脹，瘻孔の出現，咬合時痛などの症状が生じ不良な結果に至った場合には，根管内からのマイクロスコープアクセスでは確認できない領域（湾曲根管の根尖部や歯根外側表面から）での破折や亀裂の存在，または根尖孔外感染を疑い，すぐに抜歯するのではなく，次のオプションを患者へ提示する．

歯根端切除術は，マイクロスコープ下で施術することにより肉眼で行っていた従来の手術に比較し格段にその成功率が高まり，現在は患者に薦めることができる有意義なオプションとなっている．Setzerらは，従来法では成功率59％であったがマイクロスコープを使用したEndodontic Microsurgeryでは94％に向上したと報告している（**図1**）[1]．

基本的に，通常の根管治療（非外科的アプローチ）が先行し，症状の改善が認められなかった症例に限り外科的歯内療法へ移行するが，非外科的な歯内治療が奏功しなかった場合のEndodontic Microsurgeryの適応症は，米国歯内療法学会では次のように述べている[2]．

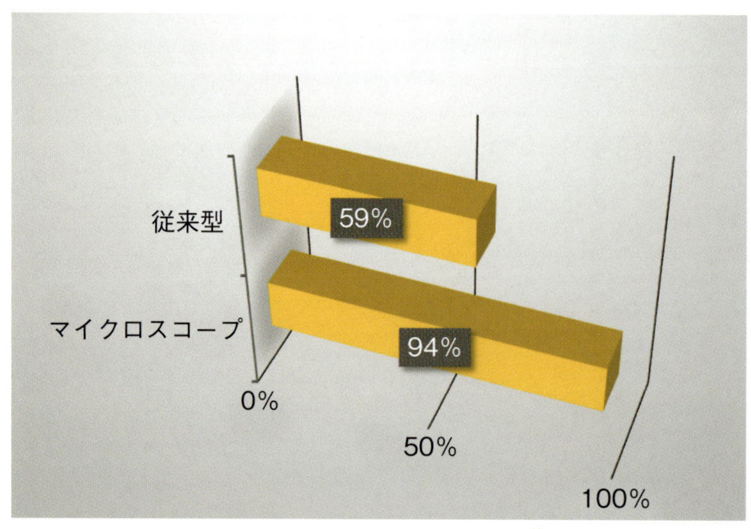

図1　歯根端切除術の成功率（Setzer, et al., 2010.[1]）
歯根端切除術の従来型手法に比較してマイクロスコープを用いたEndodontic Microsurgeryは高い成功率となった

■Endodontic Microsurgeryの適応症

1. 適切に根管治療が行われているが，X線透過像が継続して存在する.
2. 適切に根管治療がされているが，腫脹の有無にかかわらず一定の痛みを伴う.
3. 持続的な病態および症状を伴う根尖部のトランスポーテーション，レッジおよび他の医原的問題がある.
4. 特に上顎前歯で大きなポストと歯冠修復が完了している歯.
5. 症状および根尖透過像を伴うか，または伴わない石灰化した根管.
6. 根尖1/2に破損した器具の存在.
7. 従来型歯根端切除手術の失敗症例.
8. 根尖透過像を伴うオーバー根充.
9. 歯冠側からアクセスできない複雑な湾曲根管.

外科的アプローチを試みる場合，CBCTの応用はパノラマやデンタルX線から得られる情報よりも患歯の解剖学的要件や根尖病変の広がり，周囲骨組織の様相などを術前に把握することができるため非常に有効である．また，外科的歯内療法の非適応症を抽出することができ，患者の不利益を事前に防ぐことができる．2017年に米国歯内療法専門医1,083名にCBCTの撮影目的をアンケート調査した結果，「外科的歯内療法・再植の術前診査」に常に使用する，またはしばしば使用すると回答した者の割合は45.34%と，他の項目よりも有意に高い値となっており，外科的歯内療法を行う上ではCBCTの術前撮影は常識になりつつある[3].

今回はCBCTの有用性を感じたマイクロスコープを用いた歯根端切除術の症例を提示していく.

症例1

本症例の患者は，前医によって十分な注意が払われ根管処置がなされたが，4か月を経過しても瘻孔の消失がなく，非外科的歯内療法での改善が認められないため，歯根端切除術を検討するために紹介来院した．デンタルX線（**図2**）では詳細はわかりにくかったが，CBCT画像（**図3**）では歯根破折が明瞭で抜歯適応となり，はじめから不必要な手術を避けることができた．

CBCTでは亀裂は確認できないが，本症例のような大きな破折線は確認することが可能な場合がある．

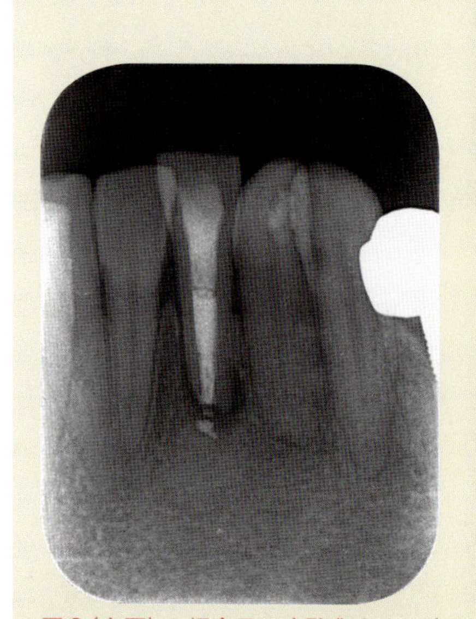

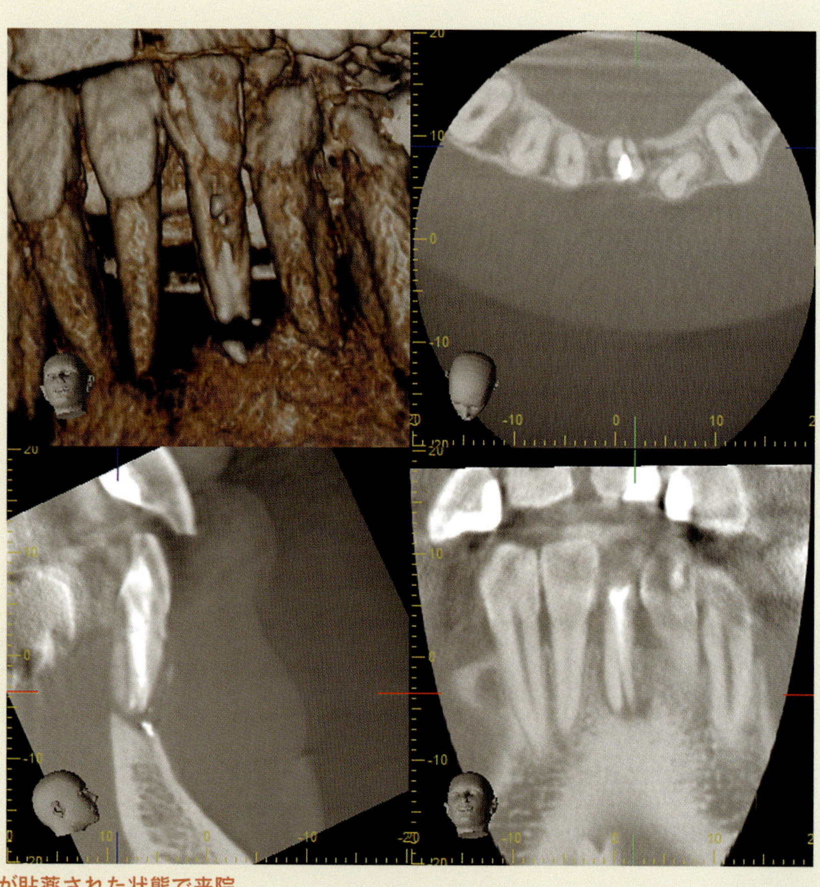

図2（左図）　紹介元で水酸化カルシウムが貼薬された状態で来院
図3（右図）　CBCT像．水平断面像，前額断面像，矢状断面像ともに明瞭な破折線が存在した

症例2

長期にわたり，前歯に瘻孔の出現を繰り返していた58歳の男性患者である．通法の根管処置を勧めたが，補綴物を外すことを強く拒んだため歯根端切除術を行った症例である．卒後2年目の担当医からデンタルX線写真，CBCTを撮影し外科処置の依頼と相談を受けた．術前に十分な画像情報が得られたため予め切開線の入れ方，根尖部の切断位置等の細かい術式に関して術前のシミュレーションが可能であった．CBCTをよく観察すると，特に複雑・困難な手技を必要としないシンプルケースであると判断できたので，本症例では筆者がアシストにまわり，若い担当歯科医に執刀を託した．手術当日も事前のシミュレーションから円滑な流れで歯根端切除術ができ，CBCTの恩恵を受けた症例であった．このように術前の情報から症例の難易度を判断することができ，次世代の先生たちに症例を選んで執刀させる機会を与えることもできるので，教育的観点からも非常に有効である．術後9か月を経過し，透過像は消失し経過は良好である（**図4～10**）．

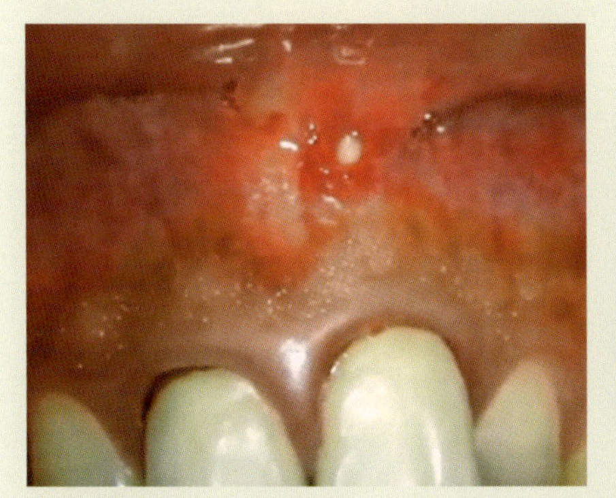

図4　⌊1 根尖に瘻孔が存在している

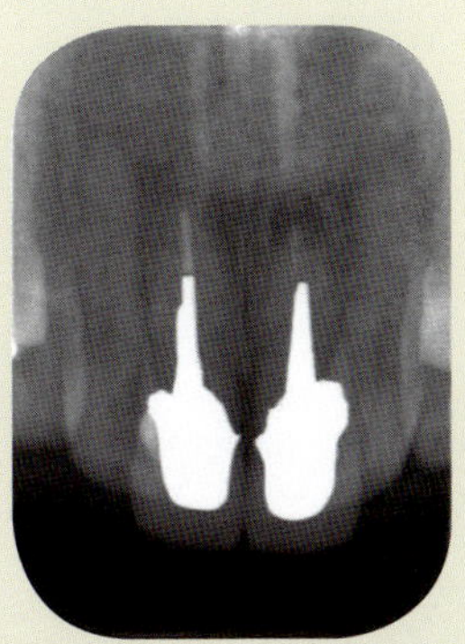

図5　術前X線写真

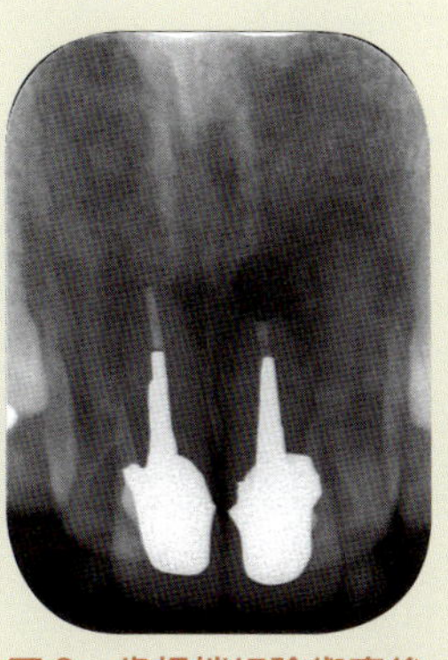

図6　歯根端切除術直後

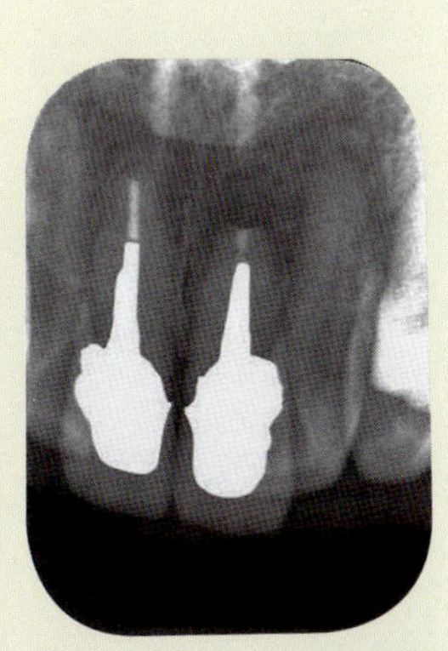

図7　術後1か月

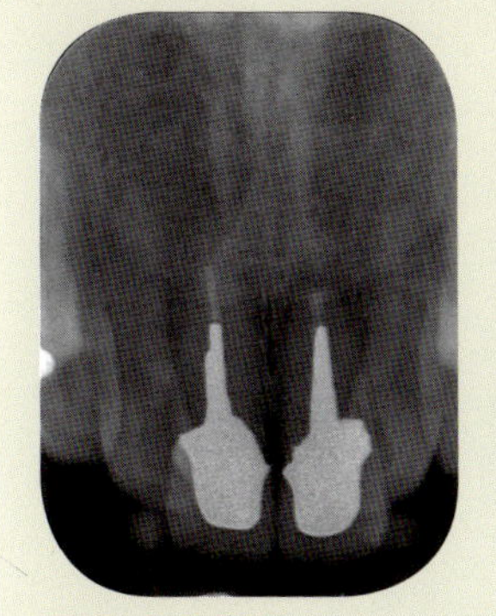

図8　3か月後

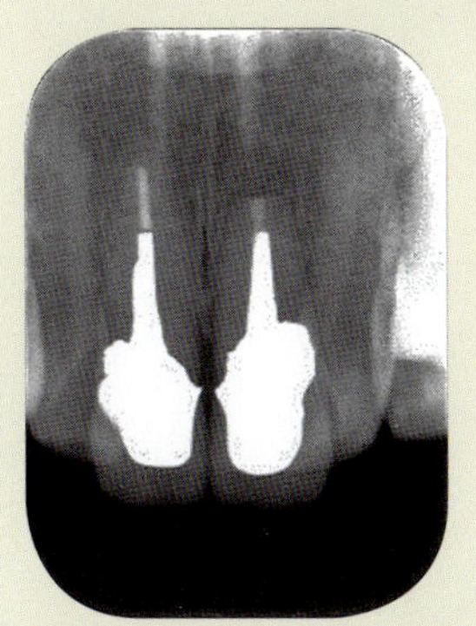

図9　9か月後

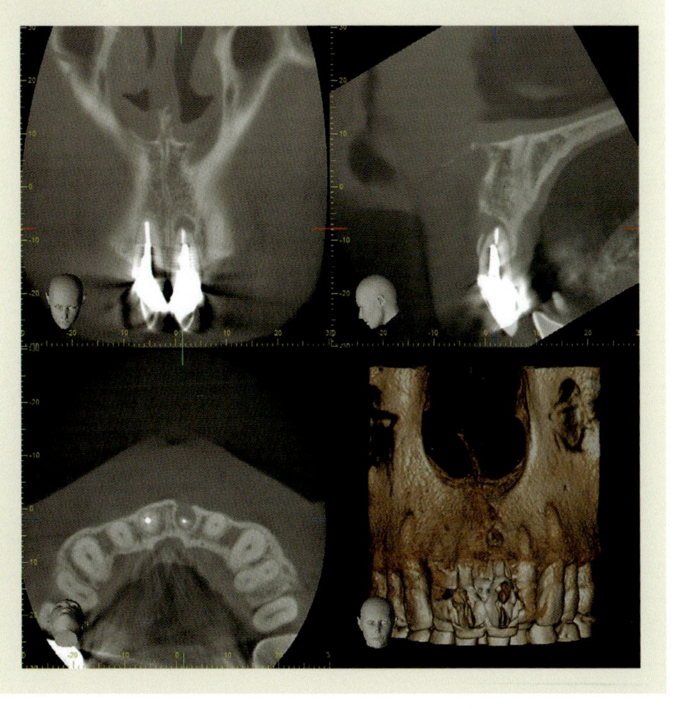

図10　術前のCBCT画像

術前のCBCT：⌊1 根尖に限局した根尖透過像が前額断面像（左上）で認められ，その病変は唇側骨を破壊し瘻孔形成に至っている様子が矢状断面像（右上）と水平断面像（左下）から観察された．ボリュームレンダリング法による表示（右下）からは，根尖部の骨の吸収像がイメージできた．（神奈川歯科大学附属横浜クリニック成人歯科　今富彩香先生のご厚意による）

症例3

本症例は，「前歯に長期にわたりおできが存在する」とのことで，近医で治療するも改善がなく紹介された67歳女性の症例である．2⏌にはすでに穿孔部が存在していたが，根尖透過像との関連性はなかった．

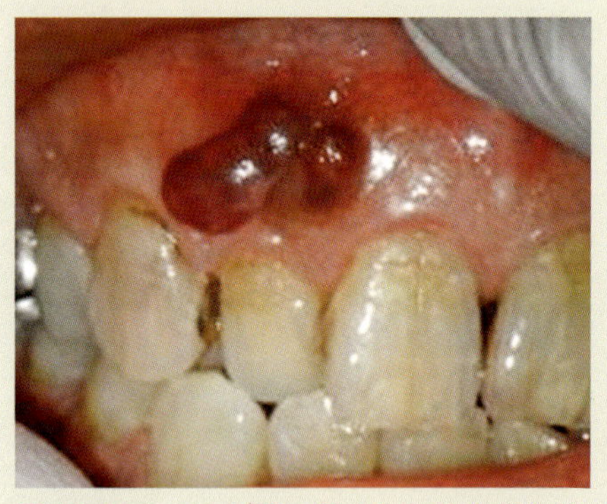

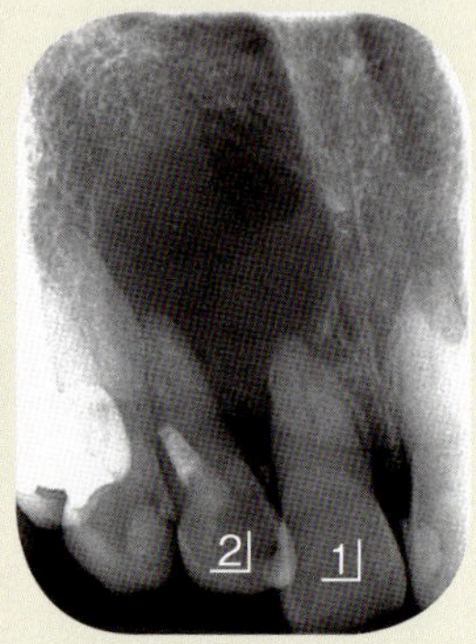

図11（左）　21⏌間に認められる大きなサイナストラクト
図12（右）　2⏌には遠心に穿孔部が存在し本来の根管は未処置であった
失活している1⏌の根管内には強い石灰化が認められた．

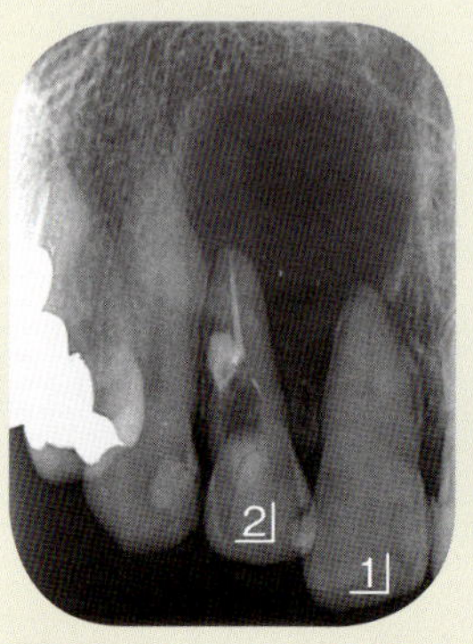

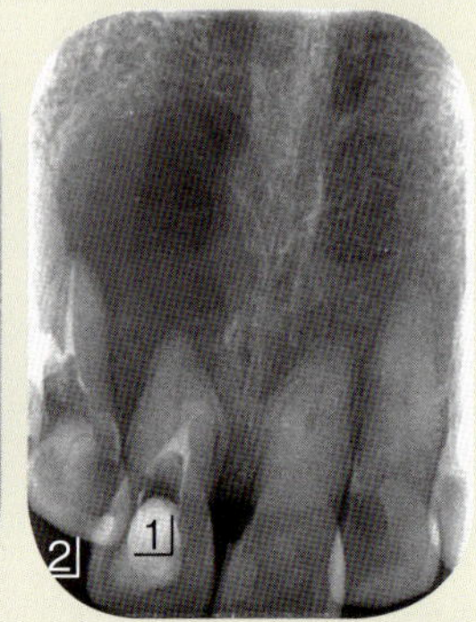

図13（左）　2⏌に根管処置を施し，MTAにて穿孔部封鎖を行った
根尖透過像・瘻孔に変化はない．
図14（右）　手術直前のデンタルX線写真
1⏌の根尖に根管がみえるが途中の強い石灰化中にはマイクロスコープ下でも根管口を見出すことができなかった．

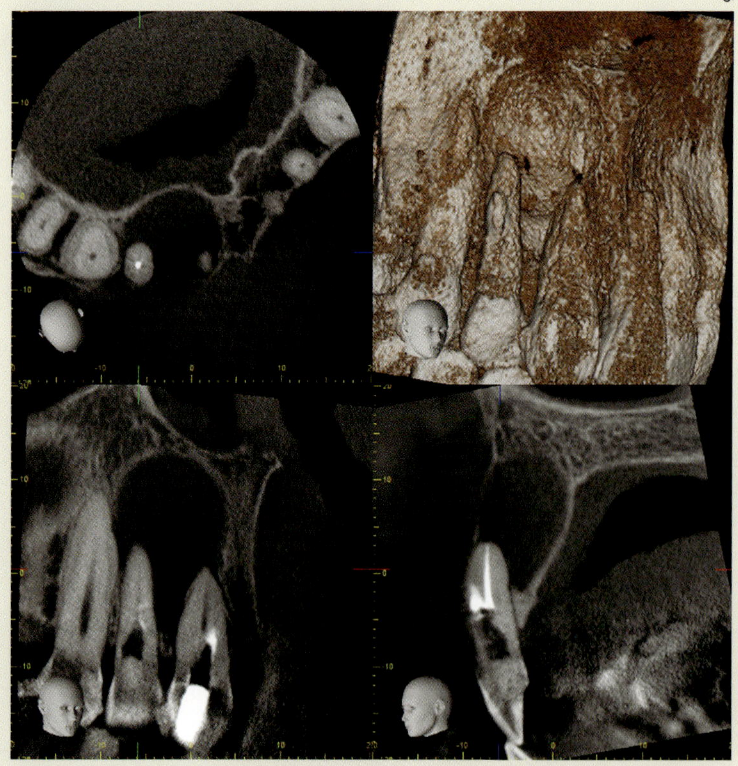

図15　術前のCBCT
水平断像（左上），矢状断面像（右下）にて口蓋側に骨が1層残っていることを確認できた．前額断面（左下）からみた根尖透過像は，21⏌間で大きな広がりが認められた．

症例3（続き）

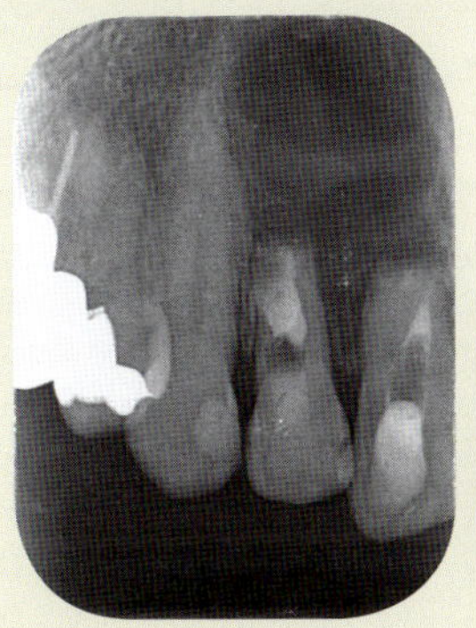
図16　手術直後

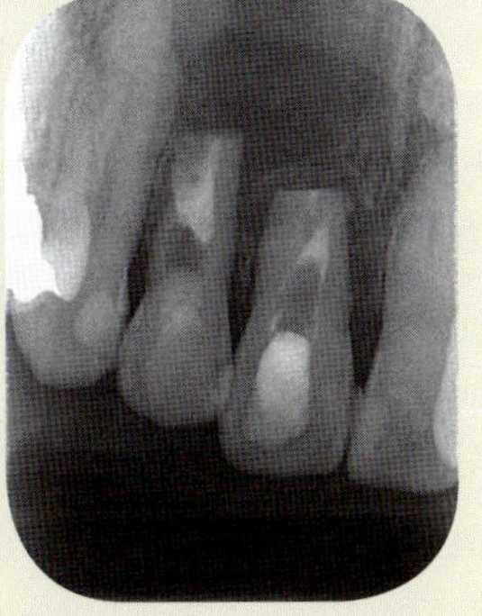
図17　術後3か月

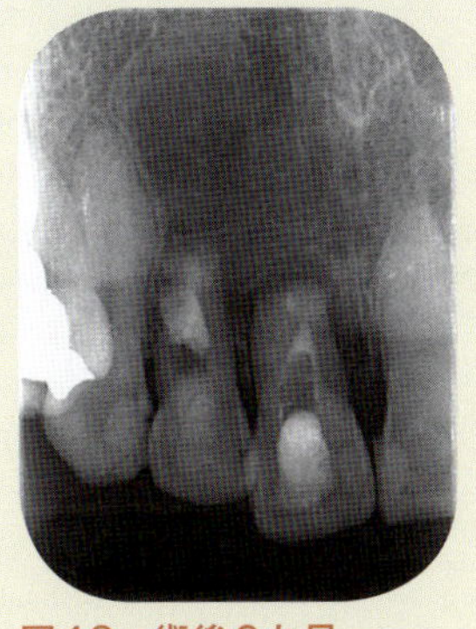
図18　術後6か月

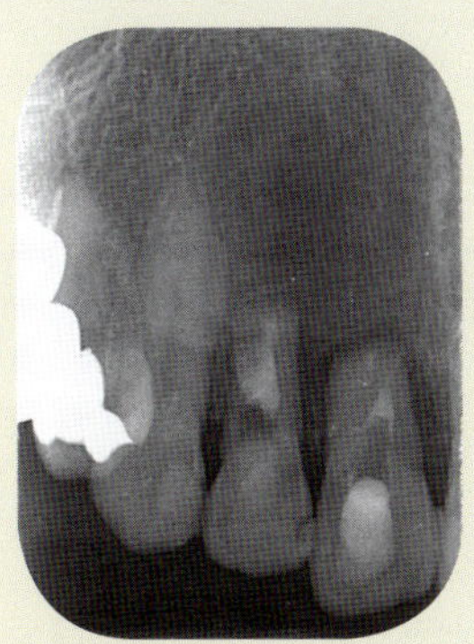
図19　術後12か月

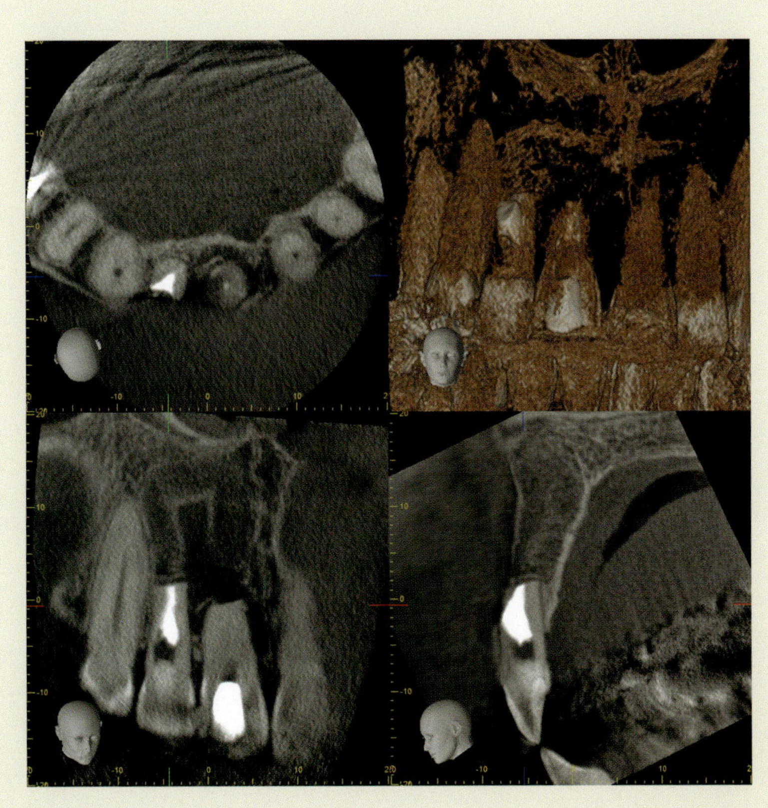
図20　術後12か月のCBCT

症例3（続き）

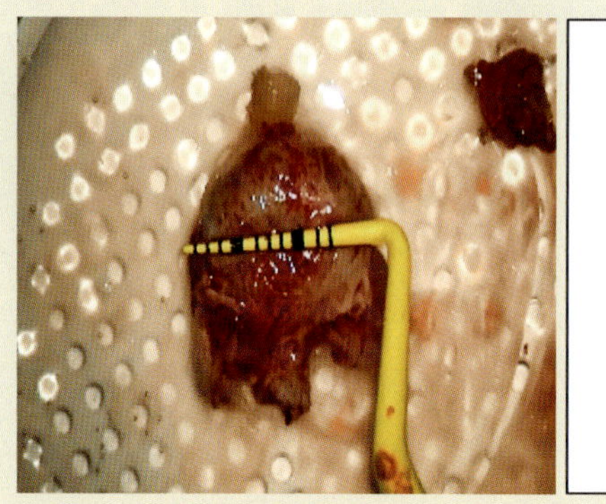

病理組織診断報告書

No. H29-6
出所：鎌倉デンタルクリニック　三橋晃先生
患者氏名：[redacted]
年齢：　67歳
性別：女性
組織採取部位：」12間

臨床診断：歯根嚢胞

病理組織診断および所見

Radicular cyst, also see comment

図21　採取した根尖部組織は病理に出すと歯根嚢胞の診断名であった．（神奈川歯科大学附属病院病理診断科）

非常に大きな根尖病変であったが，はじめから口蓋側に骨が残存していることがCBCTで確認できた．術前から手術のシミュレーションが可能であったため術中も不安なく手術が遂行できた．

マイクロスコープを使った歯根端切除術は，その成功率から確立された方法として認知されてきている．さらに，CBCTを使った術前診査を取り込むことで適応外症例は排除して患者の不利益を事前に避けることができ，また，適応症例には事前シミュレーションが可能なことから安心・安全な手術を患者に提供し優れた治療結果を得ることができた．CBCT時代のマイクロスコープを利用した外科的歯内療法は，より信頼性の高い治療のオプションとなっていくと考える．

文　献

1）Setzer FC, Shah SB, Kohli MR, Karabucak B, Kim S：Outcome of endodontic surgery：a meta-analysis of the literature—part 1：Comparison of traditional root-end surgery and endodontic microsurgery. J Endod, 36（11）：1757-1765, 2010.

2）American Association of Endodontists：Colleagues for Excellence Fall 2010 Contemporary Endodontic Microsurgery.

3）Setzer FC, Hinckley N, Kohli MR, Karabucak B：A Survey of Cone-beam Computed Tomographic Use among Endodontic Practitioners in the United States. J Endod. 43（5）：699-704, 2017.

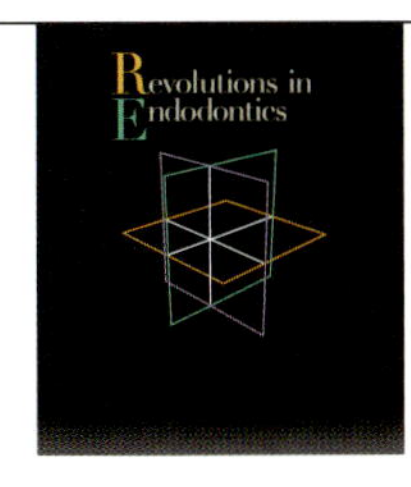

私の使用機器

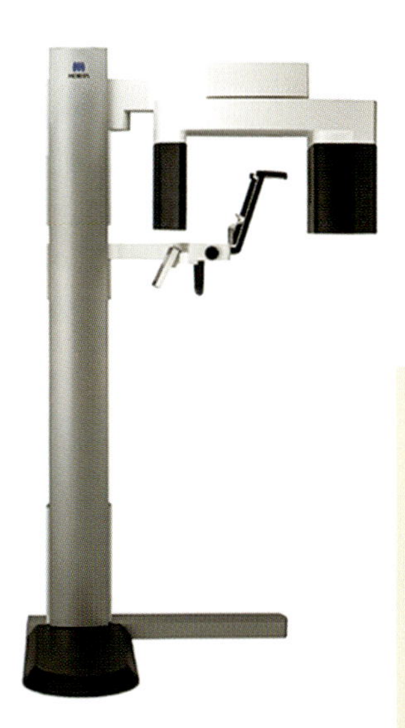

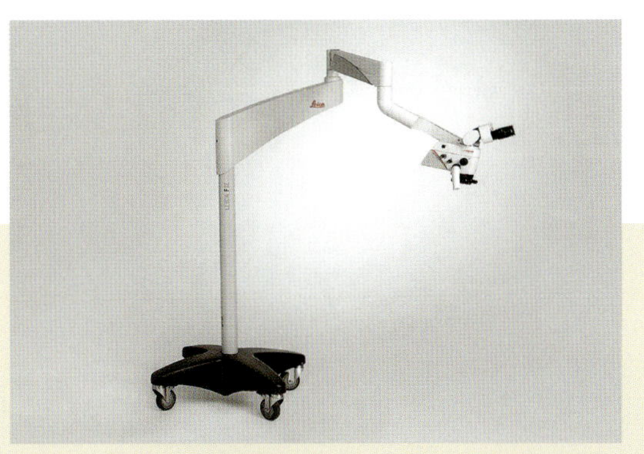

図23　M320 MF付キャスタータイプ（製造：Leica，販売：モリタ）

図22　Veraview X800（モリタ製作所）

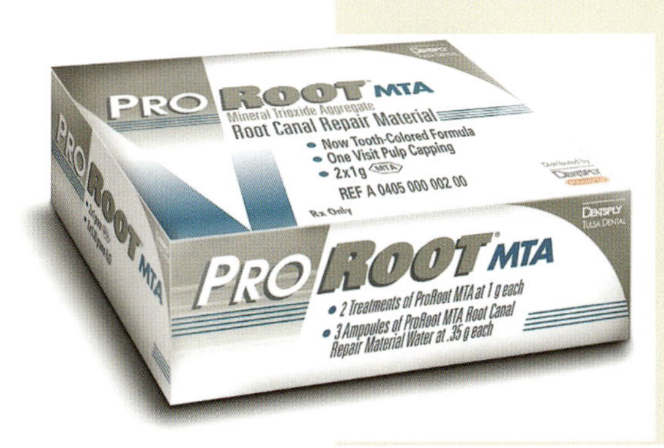

図24　Proroot MTA（高い封鎖性と生体親和性，多くの論文にサポートされた信頼性）（デンツプライ）

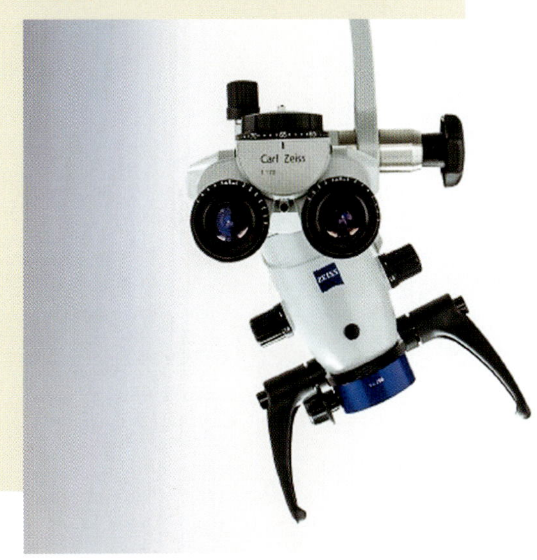

図25　MORA（Carl Zeiss）

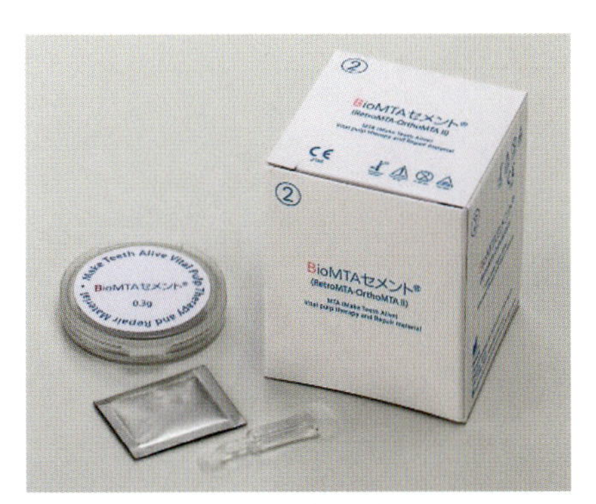

図26　Bio MTA（初期硬化早い＝wash outしにくい，変色しない）（販売：モリタ）

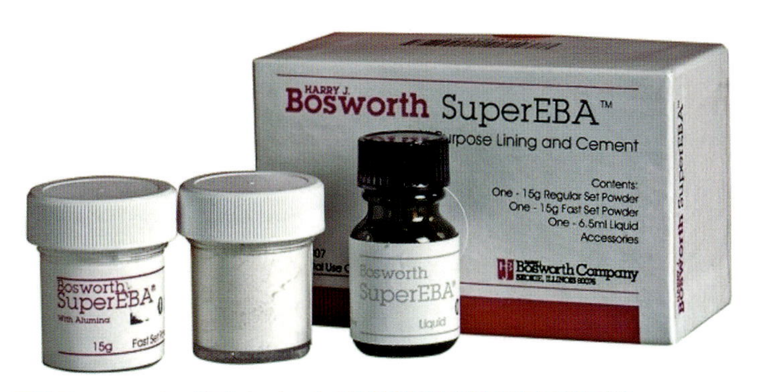

図27　スーパーEBAセメント（保険診療対応）（茂久田商会）

【マイクロサージェリーインストゥルメンツ】

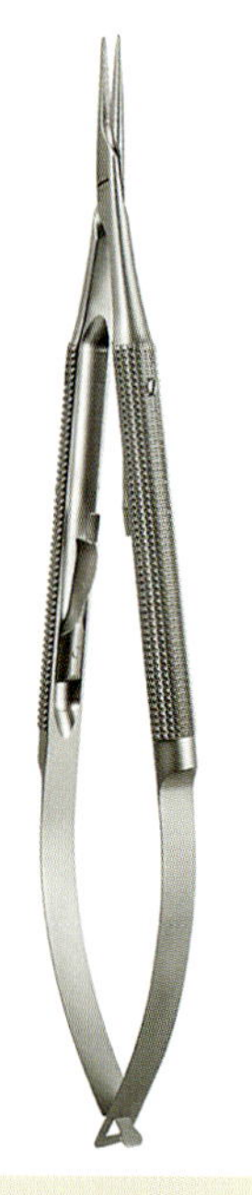

図28　マーチンニードルホルダー（持針器）
20-003-18-07（茂久田商会）

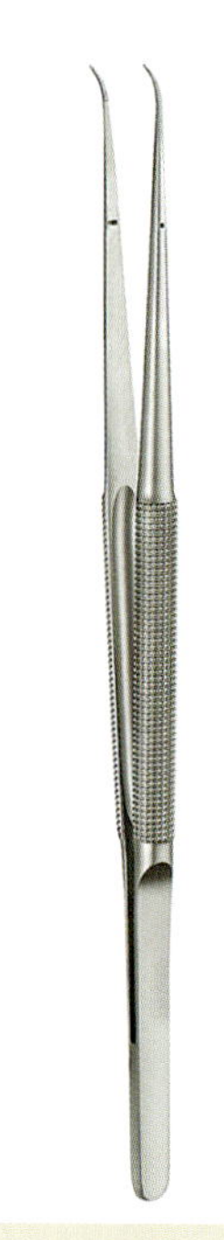

図29　マーチンタイイングフォーセップス（ピンセット）
12-566-18-07（茂久田商会）

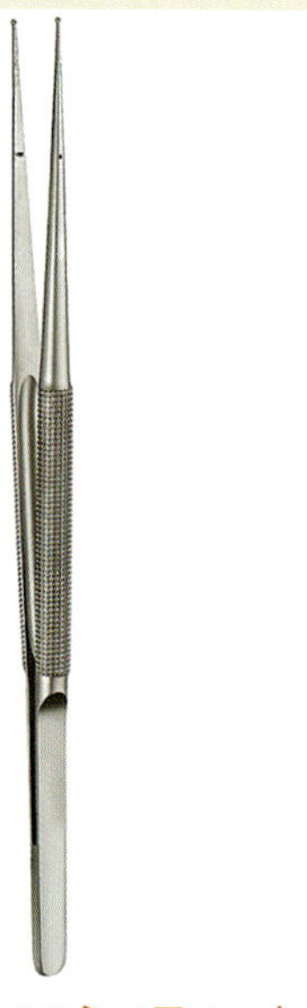

図30　マーチンティッシュフォーセップス
12-574-18-07（茂久田商会）

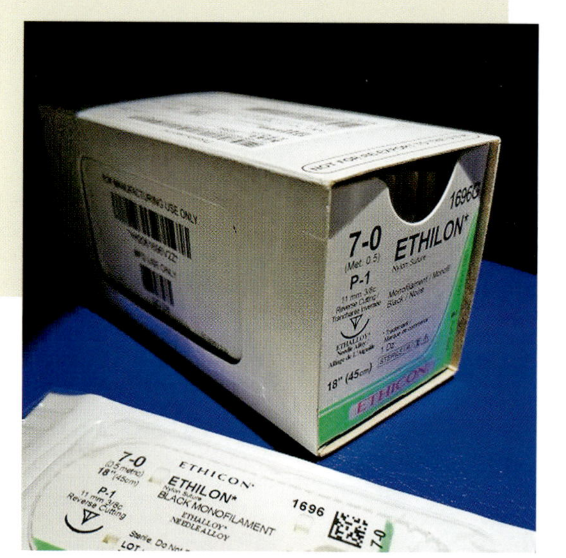

図31　縫合糸エチロン7-0 1696（松風）

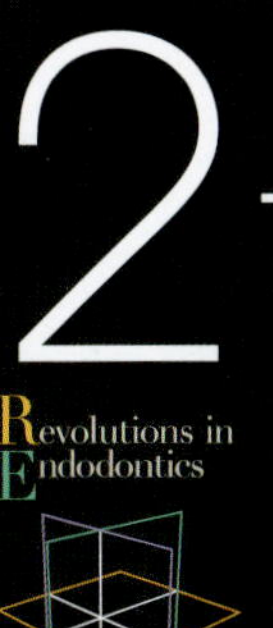

2— 3Dモデルとピエゾサージェリーを活用した歯根端切除術

加藤　広之

1— はじめに

現代の歯根端切除術は，CBCTによる画像診断とマイクロスコープを用いた施術環境により，精緻で的確な手術が可能となっている．筆者はCBCT画像情報から作製した歯・顎骨3Dモデルと，超音波硬組織切削法（ピエゾサージェリー）を外科的歯内療法処置の治療マネジメントに活用している．本項では歯根端切除術症例を中心に，3Dモデルとピエゾサージェリーの有用性を中心に述べてみたい．

2— 3DモデルによるCBCTの情報活用

CBCTによって歯・顎骨の詳細な3次元的形態把握が可能となったが，その観察手法はPC画面や紙媒体の印刷物上での2次元的連続スライス画像による情報解析が主体である．そのため，歯・顎骨内部を含めた3次元的形態把握は，3D-CGも利用できるものの，多くの部分を術者自身による仮想像，バーチャライゼーション的理解に拠ることは否めない．特に撮影域全体の立体概形像は，CBCTスライス画像からの仮想像よりは，手に取れる立体模型のほうが有利なのは明らかだろう（**図1**）．

筆者らは，CBCT3次元情報から経済的にも作製技術的にも導入容易なパーソナル3Dプリンタ（**図2**）を用いて歯・顎骨立体造形模型（3Dモデル）を製作し，臨床支援ツールとしての活用法を検討し報告してきた[1-6]．**表1**に筆者らの3Dモデル製作システムの概要を示す．ボリュームレンダリング画像上で非注目領域とアーチファクトの除去，STLデータ変換には，医用画像アプリケーション（Volume Extractor 3.0）を使用しているが，DICOMからSTLデータへの変換のみならば，オープンソースのDICOMビューアー「OsiriX Lite」（**図3**）の利用でも簡単かつ経済的に行うことができる．

また，**表2**に外科的歯内療法症例における3Dモデルの治療マネジメント・ツールとしての用途を示したが，その利用価値は多岐にわたる．なかでも患者への説明用ツール，手術支援ツールとしての3Dモデルの有用性は，手に取れる立体造形物ゆえに特筆される効果がある．**図4**に歯根端切除症例の3Dモデルを示すが，これらを用いれば，患者が病変部の骨欠損状況や手術侵襲範囲について患者理解を深めることは容易となる．複合材料を付加して，さらに発展させた手術支援用3Dモデル（**図5**）も，専門研修の場では有効であろう．

現在使用しているパーソナル3Dプリンタは熱溶融積層（FDM）方式の装置で，造形サイズに応じて2機種を使い分けている．造形範囲の狭い外科的歯内療法用途の歯・顎骨3Dモデル作製ならば，10万円以下の廉価でコンパクトな3Dプリンタ（**図2**）であっても，CBCTの空間分解能に相当する0.1mm程度の造形スペック（最小積層ピッチ）があれば，造形精度の観点からも利用可能である[2]．

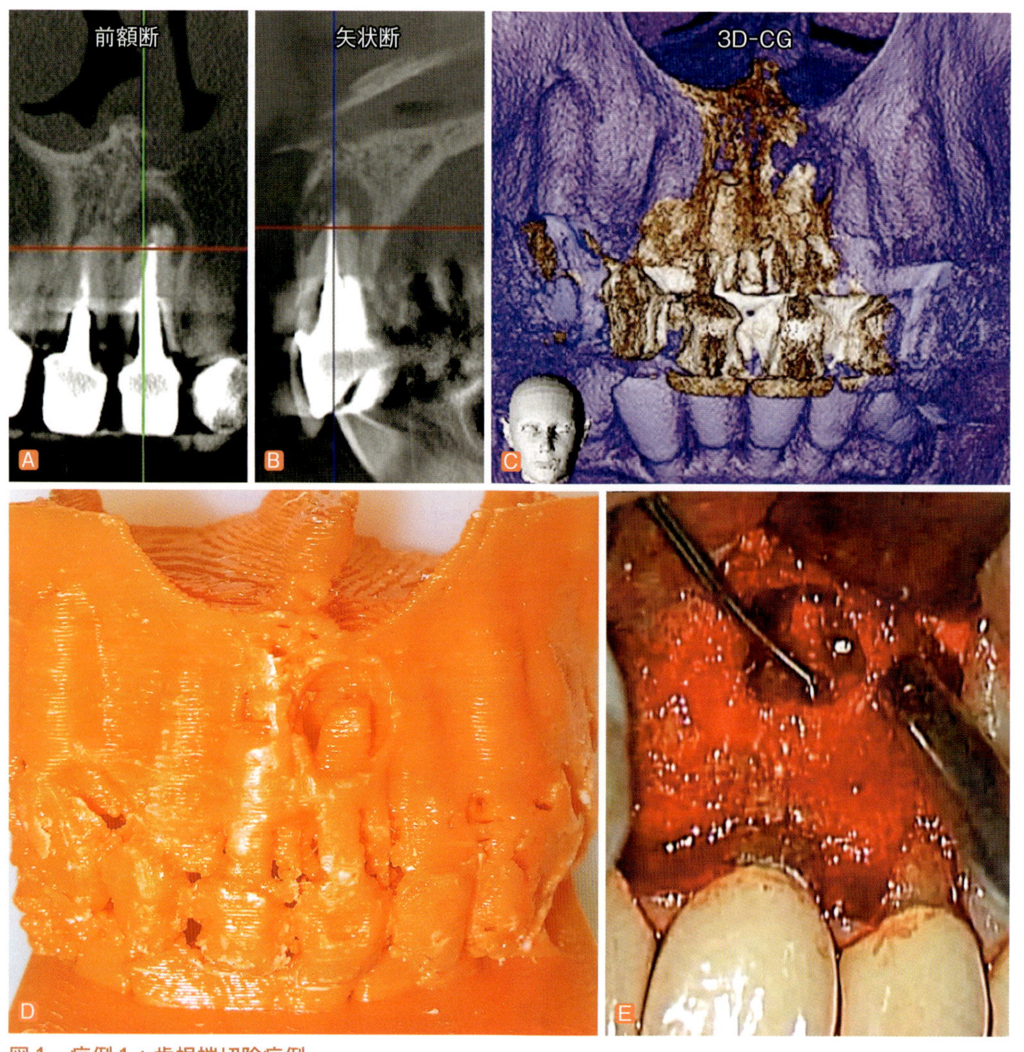

図1　症例1：歯根端切除症例

A，B：CBCTスライス画像．C：3D-CG像．D：歯・顎骨3Dモデル（ABS樹脂製）．E：歯根端切除時の根尖病変域の口腔内写真．

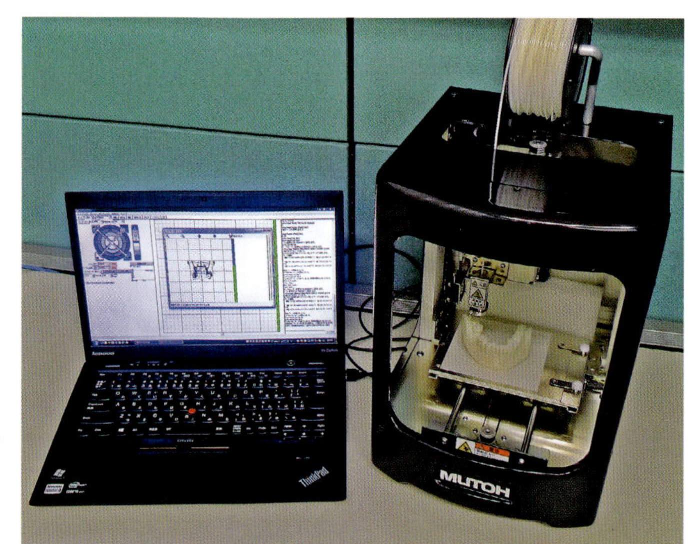

図2　パーソナル3Dプリンタ（Value3D MagiX MF-500：ムトーエンジニアリング）

最小積層ピッチ：0.05mmのFDM方式．造形可能サイズ：100×100×100mm，造型フィラメント：PLA樹脂．

表1　3Dモデル作製のシステム

作業工程	機器・ソフト等
1) CBCT画像データ (DICOM)	Veraviewepocs 3D (MORITA)
2) CADデータ (STL) 構築	Volume Extractor 3.0 (i-Plants Systems)
3) 関心領域の設定・調整	Volume Extractor 3.0 (i-Plants Systems)
4) 3Dプリンティング	Value3D MagiX　MF-2000, MF-500 (MUTOH)

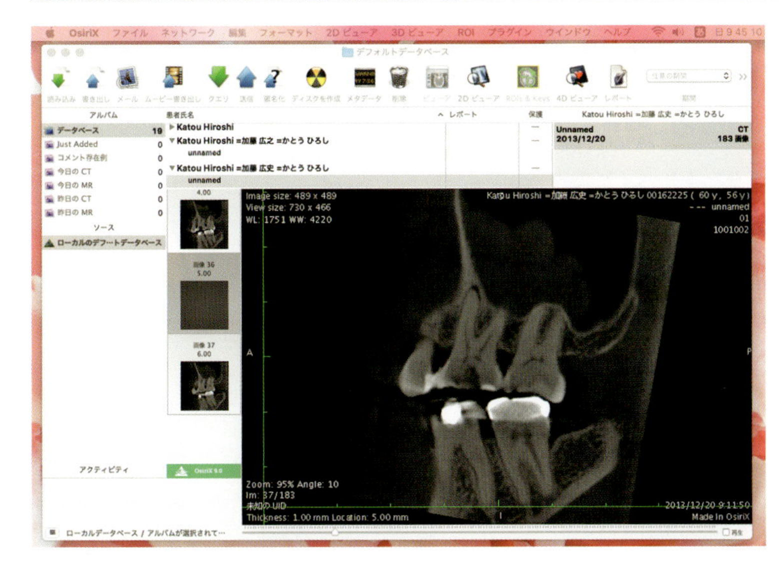

図3　オープンソースDICOMビューアー・STLファイル変換アプリケーション「OsiriX Lite」(MacOS版，フリーソフト)の画面
(http：//www.osirix-viewer.com)
DICOM観察，3Dボリュームレンダリング画像構築，STLデータ変換が可能.

表2　歯・顎骨3Dモデルの外科的歯内療法の治療マネジメント・ツールとしての用途

1. 3次元的診断の補助ツールとして	1) 患歯歯根と骨欠損域の把握　[欠損域内の歯根露出状況，歯根吸収の概形，根尖部の骨被覆状況etc.] 2) 施術域と解剖学的構造物との位置関係 [切歯管，下顎管，上顎洞 etc.] 3) 施術域と隣在歯部との関係　[隣在歯根面やインプラント体の骨欠損域露出，隣在歯周囲の骨欠損域との関係 etc.] 4) 意図的再植での歯根形態からの適否判定
2. インフォームドコンセント時の説明ツールとして	1) 患部と周囲の硬組織形態の理解支援 2) 術式概要，施術時リスクの理解支援
3. 手術支援ツールとして	1) 根尖部上の骨削去域のシミュレーション 2) 歯根端切断位置での切削シミュレーション 3) 基本術式トレーニング用複合模型の母材 4) 保険収載「画像等手術支援加算」の3Dモデル (※歯根嚢胞以外の嚢胞等で施術時：2000点，平成30年4月時点)

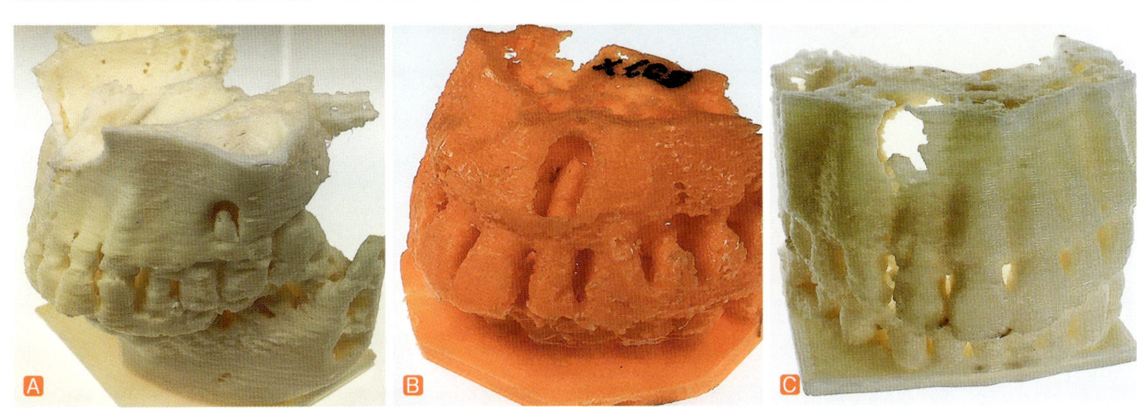

図4　さまざまな骨欠損形態を呈した歯・顎骨3Dモデル
A：|6 番歯MD根尖露出を認める骨欠損の全顎模型. B：|2 の歯根3/4に及ぶ骨欠損部. C：2| 根尖部で唇側から口蓋側まで貫通する骨欠損.

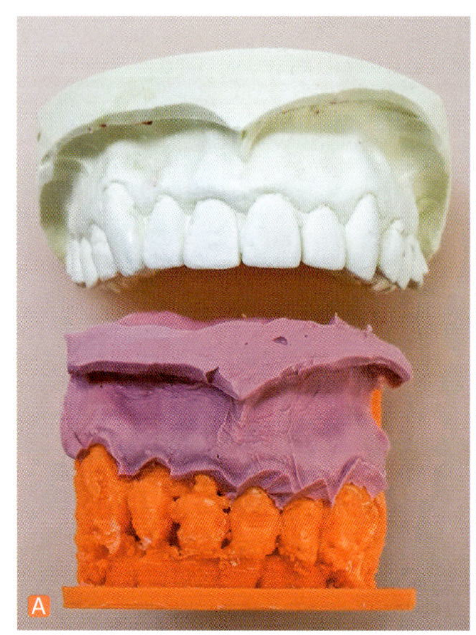

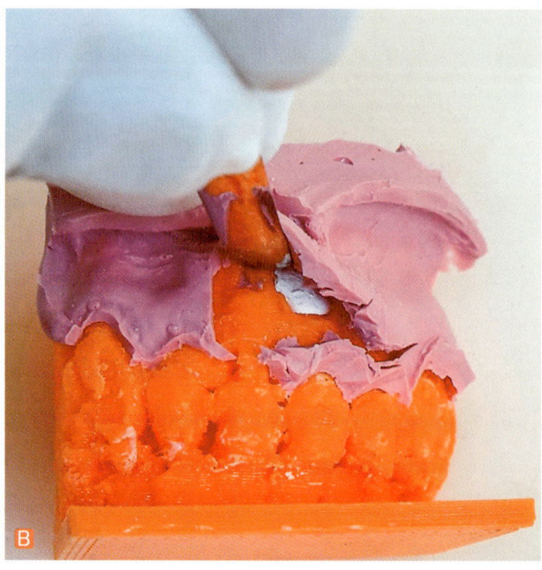

図5　試作・手術支援用モデル

A：歯列模型からシリコンガム付模型製作．B：フラップ剥離シミュレーション（加藤ほか，2016.[6]）．

（症例1の3Dモデルを使用）

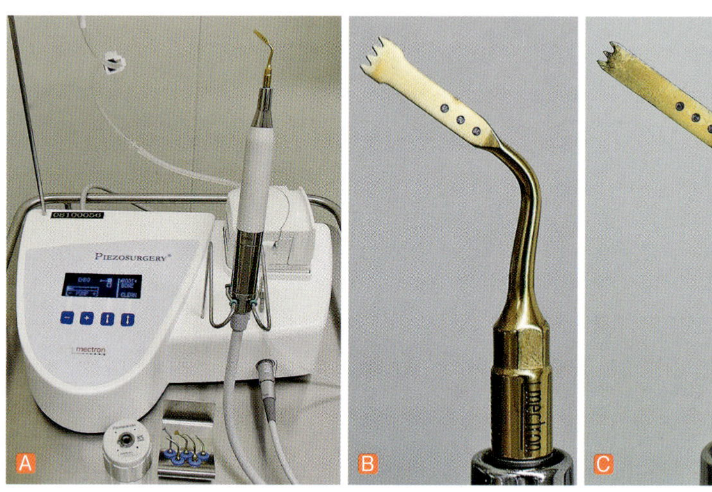

図6　超音波骨切削装置Piezosurgery（A），骨切削と歯根切除に使用のチップOT7S-4（B）とOT7S-3（C）

チップ先端の厚さは0.35mmと薄い．

造形フィラメントは安価で，片顎の3Dモデル造形の材料コストは数十円から数百円程である．カラーレーザープリンターの印刷コスト（1枚・10数円）と比較しても，3次元「印刷物」としての3Dモデルは経済的に遜色ない．STLデータが整えば，2倍台などの拡大モデル作製や同一症例で複数のモデル作製も可能で，多面的応用展開も期待できる．

3- ピエゾサージェリーによる歯根端切除術

超音波骨切削装置Piezosurgery（MECTRON，**図6**）は，歯周外科や口腔外科領域での骨切削用途に開発，応用されてきた[7]．一般的な超音波スケーラーよりも強力なパワー設定ができ，**表3**に示すような特徴から，骨切削を行ううえでは回転器具切削よりも超音波骨切削のほうが有利な点が多い．

用途に応じた切削チップ選択により骨のみならず歯の切削も可能であり，歯根端切除術

表3　超音波骨切削装置Piezosurgeryの特徴

- ◆骨切削では過変調超音波振動によって骨質に応じた効率的切削が可能である
- ◆歯内外科用に微小振動設定ができ、根尖部での正確な根管内切削・洗浄ができる
- ◆硬組織を選択的に切削でき、歯肉や洞粘膜などの軟組織損傷を起こしにくい
- ◆超音波切削用冷却水のキャビテーション効果で出血が制御され施術野が明視できる
- ◆骨切削部に火傷を起こすリスクがほとんどないため骨組織治癒反応が良好である

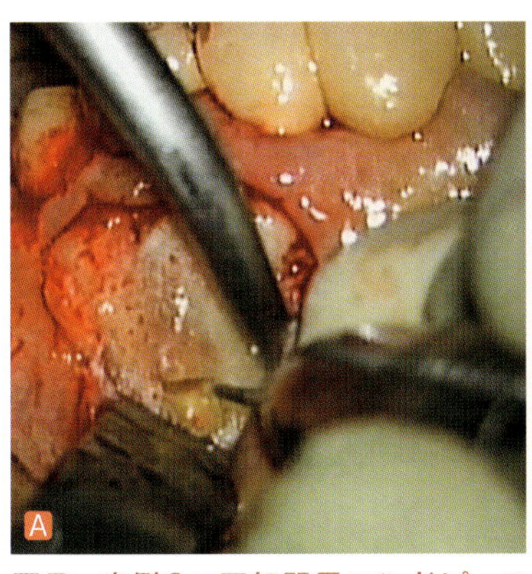

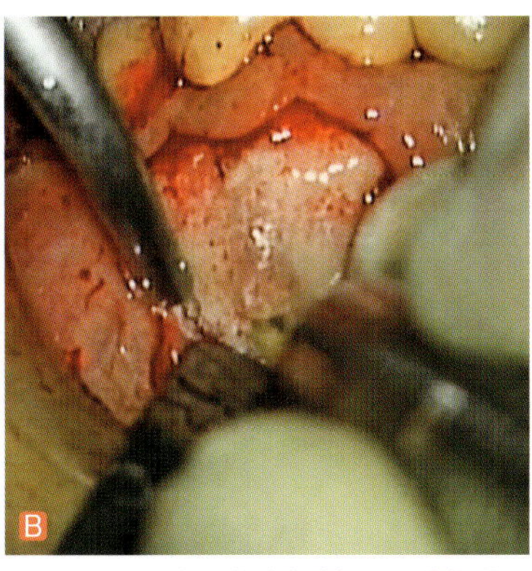

図7　症例2：回転器具ハンドピースによる上顎側切歯歯根端の切除操作
ストレートハンドピースでさえ角度によってはマイクロスコープの視野明視を妨げる（B）.

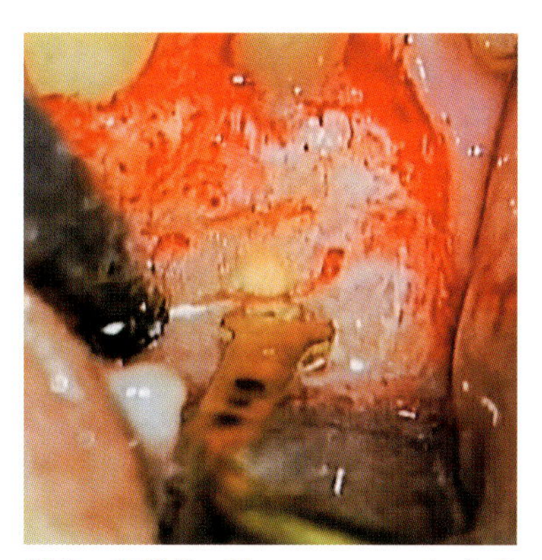

図8　症例3：Piezosurgeryによる歯根切除操作（OT7S-4チップ使用）
切削部が明視しやすい.

での応用も行われてきた[7~9]．筆者は数年来，歯根端切除術では逆根管充填窩洞形成のみならず骨切削，根端切除操作も回転切削器具を使わず，Piezosurgeryで施術してきた．超音波骨切削応用の利点は，明視下に硬組織の選択的切削が侵襲性少なくかつ安全に行えることである．歯科用ハンドピースを用いると，施術操作中にマイクロスコープの視野に被ること（**図7**）も多いが，注水下の超音波チップ硬組織切削では切削部が明視でき（**図8**），フラップ部を含む軟組織に触れたとしても損傷を来すリスクもほとんどない．

たとえば骨欠損が口蓋側に貫通した場合（**図4-C**）や上顎洞粘膜まで達している場合でも，軟組織部が触知でき，超音波チップが触れた軟組織部に挫滅創を生じない．骨切削時の冷却も確実に行えるため，骨・歯根切削時にも周囲の骨火傷リスクが少なく治癒反応がすみやか[7]とされており，患者の術後症状も少ないのが筆者の臨床実感である．

図9〜13は上顎第一大臼歯近心頬側（MB）根の根尖と病変部が上顎洞内に露出した症例である．歯根端切除時に病変部や切断した歯根端部の上顎洞迷入リスクが高いが，3DモデルとPiezosurgeryを用いて安全に施術できた．

Piezosurgeryは，20〜80 μmの線形振動による骨組織切削を主用途とする超音波骨切削装置である．高出力過変調超音波のBONEモードは効率的な骨切削が可能で軟組織損傷しにくいのが特徴とされる．逆根管充填窩洞形成の用途には，低出力のROOTモードで振動が数μm程度のENDOレベル設定が使用できる．市販の超音波骨切削装置によって，それぞれパワー設定や適応チップは異なるので，注意を要する．

なお骨創腔内に突出した歯根面廓清や逆根管充填窩洞形成，さらに逆根管充填の際，フラップ圧子にパドル型メタルミラーを利用することで，ミラー像で術野全景を見渡しながら，歯根切断端への処置操作をしっかりと明視下に行うことができる（**図14**）．マイクロミラーによる折々の鏡像精査のみならず，全治療ステップを通じてマイクロスコープ下で処

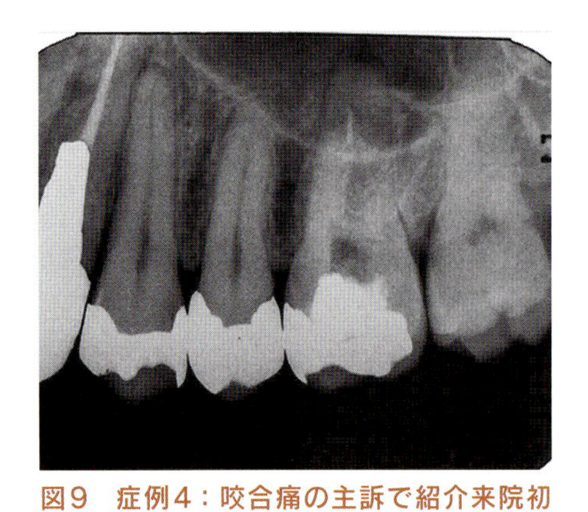

図9　症例4：咬合痛の主訴で紹介来院初診時の口内法X線写真

患歯⌊6．3根ともに根尖病変の骨欠損は不明瞭．

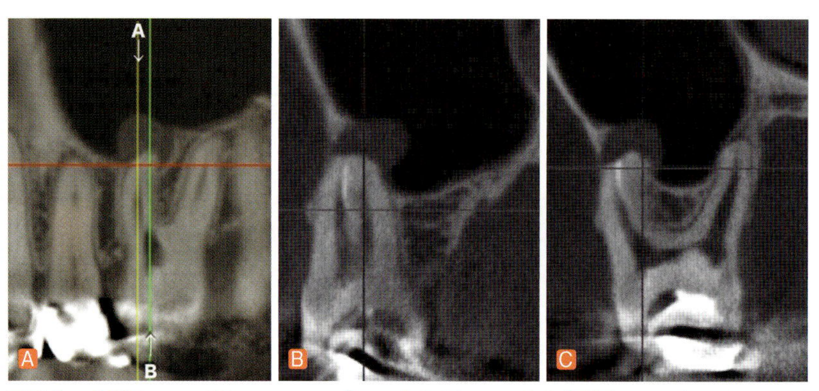

図10　症例4：マイクロスコープ下に未処置のMB2を根管処置した後も，主訴の咀嚼時痛が消失しないため撮影したCBCT画像

A ⌊6 部の矢状断像．B ⌊6 MB根の冠状断像（図Aの↓Aの断面）．C ⌊6 MB根の冠状断像（図Aの↑Bの断面）．根尖と病変が洞内に露出．

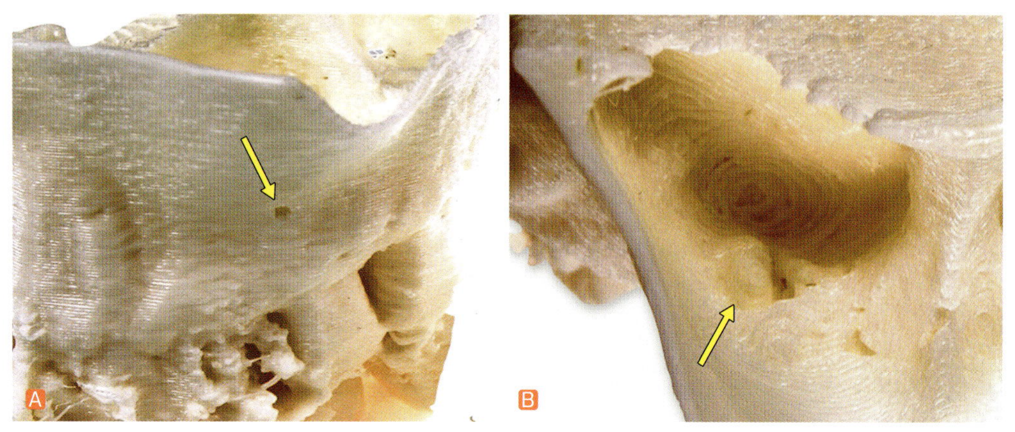

図11　症例4：歯・顎骨3Dモデル

A 頬側面観．⌊6 MB根尖付近に小範囲の骨欠損部（矢印）を認める．B 上顎洞側面観．⌊6 MB根の根尖端が上顎洞内に露出して観察される（矢印）．

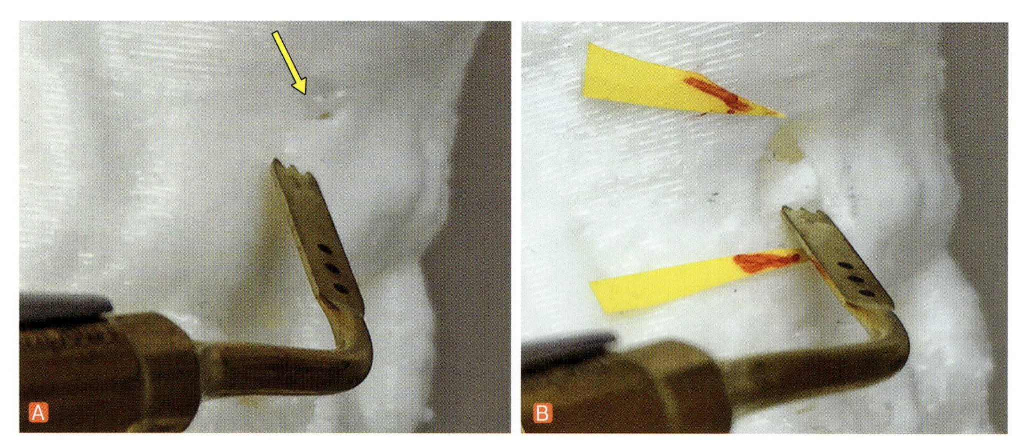

図12　症例4：歯・顎骨3Dモデルでの切削設計

A 頬側面観．骨欠損部（矢印）よりも歯頸側近心に骨面の切削起始点．B 骨切削シミュレーション後：歯根切除時の上顎洞迷入回避するためMB根の根尖近心根面を露出（矢印間）させる設計．

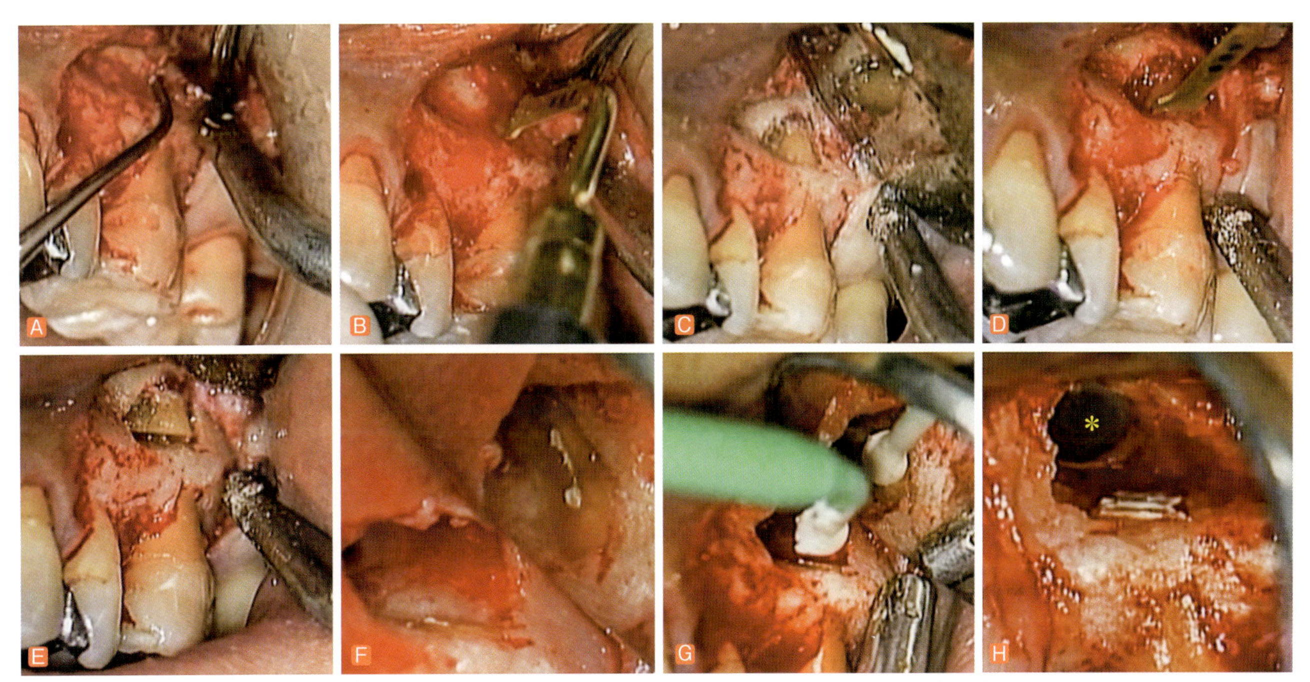

図13　症例4：マイクロスコープ下にPiezosurgeryを用いて行った歯根端切除の術中口腔内写真
A フラップ形成後の骨欠損部の探査．B Piezosurgery OTS7-4チップを用いた骨切除．C 骨切除により露出させた6MB根の根尖部．D，E Piezosurgery OTS7-4チップを用いたMB根の根尖切断．F 歯根切断端の観察．Piezosurgeryのキャビテーション効果と連続的な洗浄効果により術野は出血がなく，術野明視が容易．G 切断根面の接着性レジンセメントによる封鎖．H 逆根尖封鎖後の術野．骨創腔内に上顎洞への交通部（*）を認める．

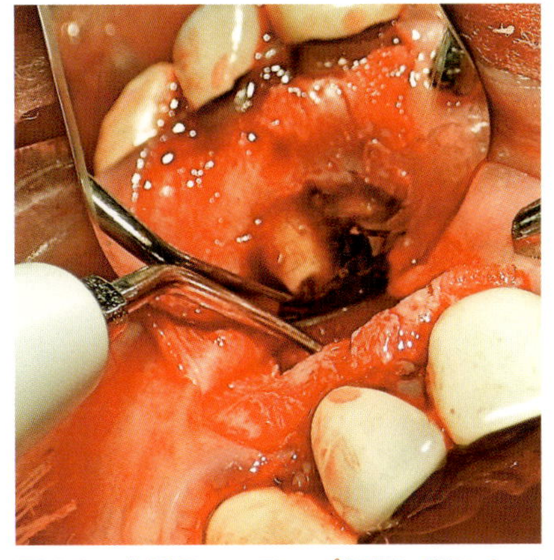

図14　症例5：フラップ圧子に用いたメタルパドルミラーの鏡像下での逆根管充填窩洞形成

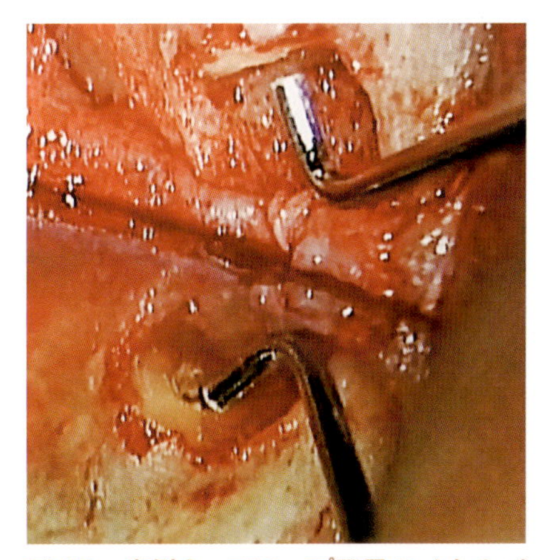

図15　症例6：フラップ圧子のメタルパドルミラー鏡像下での逆根管充填操作．プラガー応用位置が明視できる

置精度を保つのに有効な手法である．

4- おわりに

CBCTとマイクロスコープの応用は歯根端切除術の術式，精度，治療成績にに大きな変革をもたらした．次の段階として，CBCT画像情報の有効利用法としての歯・顎骨3Dモデル，マイクロスコープ下の視覚強化を施術精度に反映できる超音波骨切削法：ピエゾサージェリーが，標準的な手法として臨床応用されることを期待している．

文　献

1）Kato H, Kamio T：Diagnosis and endodontic management of a fused mandibular second molar and a paramolar with a concrescent supernumerary tooth using Cone-beam CT and 3-D printing technology：A case report. Bull Tokyo Dent Coll, 56（3）：177-184, 2015.
2）加藤広之，神尾　崇：3Dプリント技術の歯科保存領域への応用～CBCTの3次元情報を活用する．日本歯科評論，76（7）：113-123, 2016.
3）加藤広之，神尾　崇：3Dプリント技術の外科的歯内治療マネージメントへの活用．日歯内療誌，37（2）：97-105, 2016.
4）加藤広之：3Dプリント技術の歯内療法への応用．北村和夫編，歯内療法の三種の神器 すぐに役立つ世界標準のテクニック＆最新トレンド．デンタルダイヤモンド，東京，124-127，2016.
5）加藤広之，ほか：上顎第一大臼歯の歯根端切除術に3DモデルとPiezosurgeryを活用した1症例．第145回日本歯科保存学会プログラムおよび講演抄録集，170，2016.
6）加藤広之,神尾　崇：3Dプリント技術を用いた歯内療法外科の手術支援用立体造形モデルの試み.第13回日本顕微鏡歯科学会学術大会プログラムおよび講演抄録集, 56, 2016.
7）Vercellotti T（立川敬子ほか訳）：ピエゾサージェリーのすべて，歯科治療に生かす臨床ポイント．クインテッセンス出版，東京，2009.
8）Gutmann JL：Surgical endodontics：past, present, and future. Endodontic Topics,30：29-43, 2014.
9）Abella F, et al.：Applications of Piezoelectric Surgery in Endodontic Surgery：A Literature Review. J Endodont, 40：325-332, 2014.

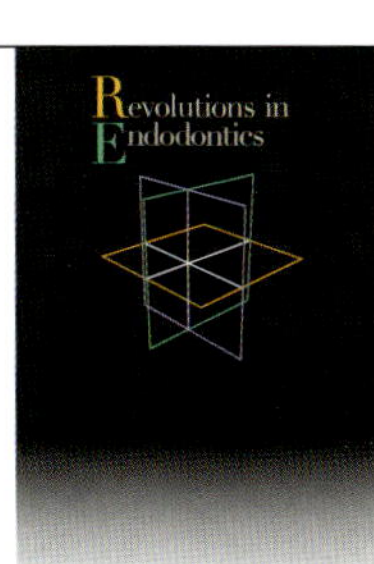

私の使用機器

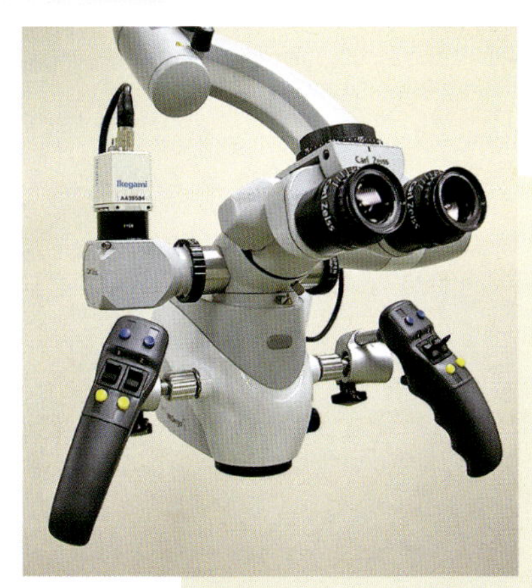

図16　マイクロスコープ
歯科用手術用顕微鏡「OPMI PROergo」(Carl Zeiss, ジーシー)

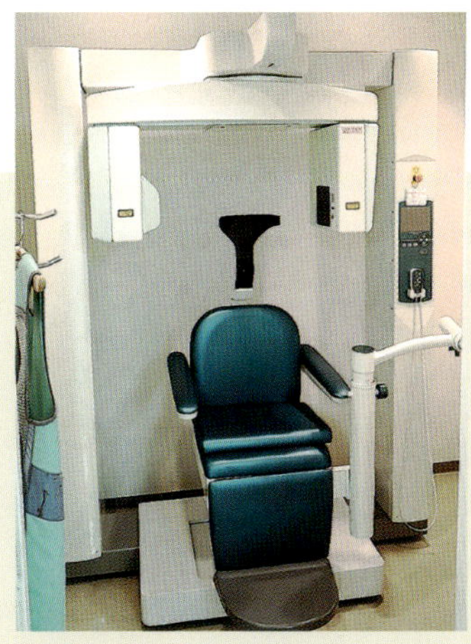

図17　CBCT
X線CT診断装置「Veraviewepocs 3DX MULTI-IMAGE MICRO CT FPD8」(モリタ製作所)

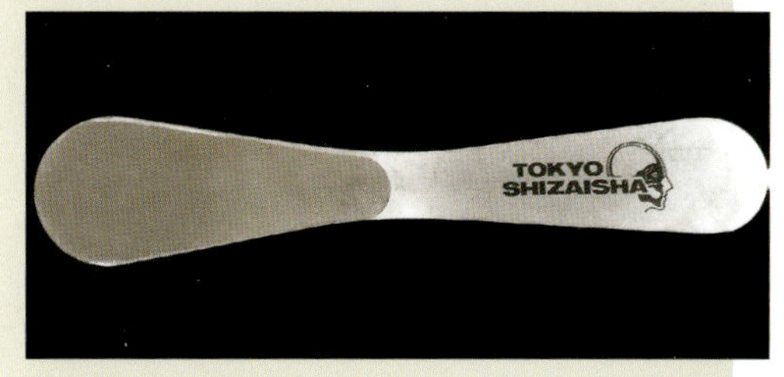

図19　圧子型メタルミラー
MAPDフロントサーフェイス　メタルパドルミラー(東京歯材社)
※ミラー部サイズ：25mm×75mm．把柄境界で屈曲可能．

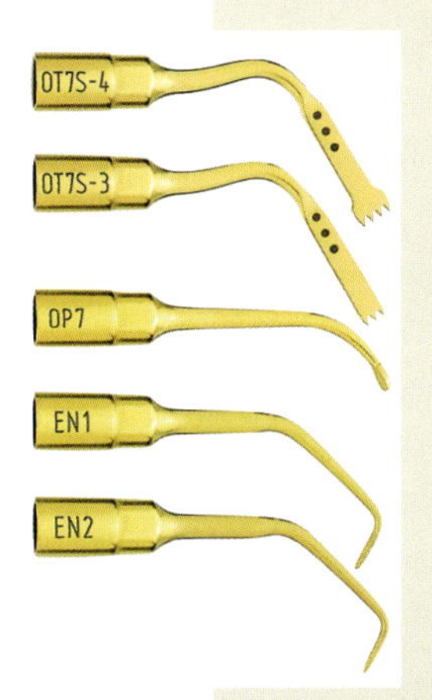

図18　超音波切削チップ
骨切削，歯根端切除用：OT7S-4，OT7S-3．骨整形用：OP7．逆根管窩洞形成用：EN1，EN7．(MECTRON，インプラテックス)

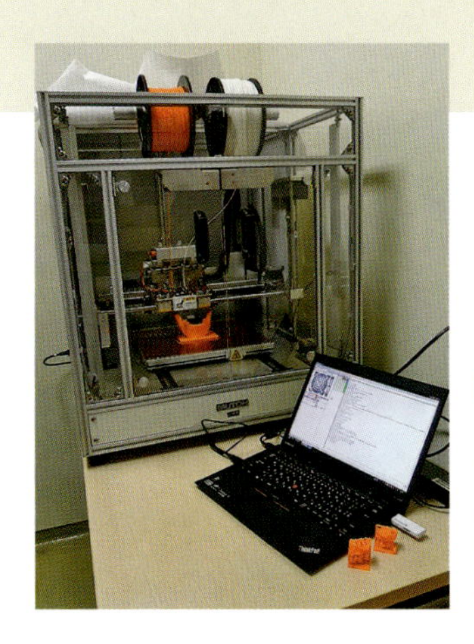

図20　パーソナル3Dプリンタ
ムトーエンジニアリング(武藤工業株式会社)
Value3D MagiX「MF-2000」
ABS，PLA，PVA樹脂などが使用可能で造型可能サイズ300×300×300mm.
※販売終了．後継相当機種はMF-2200D.

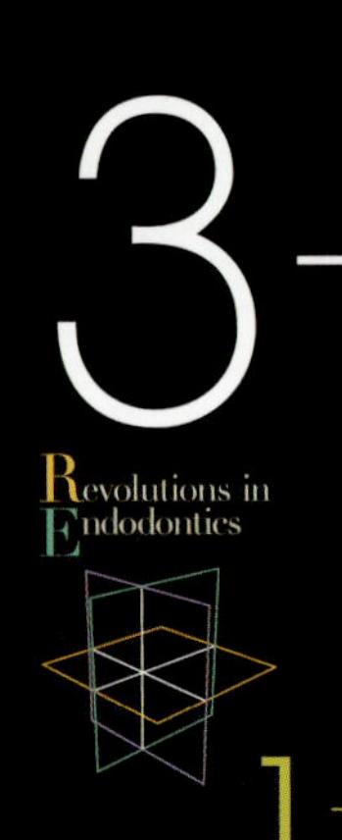

3 — CTガイデッド エンドドンティック マイクロサージェリー

佐藤　暢也

1 — はじめに

日本では，1990年代から大学病院を中心に医科用CT機器による3次元での口腔領域の診査・診断が行われるようになった．1990年代の後半には，PCの普及によりインプラント・シミュレーションソフト SIM/PLANT (Columbia Scientific Inc) が開発され，1996年より日本でも販売された．その後，SIM/PLANTの画像上にシミュレーションされたインプラントを実際の手術に再現するサージカルガイドが考案され，2000年代の前半には，光造形法によるサージカルガイドの製作が開始された．さらに，2000年代後半以降から，CBCTとDICOMデータの普及により，数々の企業による各種インプラント・シミュレーションソフトとサージカルガイドが市場に登場した[1]．

筆者は，現在 SIM/PLANTから変遷したSIMPLANT (Dentsply-Implants N. V.) を用い，CBCTデータの取り込み，診査・診断からドリリングやインプラント埋入，補綴設計までをカバーし，正確で予知性の高い総合的な3次元プランニングシステムとして使用している (**図1**)．

また，歯内療法において，根尖の切除を伴う逆根管治療 (retro-grade root canal treatment) は一つの重要な治療選択肢であるが，根尖への的確なアクセスが難しいケースに遭遇することがあった．そこで，筆者はSIMPLANTを応用し，術前に治療計画の立案と逆根管治療法への適用について検討した．その後，2010年よりCAD/CAM技術を応用したサージカルガイドであるSIMPLANTガイド (歯科インプラント手術用ドリルビットガイド) を用いた逆根管治療法を臨床に応用し始めた．本稿では，CBCT，SIMPLANTとSIMPLANTガイドを用いたガイデッド・エンドドンティック・マイクロサージェリー (以下 GEMS) について解説する．なお，ここでのエンドドンティック・マイクロサージェ

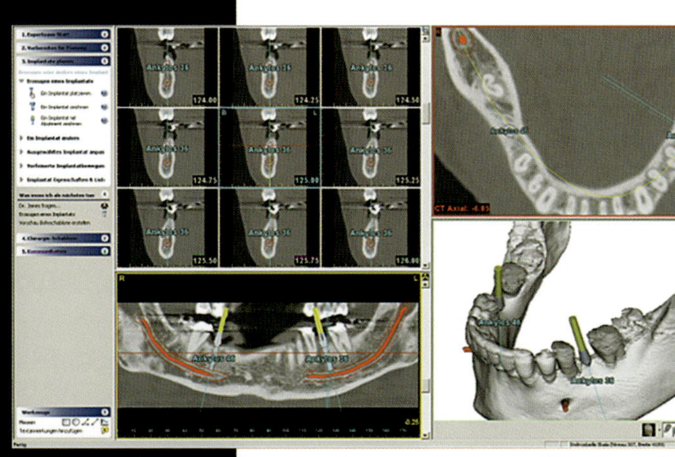

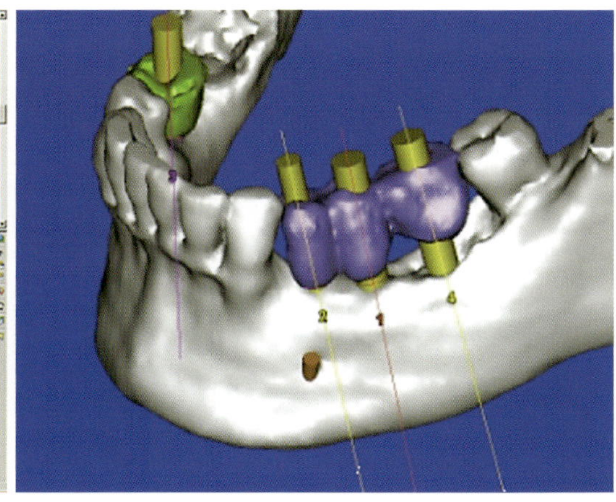

図1　インプラント治療を外科，補綴両方の観点からプランニングするSIMPLANT

リー（以下EMS）とは，「マイクロスコープ下での逆根管治療」のことであり，因習的な歯根端切除術とは一線を画し，現代の歯内療法学のエビデンスに基づいて施術される治療[2~4]のことをいう．

2– GEMSの概説

EMSにおいては，根尖病変に正確にアプローチすることが難しいケースが存在する．フリーハンドで施術する場合，ラウンドバーで皮質骨を慎重に切削して，歯根尖を探索する．しかしながら，この操作は手探りで行うため，過剰な骨の切削や，誤って隣接歯根を切削する危険性が否めない．Pinskyらの報告によると，フリーハンドの場合，根尖からのドリルの距離は平均2.27mm離れており，3mm以上の過誤が22％以上生じた．一方で，CAD/CAMサージカルガイドを用いた場合，根尖からのドリルの距離が平均0.79mmであったと述べている[5]．したがって，骨窩洞形成をする際にCAD/CAMサージカルガイドを使用することで，より正確に根尖病変部にアプローチすることができると考えられた．

また，事前のコンピュータ・シミュレーションは，外科処置の危険を回避し医療安全性を担保するという点や，処置工程の漏れをなくし，的確でよどみのない治療を迅速に実行するためにも有用であると思われる．さらに，実施する治療について事前に頭のなかで具体的に視角化し，想定される状況のイマジネーションを構築することも，大切な使い方の一つであると考えられる．

SIMPLANTガイドは，本来インプラントの埋入ポジションについて正確を期すため，咬合面から根尖側に向けてガイドホールを設計するものである[6]が，GEMSにおいては，インプラント用ドリルを唇頬側から水平的に根尖病変に向くようにガイドホールを設計する．基本的に逆根管治療に応用するSIMPLANTガイドは，歯牙支持型であり，ファーストドリルのみを使用するパイロットガイドタイプである．術式においては，マイクロスコープを使用し，フラップ形成は全層粘膜弁を剝離する．パイロットガイドで根尖に到達したあとは，通法のEMSを施術して手術を終える．実際の治療にあたっては，**図2**のフローチャートにしたがって実施する[7]．

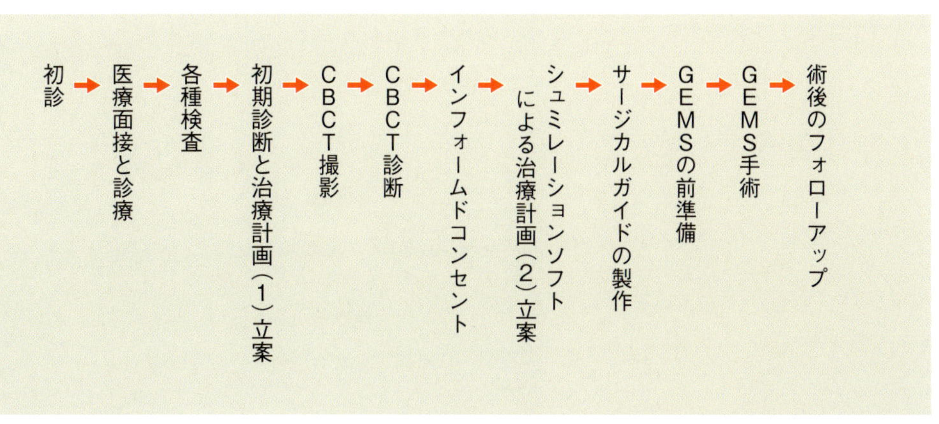

図2　CBCT，シミュレーションソフトとサージカルガイドを用いたGEMSの診療フローチャート（佐藤，2017.[7]を改変）

3– 症例によるGEMSの解説

ここで，上顎側切歯の根尖病変へ最小侵襲によるアクセスをした症例について解説する．

症例

患者：40代女性，歯石除去を希望し，6年ぶりに歯科医院に来院．

患歯の既往歴：2|と|2は，20年以上前に根管治療が施され，1|と2|，および|1と|2は，それぞれに連結冠が装着されていた．

パノラマX線写真所見：2|2に根尖病変が認められた（**図3**）．

CBCT所見：2|2に根尖の吸収と根尖病変が認められた．2|は，歯列に直行する断面（以下クロスセクショナル）画像から根管充塡材が唇側と口蓋側に二つに分かれているのが観察され，根尖の吸収像と根尖歯槽骨の吸収が認められた（**図4**）．頬側皮質骨は，薄く一層残っていた．|2の根尖は，皮質骨を穿孔し粘膜部に接しているように観察された．根管の状態は，唇側にレッジが形成され，根管充塡材の先端がそこまででとどまり，根尖は口蓋側に湾曲していた（**図5**）．

診断名：〈歯髄の状態〉2|2既根管治療歯

〈根尖歯周組織の状態〉2|2症候性根尖性歯周炎

治療方針：CBCTによる画像診断を行い，連結した補綴物が装着され患者が補綴物の除去を望まなかったこともあり，逆根管治療を適応することとした．

術前準備：CBCTのDICOMデータをPCに取り込み，インプラント術前シミュレーションソフトであるSIMPLANTを使用し，3次元的に治療計画を立案した（**図6**）．設計上の要点は，次のとおりである．

・コンピュータ画面に，インプラント体の模式図を根尖部の唇頬側から根尖病変に向かう方向に3次元的なポジションを考慮して配置する．

・歯の長軸に対しては，根尖を約1〜2mm切断できるように配置する．

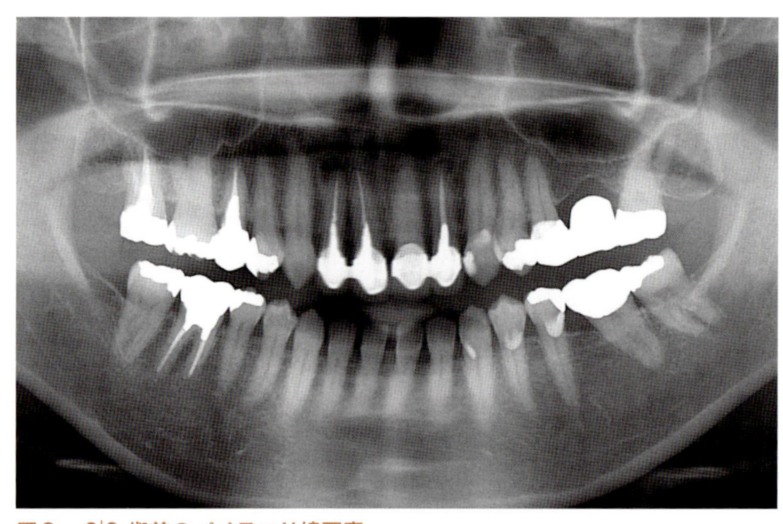

図3　2|2術前のパノラマX線写真

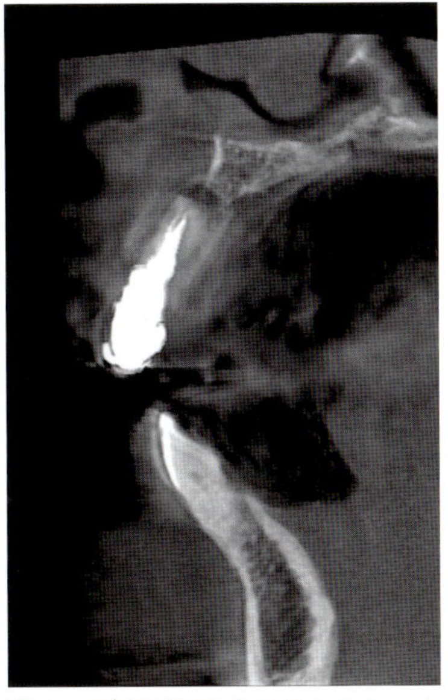

図4　2| CBCTのクロスセクショナル画像

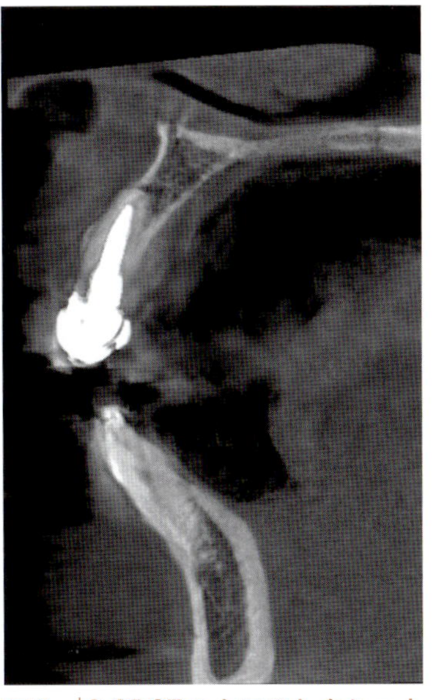

図5　|2 CBCTのクロスセクショナル画像

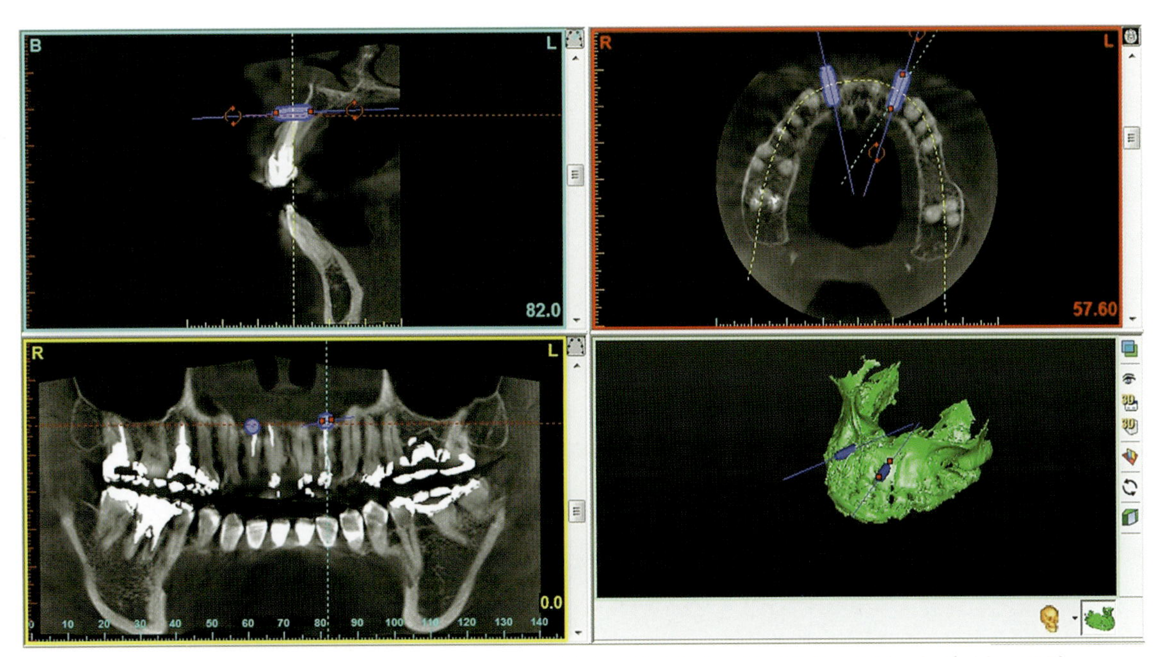

図6　CBCTからDICOMデータをPCに取り込み，SIMPLANT画面上で手術用ドリルビットガイドの設計

・歯根の断面は，歯の長軸とドリルの中心線でできるベベルの角度を0～10°程度とし，過剰なベベルにならないようにする．
・近遠心的には，近心からのアクセスとなるため，やや近心方向から遠心方向にドリルを向ける．
・骨の再生治癒にとって有利になるように，最小限度で最適な骨開窓窩洞が最終的に形成できるように，イマジネーションを働かせて設計する．

以上の諸点を考慮して，SIMPLANTガイドを作製し，口腔内に試適し適合を確認して準備を終えた（**図7**）．実際の処置にあたっては，インプラント埋入窩形成用のドリルの先端は，以降の逆根管治療の術式が安全に遂行できる程度の深度にとどめる．

外科処置：浸潤麻酔とフラップ形成を行い，SIMPLANTガイドを歯に固定した． 次に，インプラント埋入窩形成用ドリル（直径2.3mm）を使用して，患歯の根尖病変部にアクセス窩洞を形成し，同時に歯根尖を切除した（**図8**）．以降，EMSの通法に従い処置を進めた[2,3]．すなわち，骨窩洞と歯根断面を追加の切削により整えて，根尖病変の掻爬を行った．その後，逆根管形成と逆根管充填を行い（**図9**），縫合して治療を終えた．

術直後の評価：根尖病変部に正確にピンポイントでアクセスすることができた． さらに，骨窩洞の形成と患歯根尖切除を最小限にとどめることができた．すなわち，GEMSにより最小限の侵襲処置を施すことができた．

経過：術後6年6か月を経過しているが，パノラマX線写真において患歯の根尖透過像が

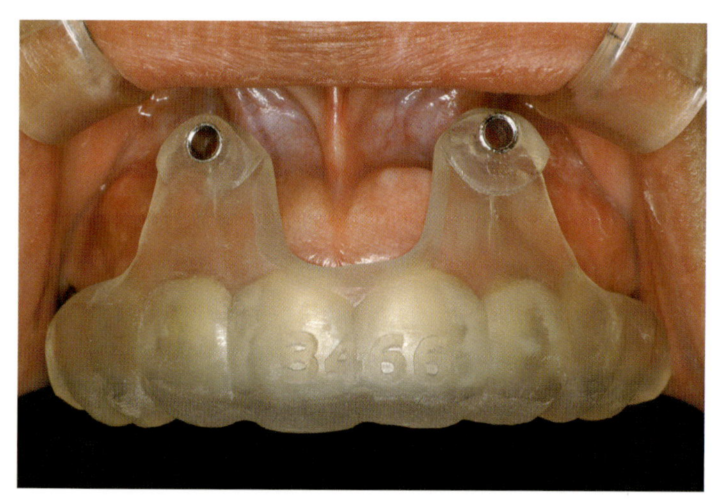

図7　作製したSIMPLANTガイドを口腔内に試適

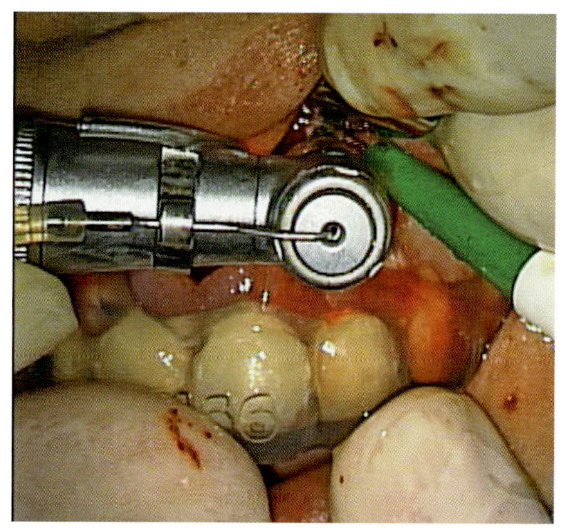

図8　SIMPLANTガイドを用いインプラント埋入窩形成用ドリル（直径2.3mm）で骨窩洞の形成と根尖病変へのアクセス

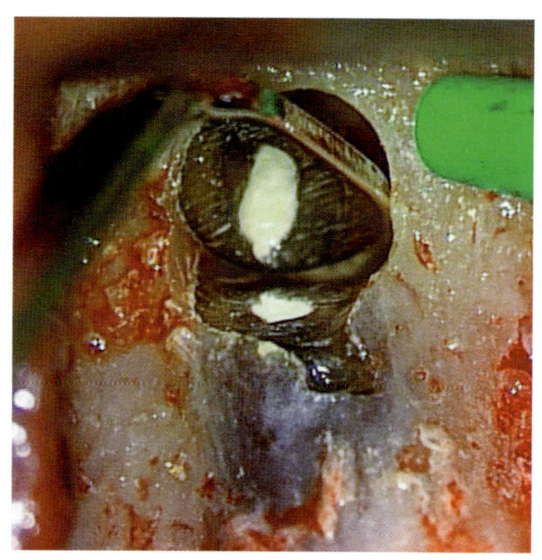

図9　|2 逆根管充填が終了

消失し，治癒が認められる(**図10**)．|2 の術前〜術後のデンタルX線写真を，**図11**に示す．

4− GEMSの有用性を考える

GEMSの適用により考えられる有用性(**図12**)[7]と症例による設計例(**図13，14**)を示す．

5− まとめ

EMSにおいては，CBCTによる画像診断のみならず，3次元的なシミュレーションソフトとCAD/CAM技術を応用したサージカルガイドを活用することで，解剖学的危険部位の回避とともに，根尖部への正確で安全なアクセスと最小侵襲処置を成し得ると考えられる．その結果，誰もが外科処置である逆根管治療に確信を持って取り組むことが可能である．今後，GEMSの標準化により逆根管治療の普及と発展，さらには，これまで治療が困難だった歯の保存療法の可能性が拡大することも期待される．

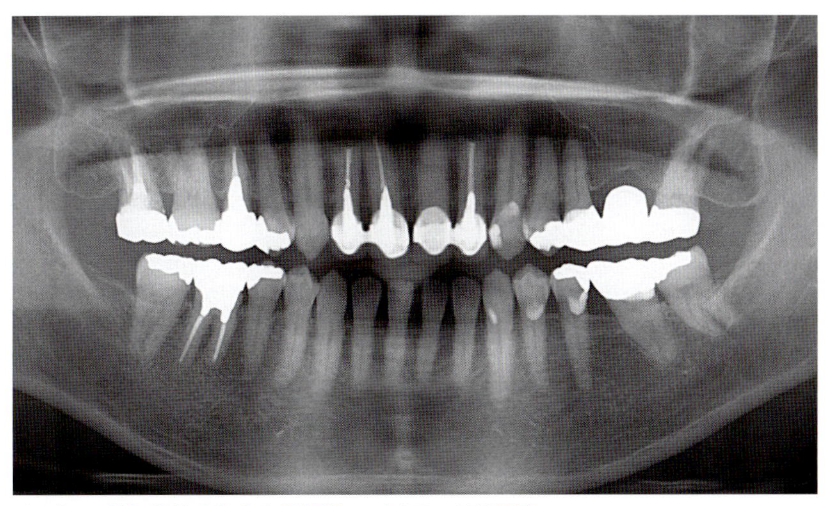

図10　2|2 術後6年6カ月経過のパノラマX線写真

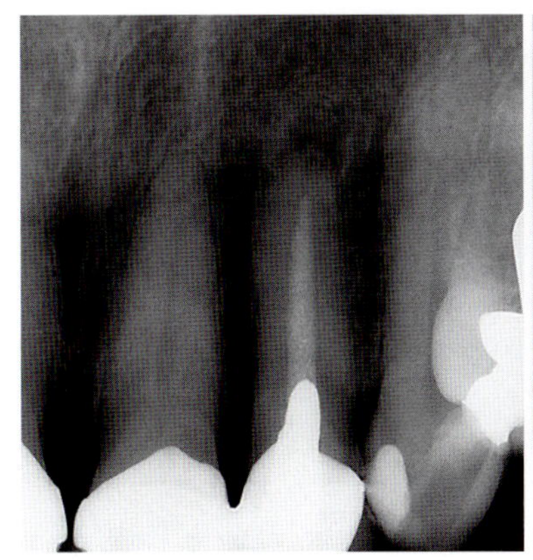

術前

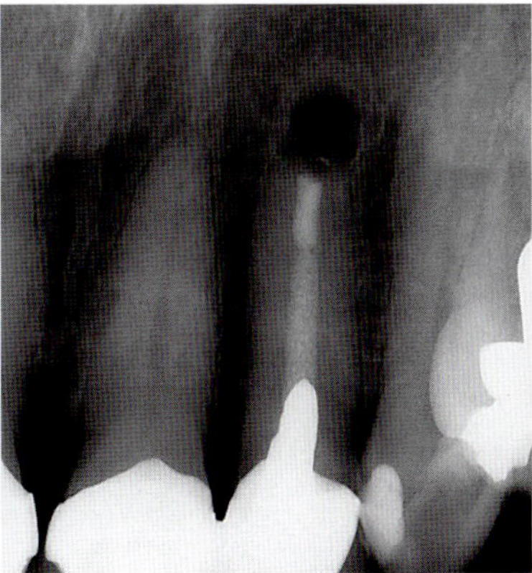

術直後

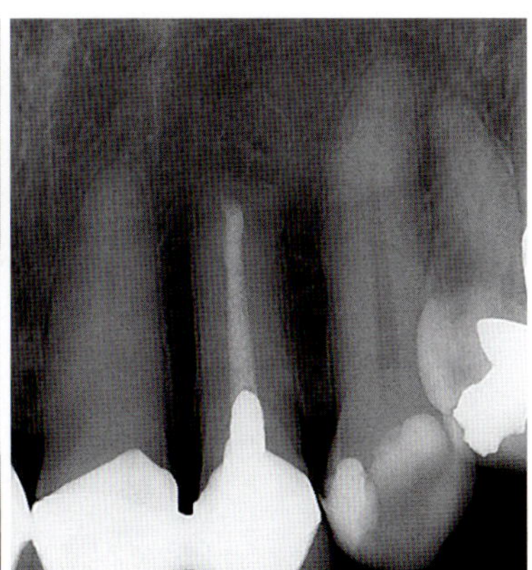

術後6年6か月

図11　|2 術前・術直後・術後6年6か月経過のデンタルX線写真

1 皮質骨吸収がない根尖病変に対して，正確なアクセスができる．
2 病変部の骨削除を最小限に済ませることができる．
3 大臼歯部などのアクセスの難しい部位に正確なアプローチができる．
4 歯根の近接した症例において，隣接歯根の損傷を防ぐことができる．
5 上顎洞への穿孔や下顎神経の損傷を回避することができる．
6 手術時間を短縮することができる．
7 標準化することで難治性根尖性歯周炎に対する逆根管治療の普及と発展が期待される．

図12　GEMSの有用性

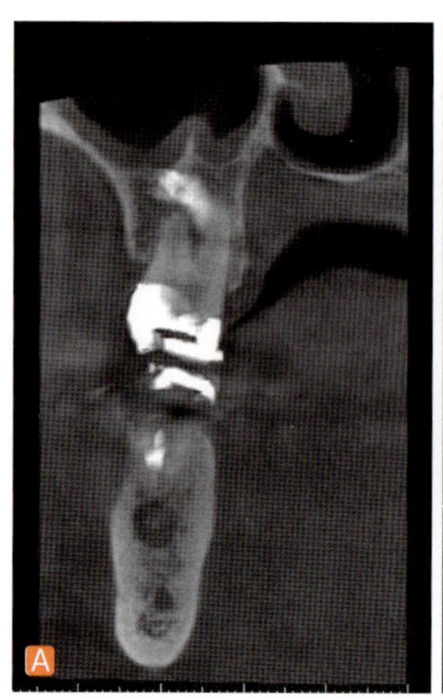
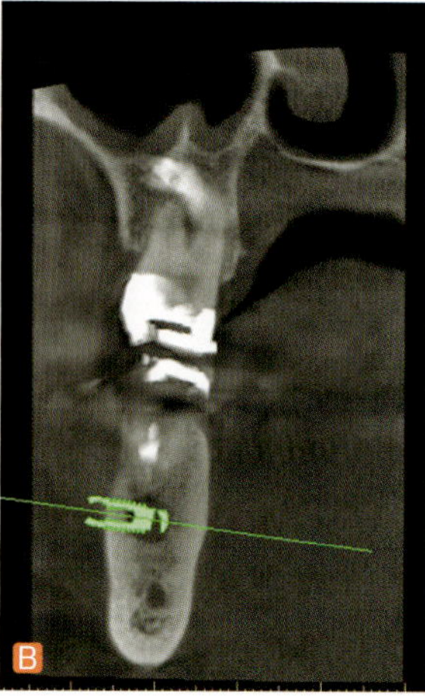

図13　下顎の厚い骨皮質に覆われた根尖病変の症例におけるCBCTのクロスセクショナル画像
A左図は設計前，B設計した画面．

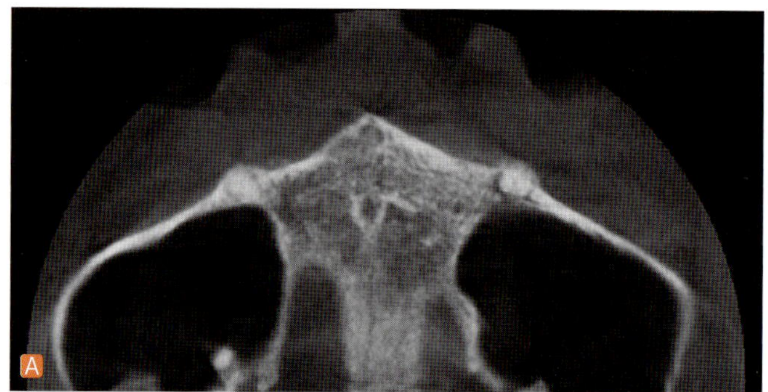
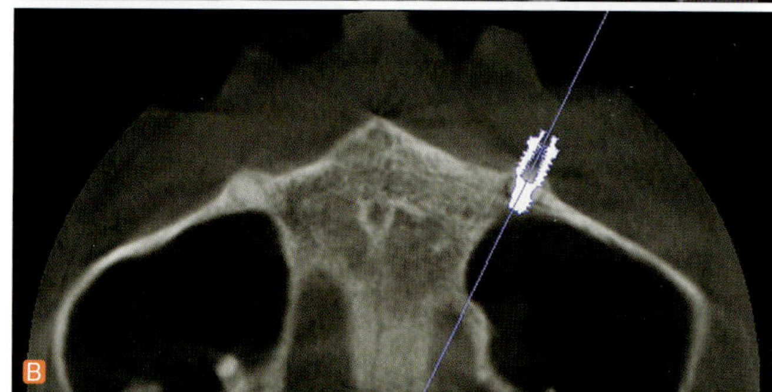

図14　根尖病変が上顎洞に近接している症例のCBCTのアキシャル画像
A設計前，B設計した画面．

文　献

1）水木信之：インプラントサージカルガイドシステムの現在．日本デジタル歯科学会監修，Digital Dentistry YEAR BOOK 2016, クインテッセンス出版，東京，23, 16-38, 2016.
2）井澤常泰：Endodontic Breakthrough：逆根管治療の真髄．クインテッセンス出版，東京，90，2016.
3）井澤常泰，吉岡隆知編著：Contemporary Endodontics：外科的根管治療の必要性．デンタルダイヤモンド，東京，135，2016.
4）American Association of Endodontists：ENDODONTICS：Colleagues for Excellence. 2010.
5）Pinsky HM, Guillaume Cbampleboux, David P：Periapical Surgery Using CAD/CAM Guidance-Preclinical Results. JOE, 33 (2)：148-151, 2007.
6）Vercruyssen M, Cox C, Coucke W, et al.：A randomized clinical trial comparing guided implant surgery (bone- or mucosa-supported) with mental navigation or the use of a pilot-drill template. J Clin Periodontol, 41 (7)：717-723, 2014.
7）佐藤暢也：アドバンスト エンドドンティック マイクロサージェリー．季刊歯科医療　2017春号，31 (2)：52-65，2017.

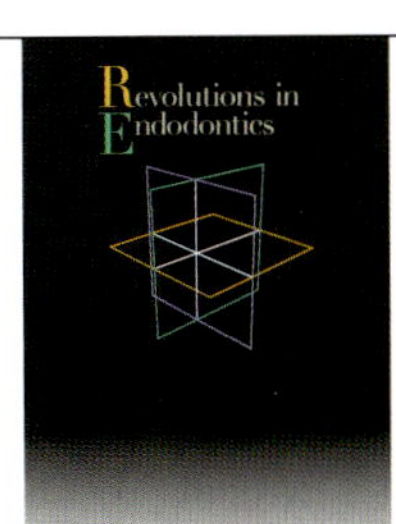

私の使用機器

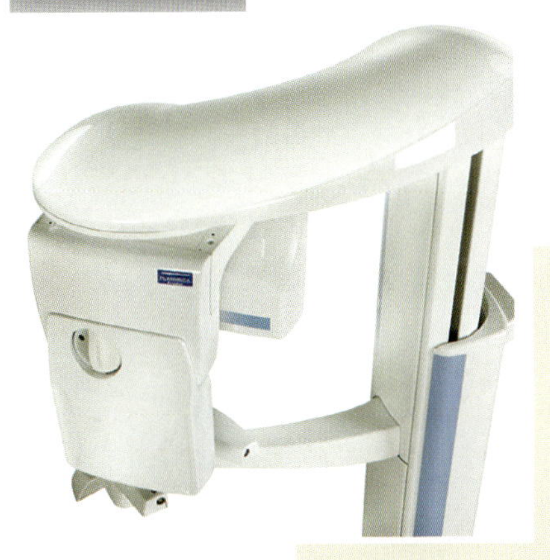

図15　プロマックス2D/3D（Planmeca Oy）
1台でパノラマ，セファロと3D撮影を可能にするall-in-oneタイプのX線撮影装置．ロメキシスソフトウエアにより，スライスビューの位置や角度を自在に調整でき，すみずみまで観察が可能となっている．3Dデータは，DICOM形式でエキスポートできる．

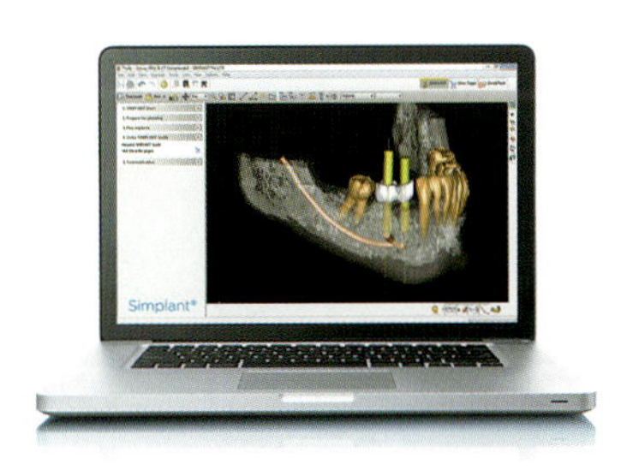

図16　SIMPLANT（写真）とSIMPLANTガイド（Dentsply-Implants N.V.）
SIMPLANTは，的確な診断と予知性の高い治療計画を立案する画像診断ソフトであり，Simplantガイドは，その治療計画に基づき正確な根尖病変へのアクセスと適切な骨窩洞形成を実現することができる．

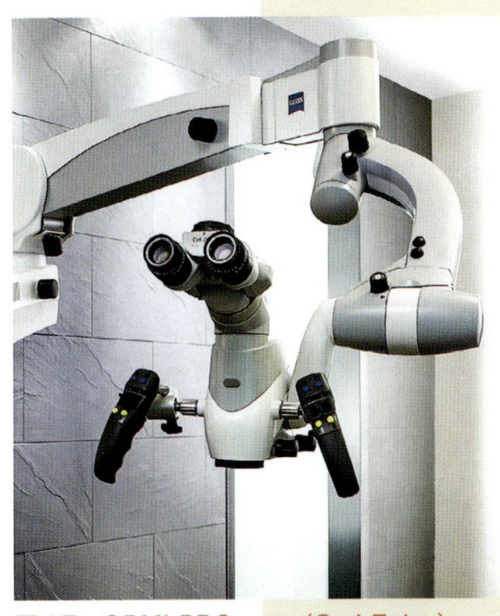

図17　OPMI PRO ergo（Carl Zeiss）
最新のテクノロジーを結集したCarl Zeissのフラッグシップモデル．電磁ロック，電動ズームと電動バリアブルフォーカスで，逆根管治療成功の鍵を握る正確なポジショニングを容易に行うことができる．

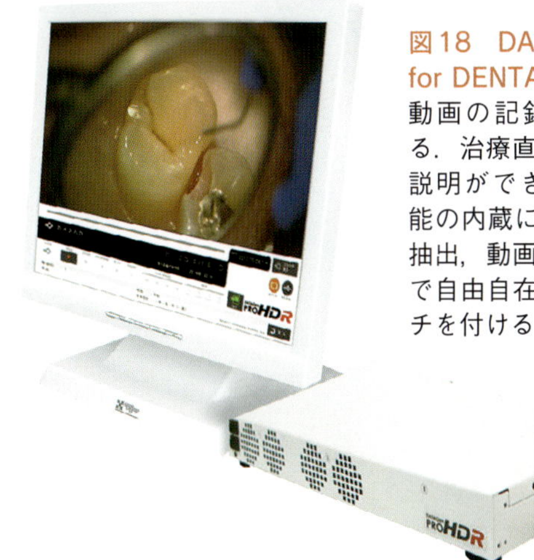

図18　DATA Gen PRO for DENTAL（白水貿易）
動画の記録が快適に行える．治療直後に即時再生し説明ができる上に，PC機能の内蔵により，静止画の抽出，動画の編集等が簡単で自由自在．フットスイッチを付けることがお勧め．

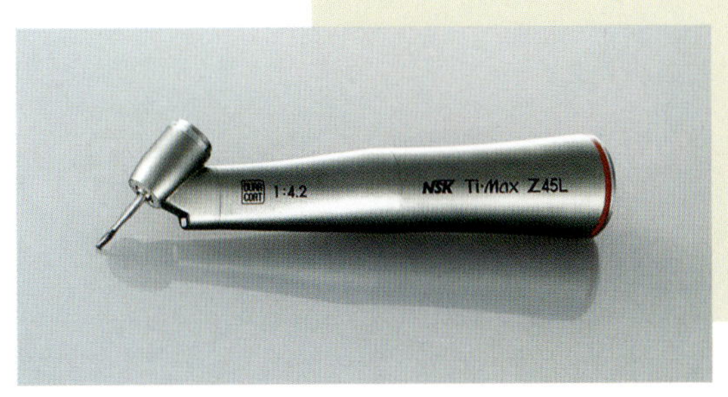

図19　Ti-Max Z45L（ナカニシ）
増速コントラのヘッドに45°の角度が付与されている．そのため，逆根管治療における歯根尖の切断の際に，非常に有用である．FG用のバーを使用する．

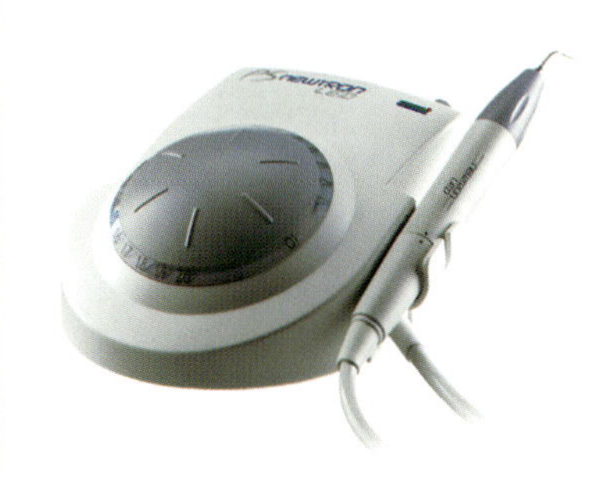

図20　スプラソンP5ニュートロン（白水貿易）
超音波チップを使用の際，各チップに応じて最適なパワー値がカラーコード化され，逆根管形成においても，繊細に適切な設定をすることが可能である．コンパクトで使い勝手がよい．

CBCTと マイクロスコープによる 外傷歯への対応

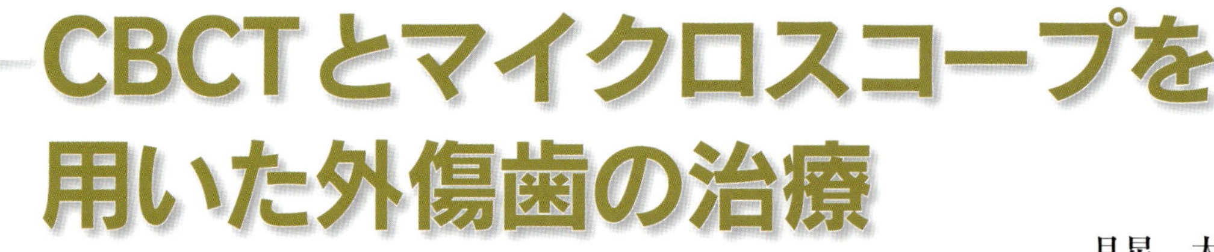

1 CBCTとマイクロスコープを用いた外傷歯の治療

月星　太介

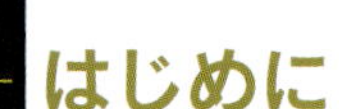

1 はじめに

外傷歯の治療は，正確な診査診断と外傷特有の治療計画が必要不可欠となる．

外傷歯の診査は，受傷部位を「みる」ことと2次元のX線写真を「診る」ことから始まる．しかし，ただ肉眼で「みる」だけでは破折部位の見逃しなどがあり，途中で治療方針を変更せざるをえない場合もある．このため，肉眼では見落としがちな破折などは，あらかじめマイクロスコープで「視る」ことにより診査時に発見することができる．また，2次元のデンタルX線写真を「診る」場合でも，破折性外傷の破折線や，脱臼性外傷の歯の位置変化やそれに伴う歯槽骨骨折などの観察には限界が伴う場合が多い．このような症例に対しCBCTを利用することは，3次元的に歯や歯周組織の状態を把握することができるため，外傷の診断をより確実なものへと導くことになる．

また，う蝕などの慢性疾患と違い，外傷は急性疾患であるため，歯髄に対する細菌感染の有無や深度の考え方が異なり，外傷特有の治療計画が必要となる．すなわち，受傷歯が生活歯髄の場合，露髄をしたとしても歯髄への感染は浅く，ほとんどの歯髄を温存できる可能性が高い．また，亜脱臼などで失活した歯髄でも，感染経路がなく年齢や病態などの条件が揃えば歯髄の自然治癒が起こる場合も多く，不要な根管治療を避けることができる．しかし，逆に外傷歯の根管治療はすべて不必要と安易にかたづけてしまうと，根尖病変や炎症性歯根吸収を惹起させてしまい，歯の保存が脅かされる．

この章では，マイクロスコープやCBCTを活用したより正確な診断のもとに，外傷歯治療におけるMinimal Interventionのありかたについて考察をしたい．

2 外傷治療におけるマイクロスコープ利用の利点

診査においてマイクロスコープを使用することにより，肉眼ではみつけにくい破折線を発見することができる．たとえば歯冠破折の場合，大きな破折部位に目が行き，舌側にある小さな垂直的な破折線を見落としてしまい，修復中にその破折に気づくことがある（**図1A，B**）．それを未然に防ぐためにも，マイクロスコープで術前に患歯を精査する必要がある．処置においても，断髄面の観察（**図1C**）や根管治療，レジン充填（**図1D**）などほとんどの処置をマイクロスコープで視ながら行うことにより治療の質を向上させることができる．

3 歯根破折，脱臼性外傷におけるCBCTの有用性

破折線の有無・走行，歯根・歯髄の形態，歯槽骨骨折の有無など，2次元のデンタルX線写真では捉えられない部位を3次元的に把握することができ，非常に有用性が高い[1,2]．

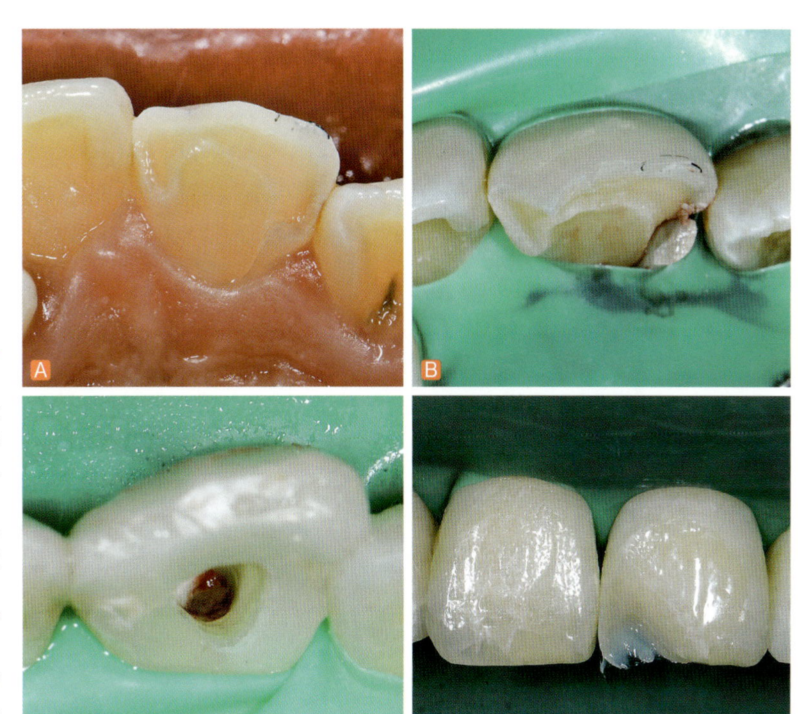

図1　マイクロスコープを利用した外傷治療

A 歯冠破折し，象牙質が露出した部位はよくみえるが，遠心舌側の歯肉縁下に達する破折線は認識しにくい．

B Aの症例でラバーダム防湿をしたところ，遠心舌側の歯肉縁下に達する破折部が明瞭になった．

C 外傷症例の断髄面．生活歯髄で出血が確認できる．

D 歯冠破折症例に対するコンポジットレジン充塡をマイクロスコープを利用し行っている．

たとえば，歯根破折の診断において，デンタルX線写真では破折線とX線の入射方向が一致または15〜20度の範囲内で入射した場合のみ破折を発見することができる[3,4]（図2A〜D）．また，もっとも見落としが多く，予後に大きく関わる症例として側方性脱臼がある．一見亜脱臼と診査結果（EPT（−），動揺度M0〜1）が似ており，デンタルX線写真でも歯槽骨骨折が検出できず（図2E），また歯のソケットからの逸脱がみえにくい．そのため，整復固定を行わず，歯がソケットから逸脱した状態で治癒してしまうケースも時折みられる．しかし，CBCTを用いることで側方性脱臼は確実に発見でき（図2F），素早い治療方針（整復，固定）を立てることができる．

また，CBCTは術前診断だけでなく，経過観察においても歯髄の変化や唇側骨の状態を把握するために必要に応じて撮影することは有意義である（図2G）．しかし，被爆線量がデンタルX線写真に比べ高いことから，臨床症状（動揺度や歯の変位）などから総合的に判断したうえで，CBCTを用いた診断が患者にとって利益が高い場合に撮影を行うべきである．

4− 外傷歯の分類（種類）（図3）[1]

1）破折性外傷

亀裂（図3-A）

歯の実質欠損がなく，エナメル質に白い亀裂線がみられる状態．

歯冠破折（エナメル質に限局）（図3-B）

エナメル質内に限局した実質欠損がみられる．

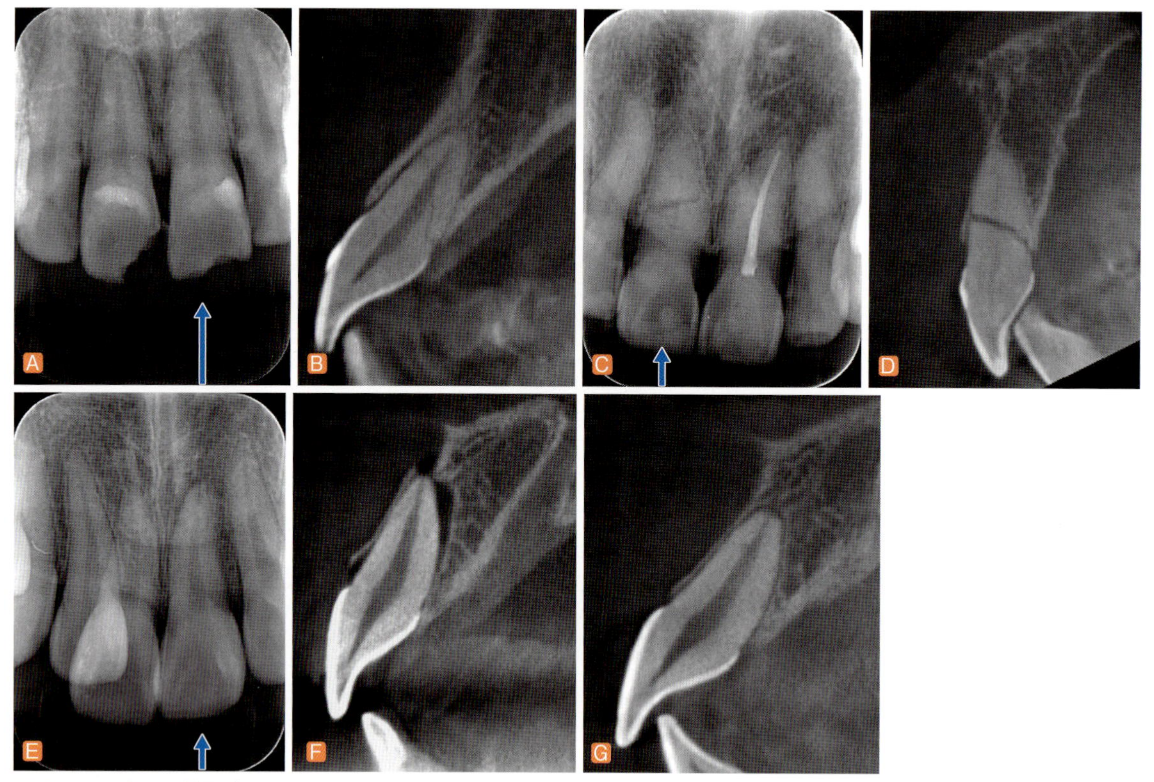

図2　デンタルX線写真とCBCT像の比較

A 歯冠破折と歯根破折を伴う外傷症例のデンタルX線写真．X線照射方向が歯根破折線に一致していないため，⌊1（矢印）の歯根破折線は確認できない．

B Aの⌊1（矢印）のCBCT矢状断面像．デンタルX線写真（図2A）では確認できなかった歯根破折線が確認できることに注目．

C 歯根破折症例のデンタルX線写真．X線照射方向が歯根破折線に一致しているため，1⌋（矢印）の歯根破折線が明瞭にみられる．

D Cの1⌋（矢印）のCBCT矢状断面像．歯根破折線が確認できる．

E 側方性脱臼症例のデンタルX線写真．⌊1（矢印）にわずかな歯根膜腔の拡大がみられる．

F Eの⌊1（矢印）のCBCT矢状断面像．デンタルX線写真（図2E）では確認できなかった歯槽骨骨折と歯の変位（側方性脱臼）が確認できる．

G Fの1年後のCBCT矢状断面像．整復され頬側骨も完全に治癒している．

歯冠破折（エナメル質/象牙質に限局）（図3-C）

エナメル質と象牙質にわたる実質欠損がみられるが，露髄を伴わない．

歯冠破折（露髄を伴う）（図3-D）

エナメル質と象牙質にわたる実質欠損がみられ，露髄を伴う．

歯冠-歯根破折（図3-E）

動揺が著しく，一方の破折線が歯冠部にみられ，他方の破折線は歯肉縁下に存在する．CBCTでも破折線を確認できる．

歯根破折（図3-F）

動揺が大きくみられるが，歯冠部に著明な破折線はみられない．角度などの条件が揃った場合のみデンタルX線写真で破折線がみられることもあるが，CBCTではほぼ確実に破折線を捉えることができる．

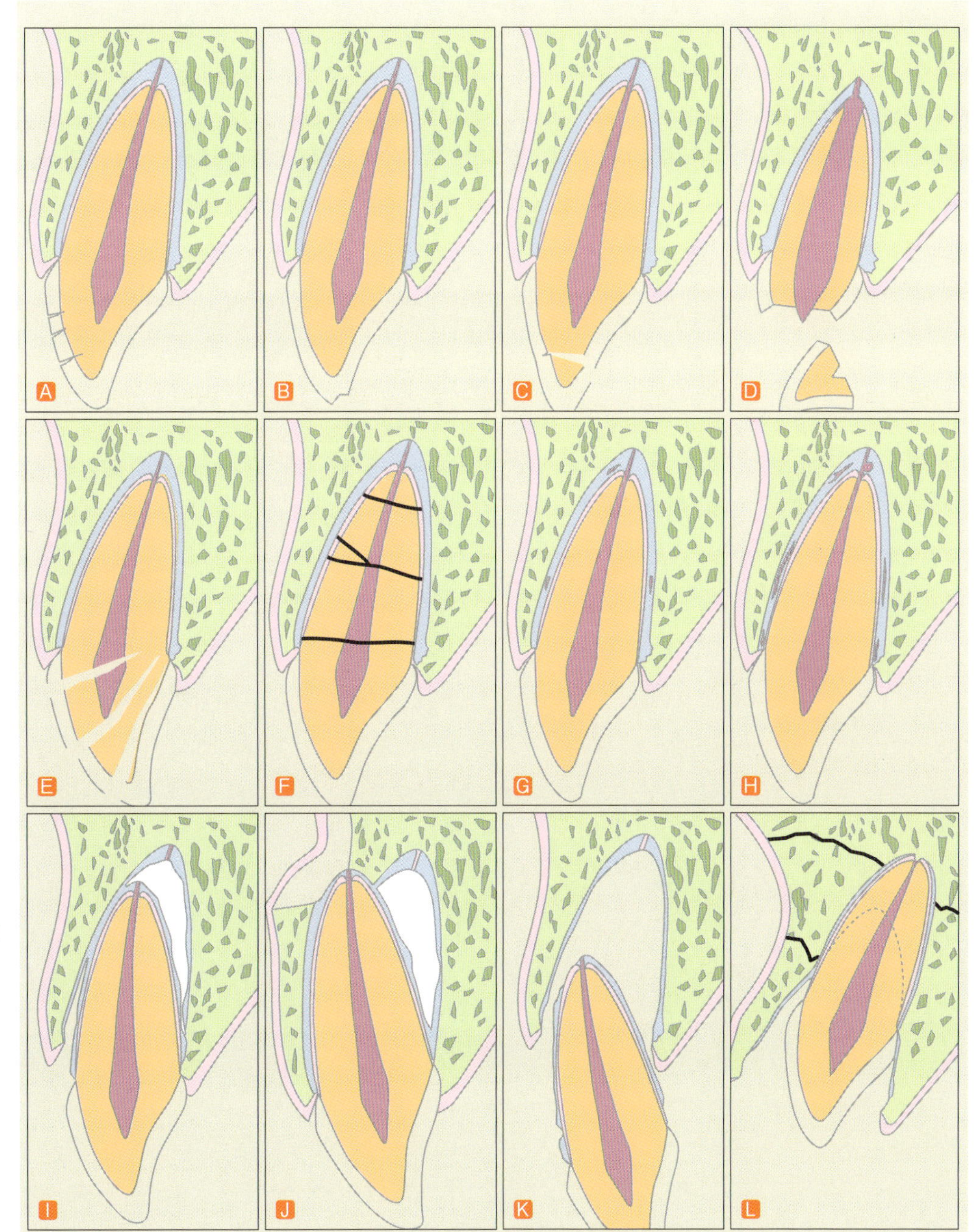

図3　外傷歯の分類
A 亀裂
B エナメル歯冠破折
C 露髄を伴わない歯冠破折
D 露髄を伴う歯冠破折
E 歯冠―歯根破折
F 歯根破折
G 振盪
H 亜脱臼
I 挺出性脱臼
J 側方性脱臼
K 脱落
L 埋入
（月星，2009.[1]）

2）脱臼性外傷

振盪（図3-G）

生活反応がある（EPT（＋））．打診痛や動揺がみられることもある．

亜脱臼（図3-H）

一見外傷を受けていないようにみえるが，生活反応がない〈EPT（-）〉ことで診断がつく．打診痛やわずかな動揺がみられる．

挺出性脱臼（図3-I）

歯が歯冠側に変位している．動揺が大きい．歯髄は生活反応を示さない〈EPT（−）〉．

側方性脱臼（**図3-J**）

歯が頬舌側に変位している．歯槽骨骨折を伴い，歯槽窩から逸脱して根尖が引っかかっているため，動揺がほとんどみられないこともある．歯髄の生活反応はない〈EPT（−）〉．デンタルX線写真ではあまり変位がわからないため見落とされることが多いが，CBCT像で歯の変位が明瞭に捉えられる．

脱落（**図3-K**）

歯が完全に歯槽窩から逸脱した状態．

埋入（**図3-L**）

歯が歯根側に変位している．歯槽窩に入り込んでいるため，動揺がほとんどみられない．歯髄の生活反応はない〈EPT（−）〉．CBCTによる診査が必要である．

5− 症例検討

症例1 脱落（即時型再植）/亜脱臼/歯冠破折（図4）

①初診時

14歳，男子．学校で鉄棒から落下し，上顎前歯部を負傷した．1|の歯冠が破折，|3は脱落し，破折片と脱落歯を牛乳に浸した状態で受傷1時間後に来院した．デンタルX線写真では1|の歯冠破折，|3の歯槽窩が確認された（**図4A〜G**）．

1|：EPT（+），打診痛（±），動揺度M0，歯冠破折（+），露髄（−）．

|1：EPT（−），打診痛（+），動揺度M1，歯の変位（−）．

|2：EPT（−），打診痛（+），動揺度M1，歯の変位（−）．

|3：脱落し，早期に牛乳に浸した状態で来院．

②診断

1|：露髄を伴わない歯冠破折．

|1：亜脱臼．

|2：亜脱臼．

|3：脱落（歯根膜保存状態良好）．

③治療の実際と術後経過

|3（脱落）に対する処置

まず裂開している歯間乳頭部を縫合し，その後|3を抜歯窩に戻し，スーパーボンド（サンメディカル）とワイヤーによる固定を行った（**図4H〜K**）．2週間後に抜髄と水酸化カルシウム製剤（ビタペックス：ネオ製薬）の貼薬を行い，さらに2週間後にシーラーとガッタパーチャによる根管充塡を行った．固定は根管充塡後に除去した．その後は定期的にデンタルX線，打診，動揺度に異常がないことを確認し（**図4O〜R，V**），10年後の口腔内でもアンキローシスを疑わせるような低位咬合（インフラ・オクルージョン）はみられていない（**図4W〜Y**）．またデンタルX線写真とCBCT像でも異常な吸収像はみられず，歯根膜腔が確認できる（**図4AA，EE**）．

症例1　図4　脱落（即時型再植），亜脱臼，歯冠破折

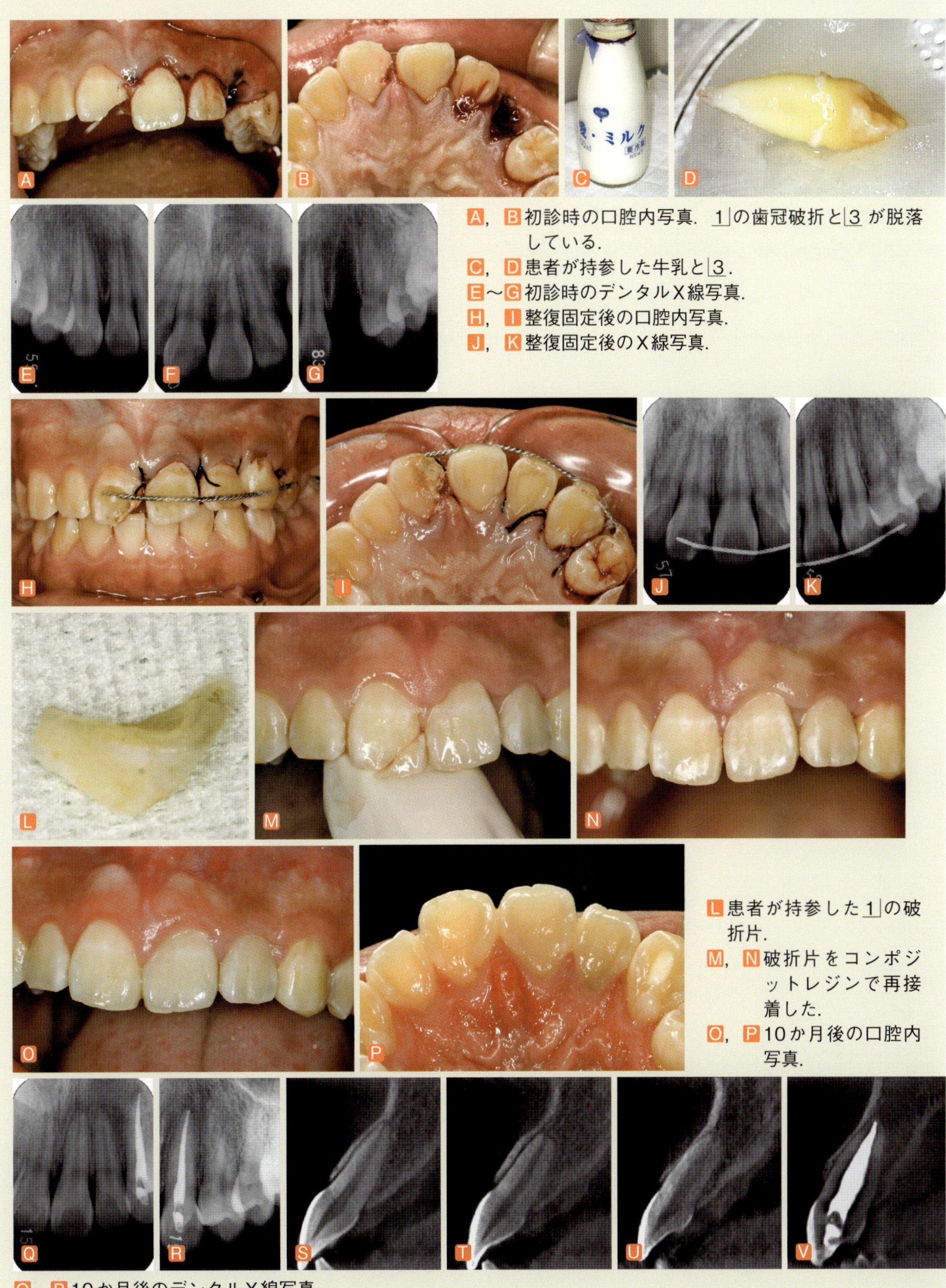

A，B 初診時の口腔内写真．1|の歯冠破折と|3 が脱落している．
C，D 患者が持参した牛乳と|3．
E～G 初診時のデンタルX線写真．
H，I 整復固定後の口腔内写真．
J，K 整復固定後のX線写真．

L 患者が持参した1|の破折片．
M，N 破折片をコンポジットレジンで再接着した．
O，P 10か月後の口腔内写真．

Q，R 10か月後のデンタルX線写真．
S～V 10か月後のCBCT矢状断面像（S：1|，T：|1，U：|2，V：|3）．|1 と|2 にトライジェント・アピカル・ブレイクダウン（TAB）がみられることに注目．

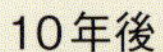

症例1 図4 脱落（即時型再植），亜脱臼，歯冠破折（つづき）

10年後

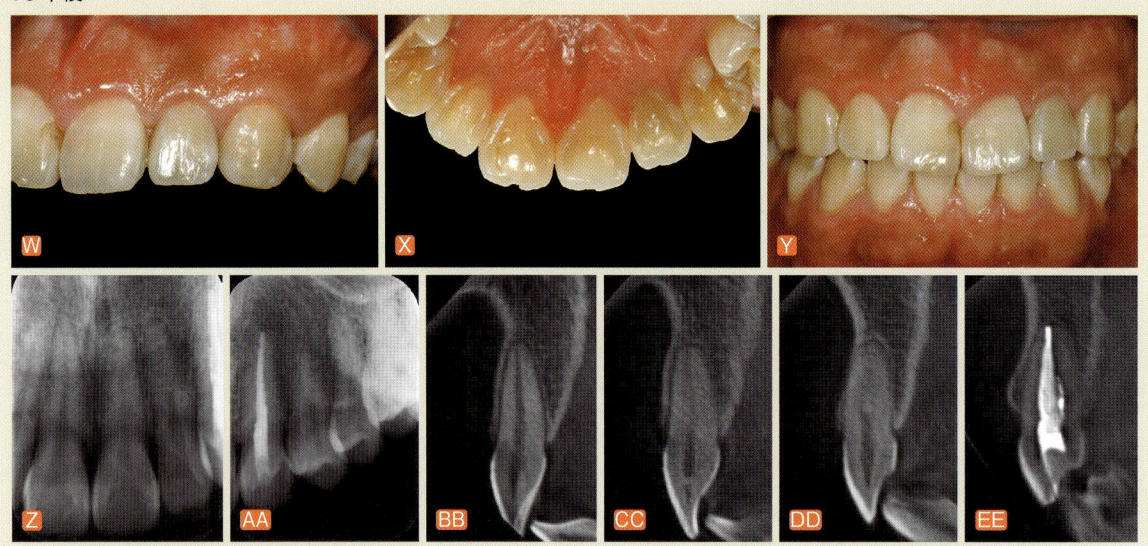

W～Y 10年後の口腔内写真.
Z，AA 10年後のデンタルX線写真.
BB～EE 10年後のCBCT矢状断面像（BB：1|，CC：|1，DD：|2，EE：3|）．|1と|2にPCOがみられる.

|1 2（亜脱臼）に対する処置

歯冠破折を伴わない（感染のない）亜脱臼がおきていると考えられるため，今回は|3の固定から延長させ|4から1|までワイヤー固定を行った（図4H～K）．この患者は14歳と若く，トランジェント・アピカル・ブレイクダウン（TAB）が期待できるため[1,4～9]，デンタルX線写真診査と電気歯髄診を定期的に行った．受傷後10か月後の口腔内ではわずかな変色が残るものの，デンタルX線写真，CBCT像ではTAB（根尖孔の拡大）がみられ，生活歯髄診断に反応（EPT（＋））もみられた（図4O～Q，T，U）．10年後のデンタルX線写真，CBCT像では明確な歯髄腔の閉塞（Pulp Canal Obliteration：PCO）[1,10～13]がみられた（図4CC，DD）．

1|（歯冠破折）に対する処置

露髄を伴わない歯冠破折で，患者は破折片を持参している（図4L）．理想的には破折片を初診日にコンポジットレジンで再接着すべきであるが，この症例では複数の外傷が同時に発生していたので，脱落歯の整復固定を最優先した．したがって，初診日は象牙質露出部をグラスアイオノマーセメントで被覆するにとどめた（図4H，I）．破折片は乾燥と汚染を防止する目的で約20％のアルコールに浸した状態で冷蔵庫に保管しておき，後日コンポジットレジンで再接着を行った（図4M，N）．10年後も歯髄に変化はなく，EPTに正の応答を示す（図4W～Y）．

④考察

脱落，亜脱臼，または歯冠破折など，複数の外傷が同時に発生することは稀ではない．各歯の診断を確実に行い，初診時にまず優先されるべき治療を確実に行う．それが，今回では脱落歯の整復固定である．その後もできる限り必要な処置を迅速に行っていく．患者には予後と必要な治療をしっかりと説明しておく必要がある．

この症例では，亜脱臼の|12には歯髄壊死後にTABによる歯髄の治癒が生じたが，脱落再植した|3には起こらないと判断し抜髄処置を行った．TABは，亜脱臼のような小さな歯の変位を示す脱臼性外傷しか起こらないことを経験しているからである[1]．

症例2 根完成歯の脱落（遅延型再植）（図5）

①初診時

58歳，女性．家庭内暴力で前歯部を殴打され|1が脱落．2日後にティッシュでくるんだ乾燥状態で来院．来院直後にこれ以上の乾燥を防ぐため生理的食塩水に浸けた（**図5A～D**）．

②診断

脱落（歯根膜保存状態不良）．

③治療の実際と術後経過

この症例では脱臼から乾燥状態で2日経過しているため，歯根膜の生存は望めない．そのため口腔外で根管治療（ビタペックス貼薬）後に抜歯窩の肉芽を掻爬し，その後再植，固定を行った（**図5E～G**）．乾燥状態が長かったため，歯の色が周囲よりも白くみえる．最終的なシーラーとガッタパーチャによる根管充填を1か月後に行い，根管へのアクセスホールはレジン充填を行った．治療のゴールとしてアンキローシスは避けられないが，ほぼ成長発育が停止した成人であるため吸収は緩慢で[1,6,7,14]，数年～十数年後に抜歯が必要である可能性を説明した．

1年後の口腔内写真とデンタルX線写真では，歯の位置や色は問題ないが，すでに歯根膜腔はみられない（**図5H～J**）．2年後の口腔内写真とX線写真でも大きな変化はみられない．CBCT像では唇側骨はすでに吸収されているようにみえるが，歯根の形態はまだ維持されている（**図5K～O**）．

④考察

この症例の治療方針は，遅延型再植かインプラント即時埋入かで迷うところである．遅延型再植もインプラントもゴールはアンキローシスであるが，遅延型再植の利点は患者本来の歯を利用することで，容易に審美性を維持できることである．しかし，唇側骨は吸収の一途をたどるため，のちに抜歯をしてからインプラントで審美的に回復することがやや困難になる．一方，インプラント治療の利点としては，唇側骨が残存している初診時の状態でインプラント即時埋入とGBRを同時に行うほうがインプラント補綴の審美を維持しやすいことがあげられる．しかし共通していえることだが，審美性に関わる唇側のボリュームの維持はアンキローシスした天然歯もインプラントも長期予後が予測不可能なため，このケースの場合コスト面からも再植に有利と考えられる．

症例2　図5　脱落（遅延型再植）

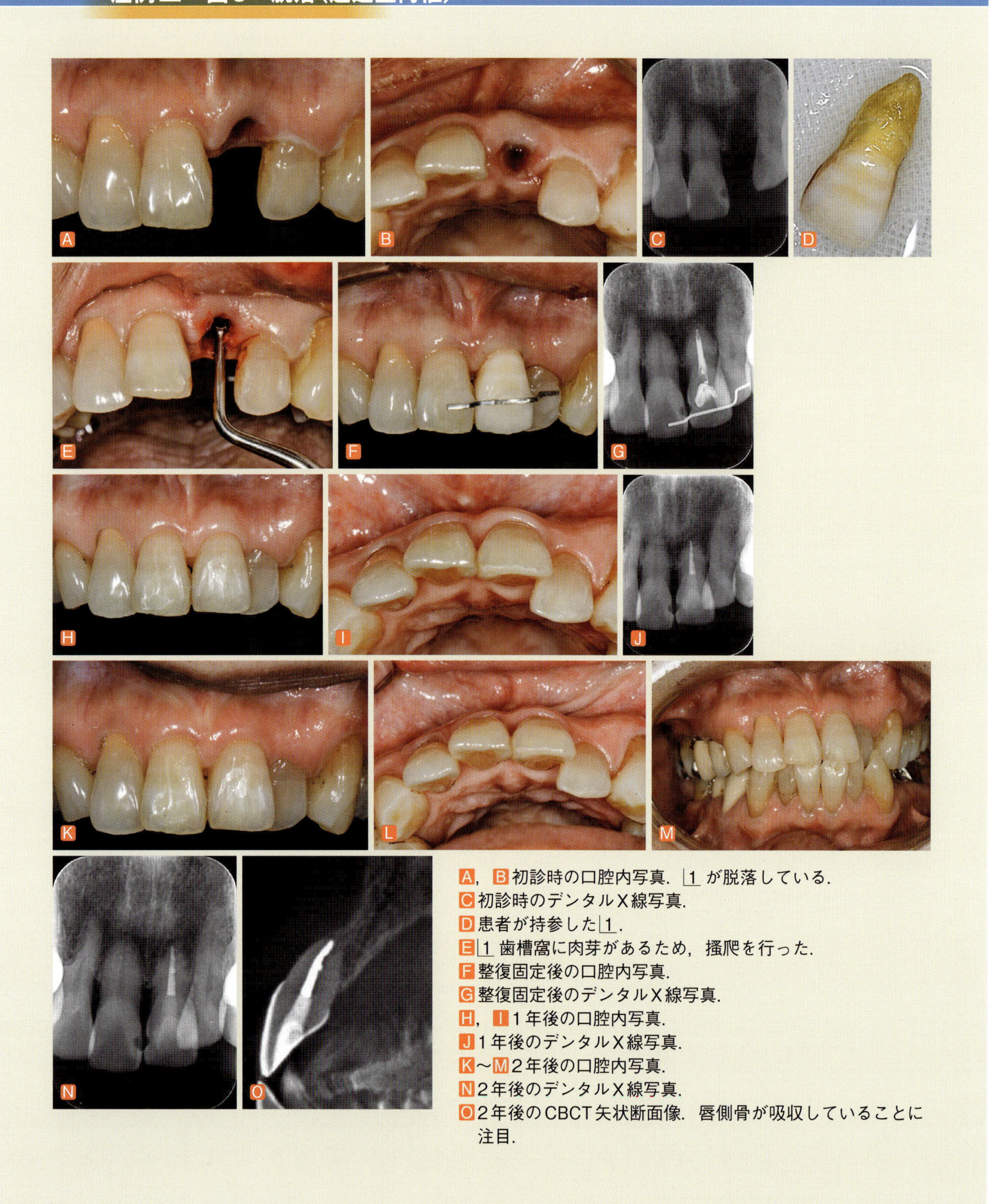

A，B 初診時の口腔内写真．⌊1 が脱落している．
C 初診時のデンタルX線写真．
D 患者が持参した⌊1．
E ⌊1 歯槽窩に肉芽があるため，掻爬を行った．
F 整復固定後の口腔内写真．
G 整復固定後のデンタルX線写真．
H，I 1年後の口腔内写真．
J 1年後のデンタルX線写真．
K～M 2年後の口腔内写真．
N 2年後のデンタルX線写真．
O 2年後のCBCT矢状断面像．唇側骨が吸収していることに注目．

症例3 側方性脱臼（図6）

①初診時

17歳，男子．ハンドボールの練習中，相手の肘が前歯部に当たり歯の位置が変わったため，噛めなくなった．受傷2時間後に来院．|1 が舌側に傾斜し，その部位が干渉してしまい咬合できない．デンタルX線写真では|1 の歯根膜腔のわずかな拡大がみられるだけであったが，CBCTでは歯槽骨骨折を伴う側方性脱臼が観察された．1| の変位はみられなかった（**図6A～G**）．

1|：EPT（＋），打診痛（±），動揺度M0，歯の変位（－）．

|1：EPT（－），打診痛（＋），動揺度M0，歯の変位（＋）．

②診断

1|：振盪．

|1：側方性脱臼．

③治療の実際と術後経過

側方性脱臼と歯槽骨骨折のため，歯をダイヤモンド鉗子を用い慎重にもとの位置に戻し整復固定を2か月行った（**図6H～J**）．側方性脱臼はほとんどの症例で抜髄が早期に必要であることが多いが，歯の変位の大きさが比較的小さいこと，また年齢を考慮しリバスキュラリゼーションの可能性があるため，根管治療には介入せず経過観察を行うこととした．1，3，6，12か月後のEPT，歯の色調に変化はなく，打診痛などの臨床症状もないため，引き続き経過観察を行っている．6か月後，1年後のデンタルX線写真でも根尖部の変化はみられないが，TABやPCOもまだみられない（**図6K～P**）．1年後のCBCT像では，歯槽骨骨折を伴い側方性脱臼していた|1 は，整復され唇側骨が治癒している状態が確認できた（**図6Q**）．

今後も経過観察を行い，病変や歯の変色，吸収など異常がみられた場合，根管治療を行うことを患者に説明，了解を得ている．

④考察

側方性脱臼は今回のように歯の変位のため咬合できない状態がみられた場合，歯の歯槽窩からの逸脱は発見しやすいが，多くの症例ではCBCTを撮影しないと病態を確実に把握することができず見落とされる[15,16]．変位の大きな側方性脱臼の場合，根尖部が歯槽窩から大きく頬側や根尖方向に変位しており，整復が難しい．整復する際には，ダイヤモンド鉗子など滑りにくい器具で確実に把持し，唇側骨を指で押しながら慎重に元の位置に戻したのち，デンタルX線写真で確認したあと，固定をワイヤーとスーパーボンドで行う[1]．

通常，側方性脱臼が発生した場合は根管治療が必要となる場合が多い．しかし今回は打診痛，変色，根尖病変がみられないため，根管治療を行わず経過観察を行っている．

症例3　図6　側方性脱臼

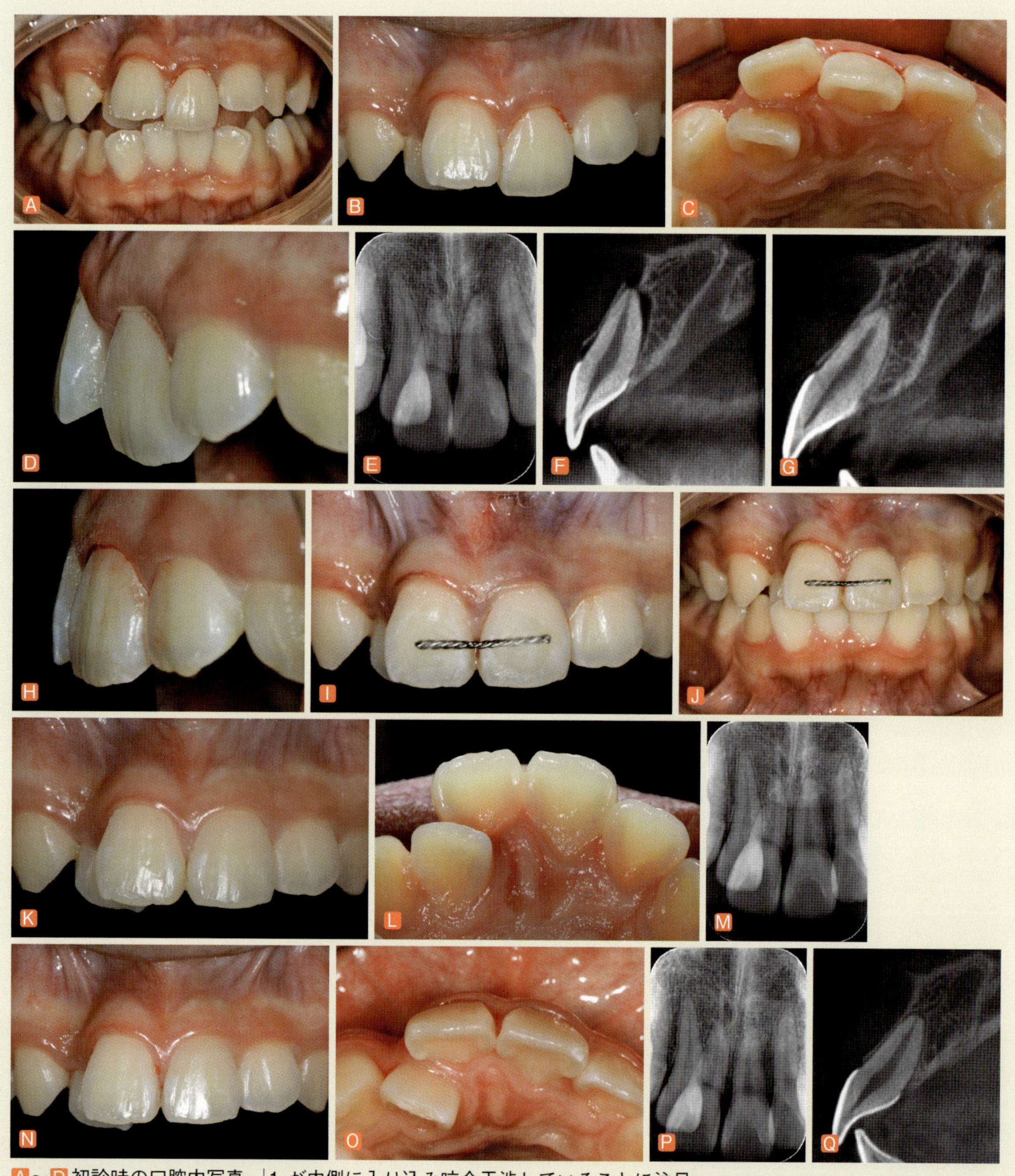

A～D 初診時の口腔内写真．⌊1 が内側に入り込み咬合干渉していることに注目．
E 初診時のデンタルX線写真．
F，G 初診時のCBCT矢状断面像（F：⌊1，G：1⌋）．
H 整復したあとの口腔内写真．
I，J 固定したあとの口腔内写真．
K，L 半年後の口腔内写真．
M 半年後のデンタルX線写真．
N，O 1年後の口腔内写真．
P 1年後のデンタルX線写真．
Q ⌊1 の1年後のCBCT矢状断面像．

症例4 脱臼を伴う歯冠破折/生活歯の歯冠破折（図7）

①初診時

30歳，男性．ロードバイク（自転車）で帰宅中，前輪に鞄が引っかかりロックしたため前方に投げ出され，顔面を強打した．一時的に意識を失った．一般外科で口腔周囲の創傷を治療し，受傷2日後に来院．口腔周囲に大きな治療跡と腫脹発赤，21|のわずかな歯冠破折，|1の大きな歯冠破折が観察された．1|は口腔内，デンタルX線写真またはCBCT像で，歯の挺出もみられた．歯槽骨の骨折はみられない（**図7A〜G**）．

|1：EPT（＋）歯冠破折（＋），歯の変位（－），露髄（－），動揺度M0.

1|：EPT（±少し反応がある），遠心舌側に象牙質がわずかに露出する歯冠破折あり，歯の変位（＋）打診痛（＋＋），動揺度M2.

2|：EPT（±少し反応がある），打診痛（＋），象牙質がわずかに露出する歯冠破折あり，歯の変位（－），動揺度M1.

②診断

|1：歯冠破折のみ（象牙質の露出あり）．

1|：挺出性脱臼を伴う歯冠破折（象牙質の露出あり）．

2|：振盪または亜脱臼を伴う歯冠破折（象牙質の露出あり）．

③治療の実際と術後経過

21|（脱臼を伴う歯冠破折）に対する処置

まず1|（挺出性脱臼）を指で整復し，ワイヤーとスーパーボンドで固定し，術後にデンタルX線写真で整復できていることを確認した（**図7H〜J**）．EPTの反応が曖昧だったため，6か月間歯髄の経過観察を行った．しかし，6か月後も打診痛が消失せず，根尖の透過像がデンタルX線写真で観察された．確定診断を下すためにCBCTで確認したところ，唇側骨の大きな吸収とともに根尖病変が確認でき，早期に根管治療が必要であることがわかった（**図7N〜Q**）．マイクロスコープ下で感染根管処置を行い，初日は根尖まで拡大清掃後，ビタペックスを貼薬した（**図7R，S**）．2回目の根管治療時には打診痛も消失しており，シーラーとガッタパーチャで根管充塡を行った（**図7R，S**）．3回目の来院でアクセスホールをコンポジットレジンで充塡した．

外傷から1年後（根管充塡から半年後）のデンタルX線写真とCBCTから根尖病変の消退と唇側骨の再生が確認された（**図7W〜Z**）．

|1（歯冠破折のみ）に対する処置

象牙質の露出を伴う歯冠破折であったが，亜脱臼を併発していないため（歯髄への細菌感染が起こりにくいため），初診時では21|の整復固定を優先し，フロアブル・レジンで象牙質露出面のみをカバーした（**図7I**）．最終的なコンポジットレジン充塡は固定除去後，ラバーダム防湿下で行った（**図7K〜M**）．

④考察

|1と12|は同じ象牙質が露出した歯冠破折歯であるが，脱臼性外傷の併発の有無で治療方針が異なってくる．歯冠破折と脱臼性外傷が併発している場合，歯髄内圧がなくなることで細菌が露出した象牙細管から歯髄腔内へ侵入し，根管治療が必要になる（**図7AA，BB**）[1,17〜19]．

症例4　図7　亜脱臼と歯冠破折，挺出性脱臼と歯冠破折，歯冠破折

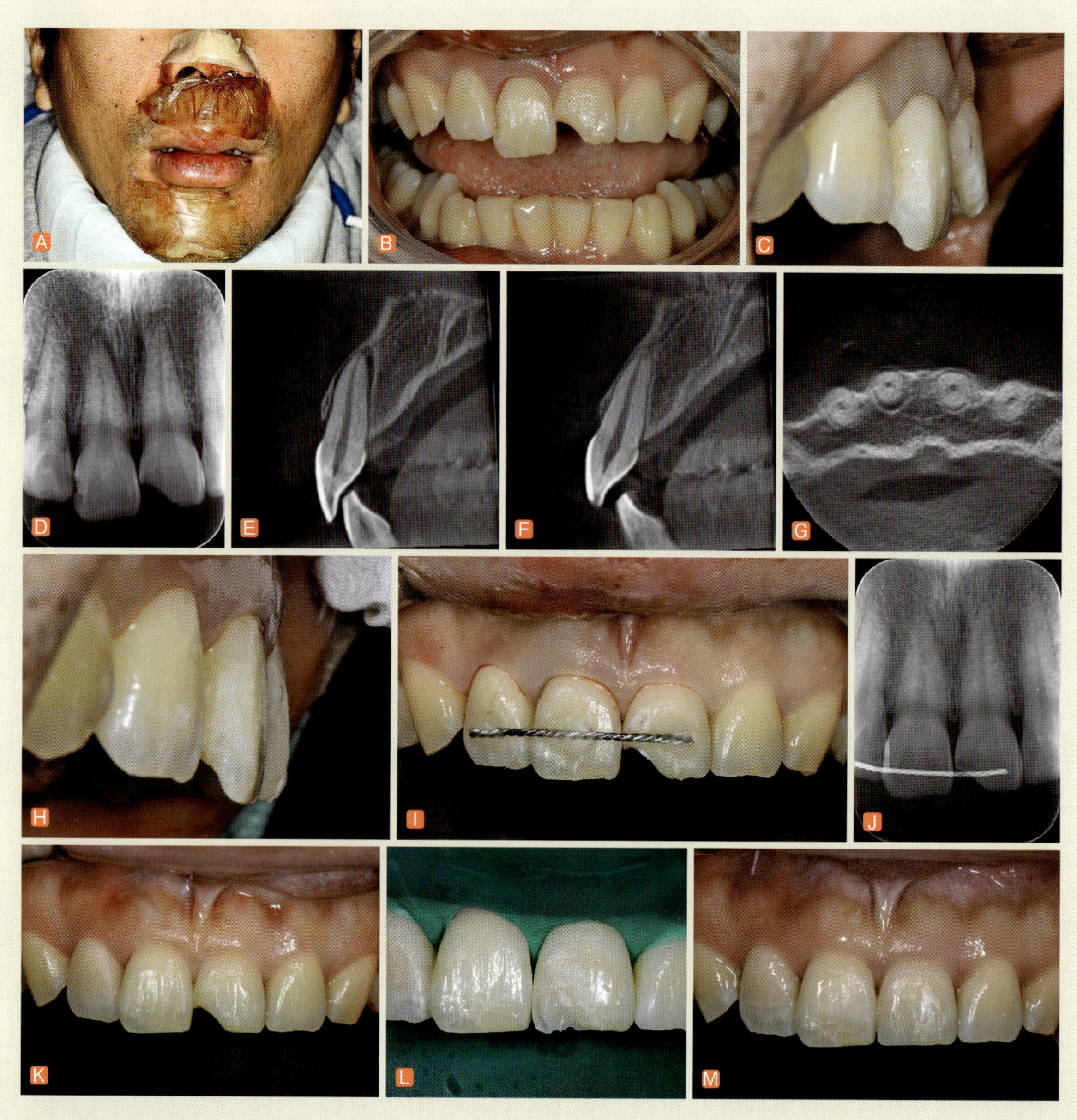

A 初診時の顔面写真．
B，C 初診時の口腔内写真．
D 初診時のデンタルX線写真．
E～G 初診時のCBCT像（E：1|矢状断面像，F：2|矢状断面像，G：水平断面像）．
H 整復した後の口腔内写真．
I 固定した後の口腔内写真．
J 整復固定後のデンタルX線写真．
K～M コンポジットレジンによる歯冠形態の回復．

症例4 図7 亜脱臼と歯冠破折，挺出性脱臼と歯冠破折，歯冠破折（つづき）

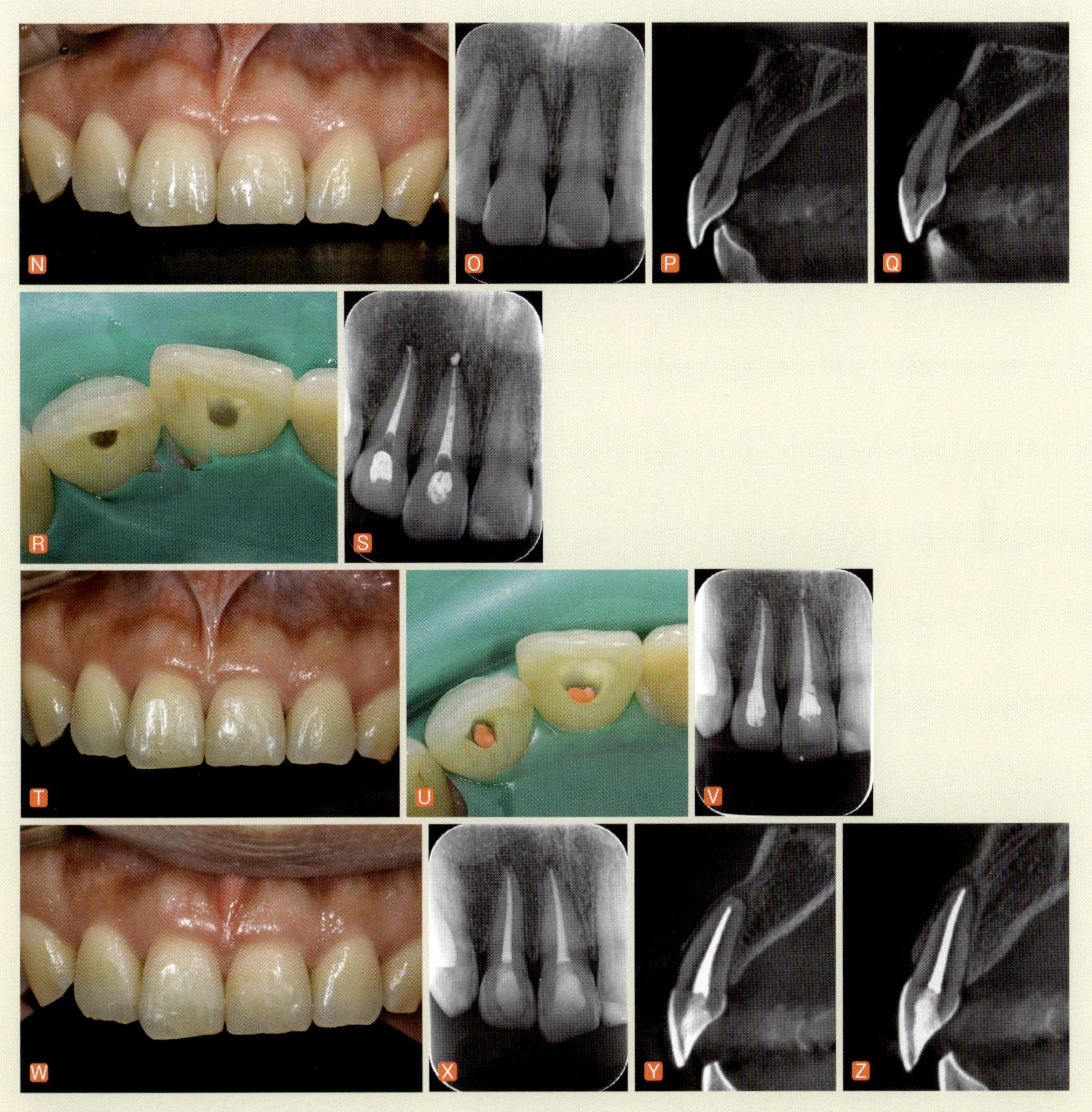

N 半年後の口腔内写真．
O 半年後のデンタルX線写真．
P，Q 半年後のCBCT矢状断面像（P：1|，Q：2|．根尖病変があり，唇側骨が吸収していることに注目）．
R，S 根管治療開始．ビタペックスを貼薬した．
T～V 根管充塡を行った．
W 外傷から1年後の口腔内写真．
X 外傷から1年後のデンタルX線写真．根尖病変が縮小傾向にある．
Y，Z 外傷から1年後のCBCT矢状断面像．Y：1|，Z：2|．根尖病変がほぼ消退し，唇側骨が治癒している．

症例4 図7 亜脱臼と歯冠破折，挺出性脱臼と歯冠破折，歯冠破折（つづき）

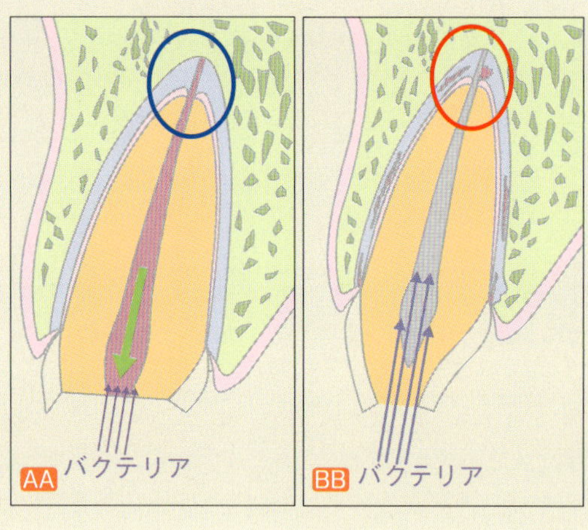

AA 亜脱臼を伴わない歯冠破折の模式図．生活歯髄の場合，歯髄内圧が存在するため，露髄していてもバクテリアの侵入は容易には生じないことを示す

BB 亜脱臼を伴う歯冠破折の模式図．脱臼性外傷により根尖部の歯髄が断裂（失活）した場合，歯髄内圧がなくなるため露出した象牙細管を通じて歯髄内部まで細菌が侵入することを示す

（月星ほか，2017.[2] を改変引用）

症例5 歯冠破折を伴う歯根破折（図8）

①初診時

27歳，男性，雨の日に駅で転倒し前歯部を強打．受傷から30分後に来院した．歯冠破折と下唇の裂傷がみられた．デンタルX線写真では1|1の歯冠破折がみられたが，CBCT像から|1の歯根破折線が確認できた（**図8A～G**）．

|1：EPT（＋），歯冠破折（＋），露髄（－），打診痛（＋），動揺度M1.

1|：EPT（＋），歯冠破折（＋），露髄（－），打診痛（＋），動揺度M0.

②診断

|1：歯冠破折（わずかな象牙質の露出あり）を伴う歯根破折.

1|：歯冠破折のみ（象牙質の露出あり）.

③治療の実際と術後経過

■ |1

術前のデンタルX線写真では|1の歯根破折線は確認できなかったが，CBCT像で歯根破折線が判明した．EPT（＋）であったため，まずラバーダム防湿下でコンポジットレジンによる歯冠修復を行った．2|から|2までワイヤーとスーパーボンドで固定を3か月間行った（**図8H～J**）．その後の3か月ごとのメインテナンスでは常にEPT（＋）を示し，動揺度，打診も正常であった.

6か月後のCBCT像では，|1の歯根破折線の空隙が少し広がっていること以外とくに変化はみられなかった（**図8K，M，N**）．

術後3年後のデンタルX線写真，CBCT像では，|1の歯髄腔の閉塞（PCO）が確認できるが，EPT（＋）である（**図8O，P，Q**）．

■ 1|

初診日にコンポジットレジンで歯冠形態を回復した（**図8H**）．

症例5 図8 歯冠破折を伴う歯根破折

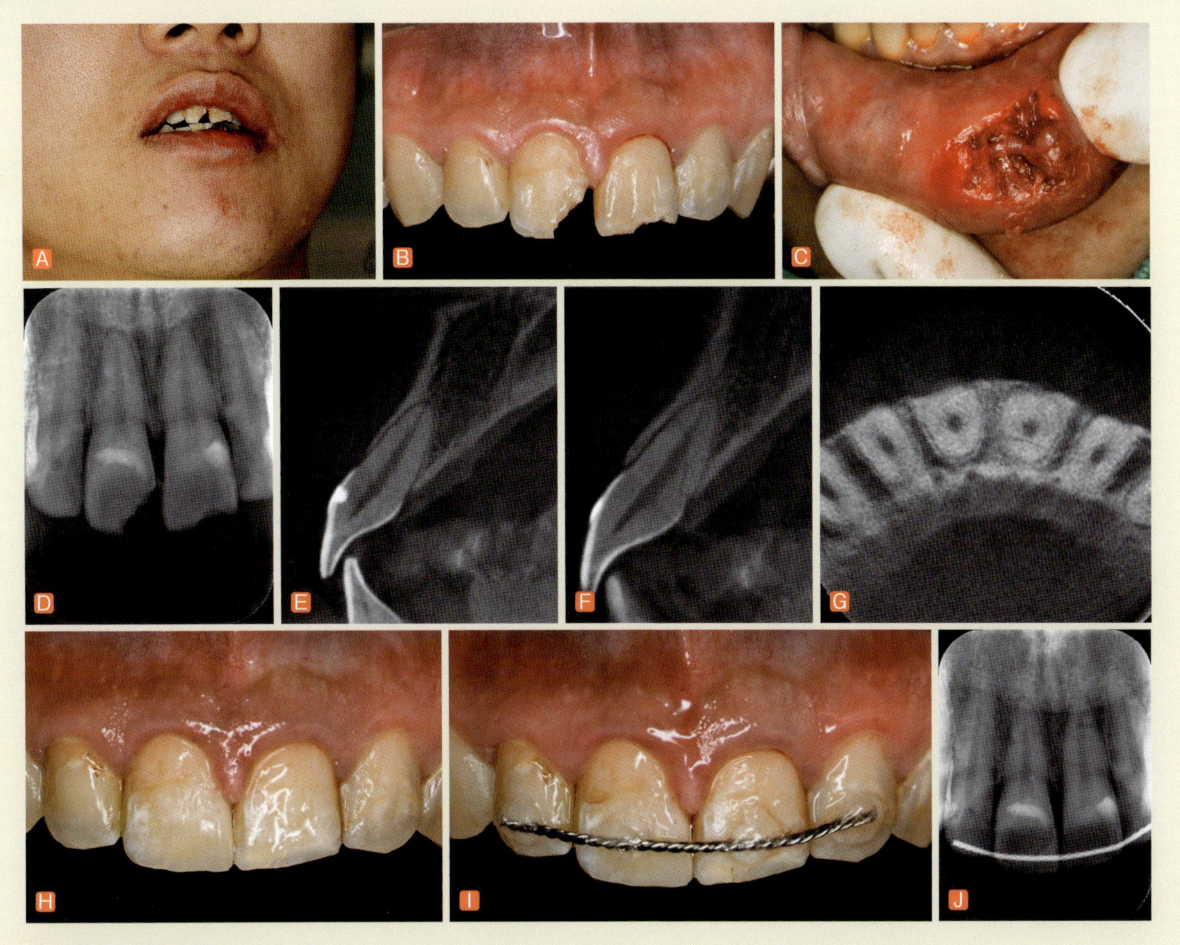

A 初診時の顔面写真.
B, C 初診時の口腔内写真.
D 初診時のデンタルX線写真.
E～G 初診時のCBCT像（E：1|矢状断面像，F：|1 矢状断面像，G：水平断面像）.
H コンポジットレジン充塡による歯冠形態の回復.
I 固定したあとの口腔内写真.
J 固定後のデンタルX線写真.

3年後もEPT（+）で特に問題はみられない．プラークコントロールも良好になってきた（図80，P，R）.

④考察

歯根破折症例に対する治療が最もオーバートリートメントになりがちである．基本的に感染がなければ整復固定を3か月間行い経過観察する．歯髄腔への感染がなければ，破折した部位から歯髄の治癒が起こる．すなわち，歯根破折では，歯髄の生死にかかわらず根管治療の必要性は稀である[1,14,20～24]．

しかし気をつけなければいけないのは，歯根破折と歯冠破折の併発である．この症例の1|のように，歯根破折と歯冠破折が併発している場合，根管治療が必要と思われがちだが，そ

症例5　図8　歯冠破折を伴う歯根破折（つづき）

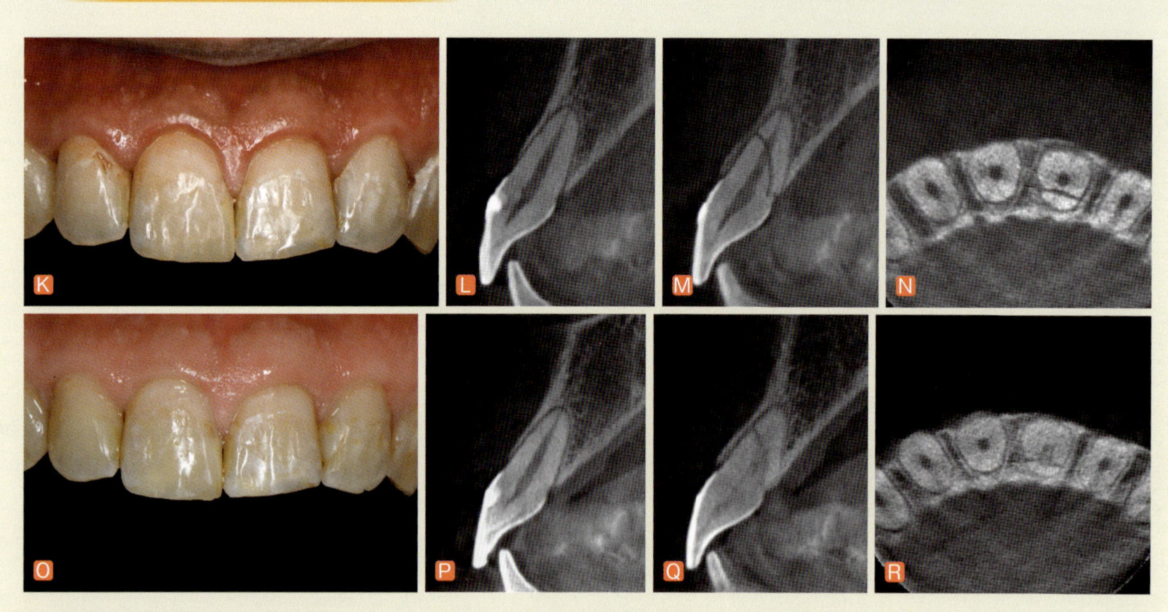

K 外傷から半年後の口腔内写真．
L～N 半年後のCBCT像（L：1|矢状断面像，M：|1 矢状断面像，N：水平断面像）．
O 外傷から３年後の口腔内写真．
P～R ３年後のCBCT像（P：1|矢状断面像，Q：|1 矢状断面像，R：水平断面像）．

れはEPT（−）の場合のみである．この症例では生活歯髄（EPT（＋））を維持していたため，歯髄組織が根尖でも破折部位でも断裂することなく血流を維持していると考えられる．すなわち，歯髄内圧が存在しているため，歯冠破折の象牙質が露出した部位（象牙細管）からの細菌の侵入はないと判断できる（**図7AA**参照）．そのため今回の症例ではコンポジットレジン充塡を行い，固定しただけで経過観察を行った．このような場合，正常な歯髄腔が維持されるが，この症例では歯髄腔の閉塞（PCO）が生じた．PCOはリバスキュラリゼーションの結果として起こる現象だが，今回は歯髄の失活はみられていないにもかかわらずPCOがみられた．この理由として，受傷時に破折の衝撃で歯髄組織が一旦伸展し象牙質から剝離したためか，出血による炎症反応が生じたために修復象牙質の急激な添加が起きたものと考えられる．

一方，歯根破折と歯冠破折が併発している症例で，失活（EPT（−））している場合では歯髄内圧がないため，解放した象牙細管から細菌が歯髄に侵入する（**図7BB**参照）．そのため，歯冠側歯髄（破折線よりも歯冠側の歯髄）に細菌感染が生じ，歯冠側歯髄のみの根管治療が必要となる．しかし，根尖側の歯髄への感染は稀であり，根管治療は歯冠部にとどめるだけでよい．

歯冠側の根管治療は，アペキシフィケーションに準じて行うとよい．

症例6　外傷歯に生じた遅延型内部吸収（図9）

外傷歯に付随した問題は，数年してから起こることがある．**図9**の症例は，外傷（歯冠破折でCR修復を行った）8年後，歯根に内部吸収がみられた症例である．外傷直後は

症例6　図9　外傷歯に生じた遅延型内部吸収

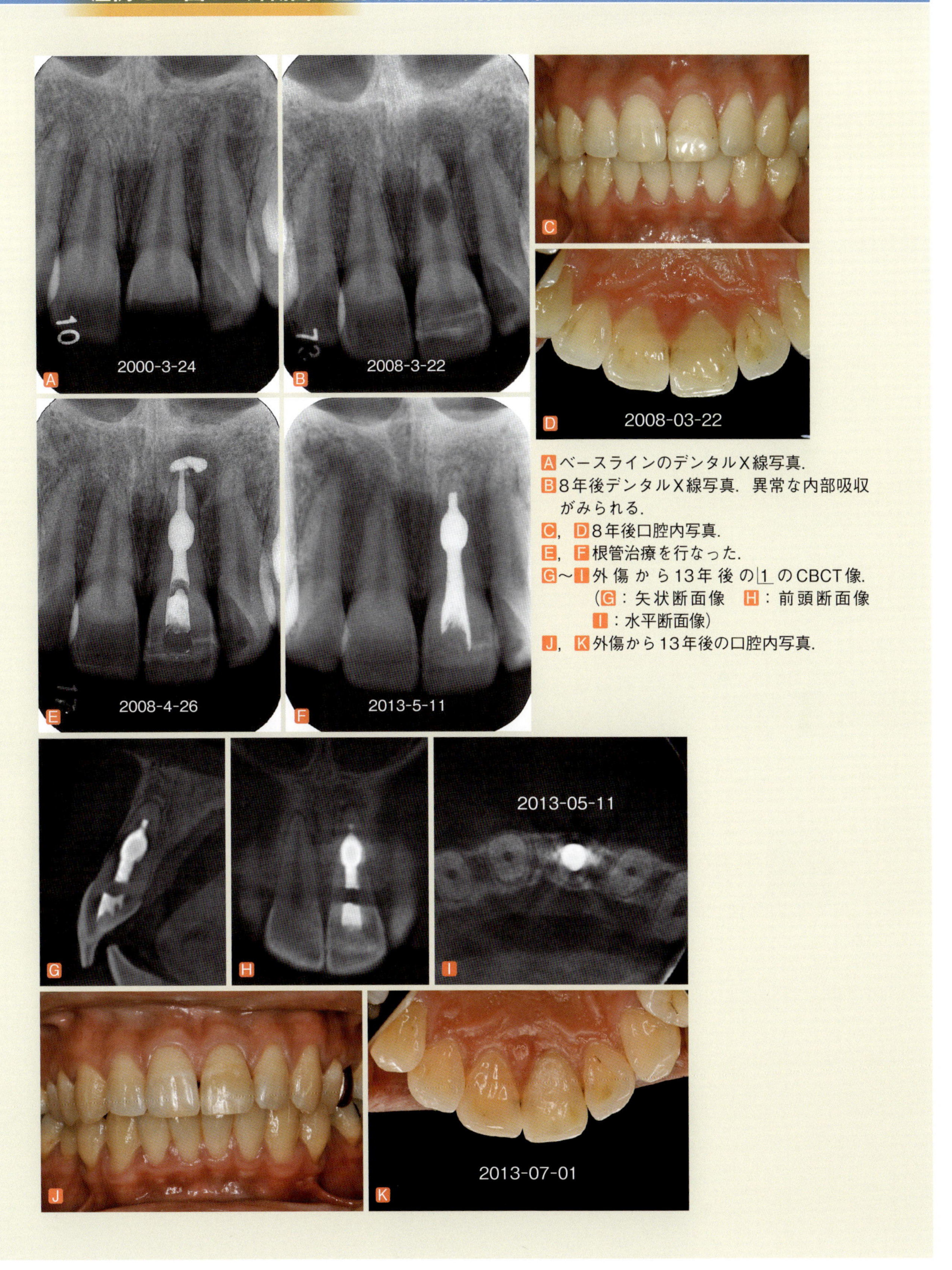

A ベースラインのデンタルX線写真.
B 8年後デンタルX線写真．異常な内部吸収がみられる.
C，D 8年後口腔内写真.
E，F 根管治療を行なった.
G〜I 外傷から13年後の|1 のCBCT像.
（G：矢状断面像　H：前頭断面像
I：水平断面像）
J，K 外傷から13年後の口腔内写真.

症例7 図10 乳歯外傷による後続永久歯の形成異常

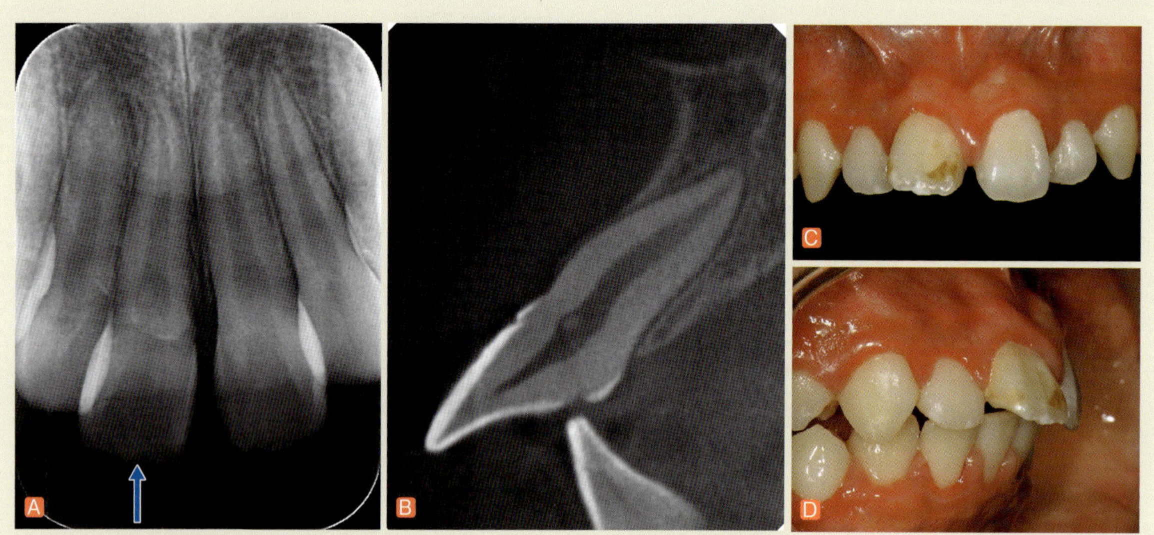

A デンタルX線写真.
B A の 1| (矢印) のCBCT像. 歯根の変形がみられる.
C, D 口腔内写真. 1| のエナメル質石灰化不全がみられることに注目.

EPT (+) であったが, 内部吸収の発見時 (8年後) はEPT (−) であった. 通常の根管拡大, 充塡を行ったが5年後の経過は良好である (**図9A〜K**).

症例7 乳歯外傷による後続永久歯の形成異常 (図10)

図10の症例は, 乳歯の外傷が及ぼしたと考えられる後継永久歯への影響である. エナメル質の石灰化不全, 歯根形態の異常がデンタルX線写真, またはCBCT像で確認できる (**図10A〜D**).

6− おわりに

CBCTとマイクロスコープの普及は, 外傷治療においてもデンタルX線写真, または肉眼ではみえない部分が明瞭になり, 診断と治療の質を格段に向上させてきた. しかし, それと同時にCBCTの撮影頻度が増えることで被曝を気にする患者も少なくない. すべての外傷症例にCBCTが必要であるわけではなく, 臨床症状やデンタルX線写真からでは病態が把握しにくく, 予後を判断するうえで必要な場合のみ, 患者に理解してもらったうえでCBCT撮影を行うべきである.

この章で考察した症例で外傷歯のすべてを説明しているわけではないが, いつ, 何をすべきか, 逆に何をすべきでないかの手助けになれば幸いである.

謝辞
この章を書くにあたり, 多くの助言をいただいた父, 月星光博に感謝します.

文献

1) 月星光博：外傷歯の診断と治療（増補新版）．クインテッセンス出版，東京，2009.
2) 月星太介，月星光博：外傷歯へのアプローチ．The Quintessence Yearbook 2017最新エンドのグローバルスタンダード　基礎・解剖から外科的歯内療法まで，クインテッセンス出版，東京，136，2017.
3) Patel S, Dawood A, Mannocci F, Wilson R, Pitt Ford T：Detection of periapical bone defects in human jaws using cone beam computed tomography and intramural radiography. Int Endod J, 42：507-515, 2009.
4) Bender IB and Freedland JB. Clinical considerations in the diagnosis and treatment of intra-alveolar root fractures. J Am Dent Assoc, 107：5955-600, 1983.
5) AndreasenFM, Andreasen JO：Resorption and mineralization processes following root fracture of permanent incisors. Endod Dent Traumatol, 5：202-214, 1988.
6) Andreasen FM：Transient apical breakdown and its relation to color and sensibility changes after luxation injuries to teeth. Endod Dent Traumatol, 2：9-19, 1988.
7) Andreasen JO：Traumatic injuries of the teeth. 2nd revised and enlarged eition. Copenhagen：Munksgaard, 1981.
8) Andreasen JO, Andreasen FM：Textbook and color atlas of traumatic injuries to the teeth. 3rd ed, Munksgaard, Copenhagen, 1994.
9) Mesaros SV, Trope M：Revascularization of traumatized teeth assessed by laser Doppler flowmetry：case report. Endod Dent Traumatol, 13 (1)：24-30, 1997.
10) Heithersay GS, Hirsch RS. Tooth discoloration and resolution following a luxation injury：signification of blood pigment in dentin to laser Doppler flowmetry resdings. Quintessence, 24 (9)：669-676, 1983.
11) Skoglund A, Tronstad L. Wallenius K：A microangiographic study of vasculat changes in replanted and autotransplanted teeth of young dogs. Oral Surg Oral Med Oral Pathol, 45：17-28, 1978.
12) Skoglund A, Tronstad L：Pulpal changed in replanted and autotransplanted immature teeth of dogs. J Endod, 7：309-316, 1981.
13) Kristerson l, Andreasen JO：Influence of root development on periodontal and pulpal healing after replantation of incisors in monkeys. lnt J Oral Surg, 13：313-323, 1984.
14) Andreasen JO, Paulsen HU, Yu Z, Bayer T, Schwartz O：Long term study of 370 autotransplanted premolars.Part ll. Tooth survival and pulp healing subsequent to transplantation. Eur J Ortho, 12：14-24, 1990.
15) Andreasen, JO, Andreasen著，月星光博・監訳：カラーアトラス　外傷歯治療の基礎と臨床．クインテッセンス出版，東京，1995年．（原著：Andreasen JO, Andreasen FM. Textbook and color atlas traumatic injuries to the teeth, 3rd ed, Munksgaard, Copenhagen, 279-314, 1994）
16) Cohenca N, Simon JH, Roges R, Morag Y, Malfaz JM：Clinical indications for digital imaging in dento-alveolar trauma. Part 1：traumatic injuries. Dent Traumatol, 23：95-104, 2007.
17) Patel S, Durack C, Abella F, Shemesh H, Roig M, Lemberg M：Cone beam computed tomography in Endodontics- a review. Int Endod J, 48：3-15, 2015.
18) Vongsavan, N, Matthews B：The permeability of cat dentine in vivo and in vitro. Arch. Oral Biol, 36：641-646, 1991.
19) Michelich VJ, Schuster GS, Pashley DH：Bacterial penetration of human dentin in vitro. J Dent Res, 59 (8)：1398-1403, 1980.
20) Love RM：Bacterial penetration of the root canal of intact incisor teeth after a simulated traumatic injury. Endod Dent Traumatol, 12 (6)：289-293, 1996.
21) Andreasen JO, Andreasen FM, Mejare I, Cvek M：Healing of 400 intra-alveolar root fractures. 1 .Effect of preinjury and injury factors such as sex, age, stage of root development, fracture type, location of fracture and severity of dislocation. Dent Traumatol, 20 (4)：192-202, 2004.
22) Andreasen JO, Andreasen FM, Mejare l, Cvek M：Healing of 400 intra-alveolar root fractures. 2. Effect of treatment factors such as treatment delay, repositioning, splinting type and period and antibiotics：-Dent Traumatol, 20 (4)：203-211, 2004.
23) Flores MT, Andreasen JO, Bakland LK, Feiglin B, Gutmann JL, Oikarinen K, Ford TR, Sigurdsson A, Trope M,Vann WF Jr.：International association of dental traumatology. Guidelines for the evaluation and management of traumatic dental injuries. Dent Traumatol, 17 (1)：1-4, 2001.
24) Cvek M, Andreasen JO, Borum MK：Healing of 208 intra-alveolar root fractures in patients aged 7-17years. Dent Traumatol, 17 (2)：53-62, 2001.
25) Cvek M, Mejare l, Andreasen JO：Conservative endodontic treatment of teeth fractured in the middle or apical part of the root. Dent Traumatol, 20 (5)：261-259, 2004.

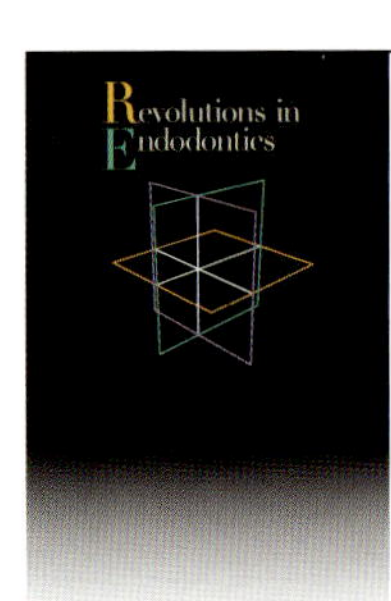

私の使用機器（図16）

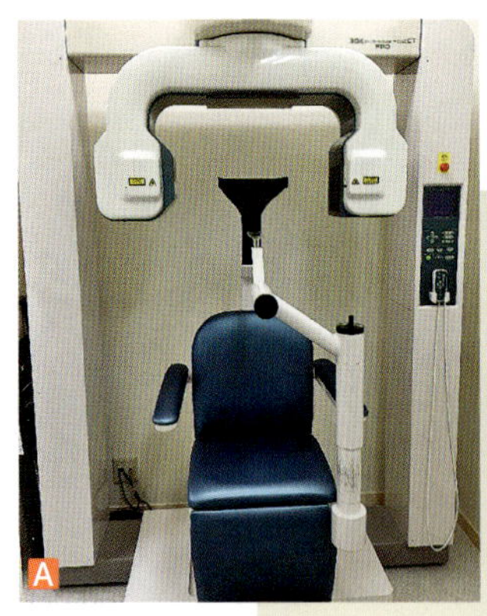

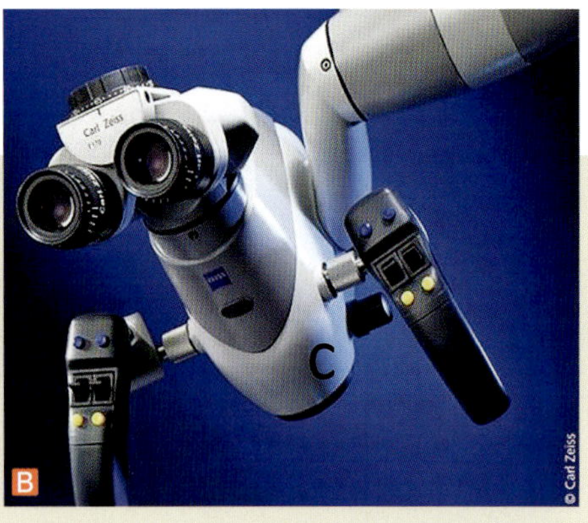

A 3DX（モリタ製作所）
低被曝で歪みのない超高解像度の3D画像が得られる

B OPMI PROergo（Carl Zeiss）
電動ズーム，電動バリアブルフォーカス機能を搭載．ハンドグリップボタンで顕微鏡の固定，解除ができる

C デジテスト（製造：パーケル，販売：モリタ）
急激な痛みを与えることなく，歯髄の疼痛反応を確認する電気歯髄診断器

D トライオートZX2（モリタ製作所）
コードレスでコンパクトなボディに根管長測定機能を搭載．これ1台で穿通・グライドパス，OTRを含む根管拡大形成を根管長測定機能との連動により，より安心・安全かつ速く行うことが可能

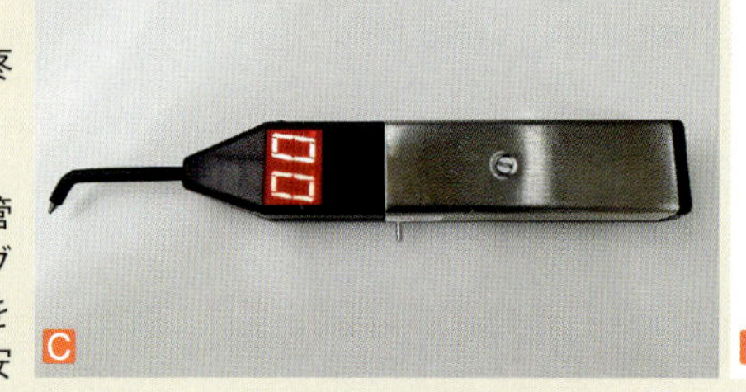

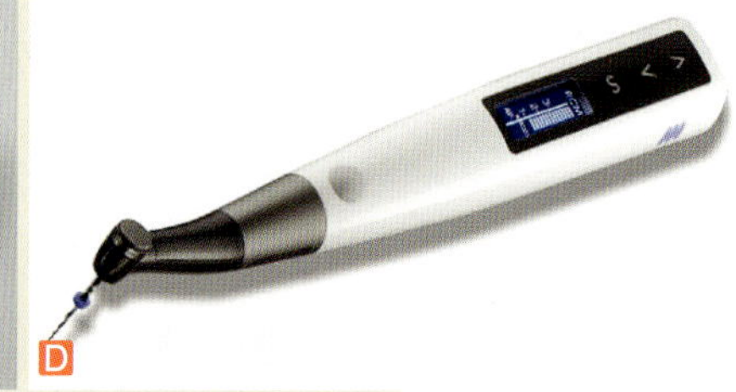

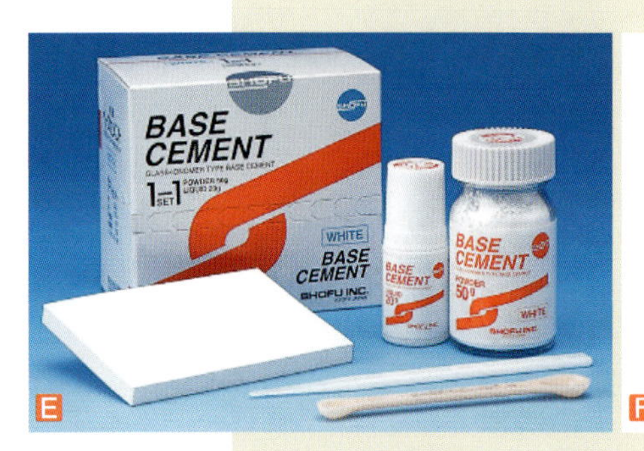

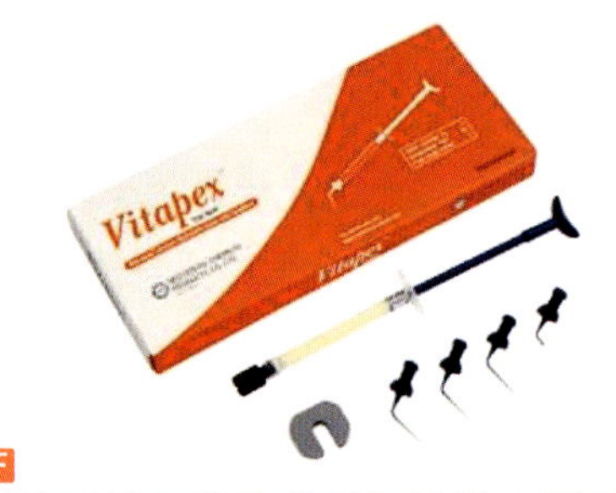

E ベースセメント（松風）
グラスアイオノマー系セメント．歯質接着性があり裏層材としてだけでなく，根管治療中の仮封材としても使用

F ビタペックス（ネオ製薬）
水酸化カルシウムとヨードホルムを主成分としたペースト状の根管充填材

G スーパーボンド　C＆Bセット（サンメディカル）
キャタリスト（TBB）により，水・空気（酸素）のあるところから固まるため，良質な樹脂含浸層を形成し，高い接着力と接着耐久性を発揮

H フィルテック（Supreme/Supreme XTE）
操作性に優れ形態付与が容易．ナノクラスターフィラーで硬さと美しい光沢が長持ち．色も豊富で天然歯に近い審美性を再現できる

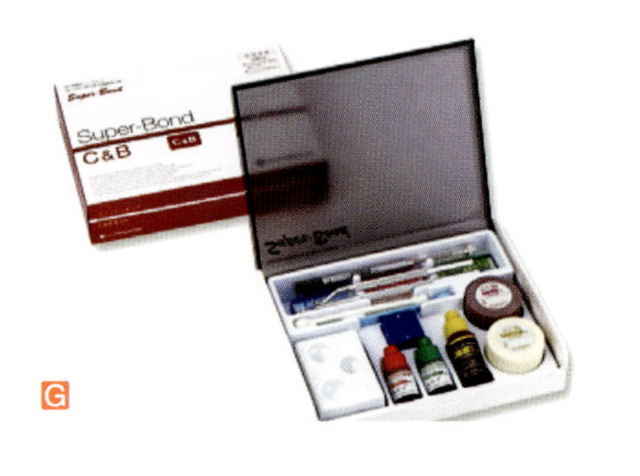

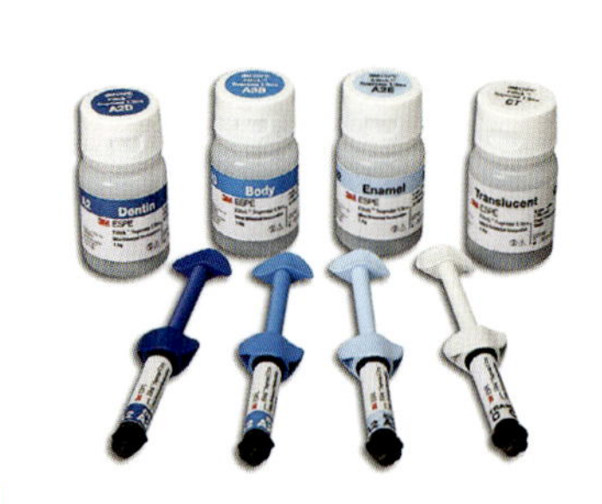

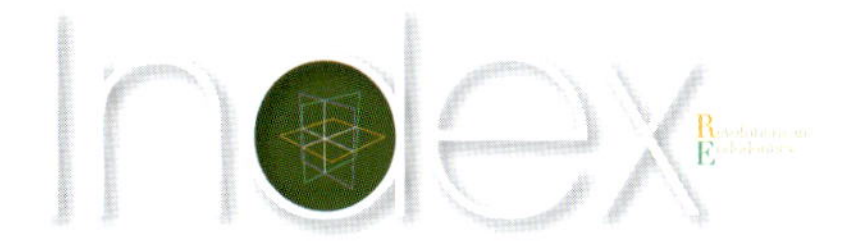

【編著者略歴】

北村和夫

1986年 日本歯科大学歯学部卒業
1990年 日本歯科大学歯学部大学院歯学研究科修了（歯学博士）
日本歯科大学歯学部歯科保存学教室第1講座助手
1997年 日本歯科大学歯学部歯科保存学教室第1講座講師
2009年 日本歯科大学附属病院総合診療科准教授
2015年 日本歯科大学附属病院総合診療科教授（～現在）
2016年 日本歯科大学附属病院研修部長（～現在）

歯内療法レボリューション
CBCTとマイクロスコープの臨床応用 ISBN978-4-263-44522-8

2018年4月20日 第1版第1刷発行

編著者 北村和夫
発行者 白石泰夫
発行所 医歯薬出版株式会社
〒113-8612 東京都文京区本駒込1-7-10
TEL. (03) 5395-7638（編集）・7630（販売）
FAX. (03) 5395-7639（編集）・7633（販売）
https://www.ishiyaku.co.jp/
郵便振替番号 00190-5-13816

乱丁，落丁の際はお取り替えいたします． 印刷・真興社／製本・皆川製本所